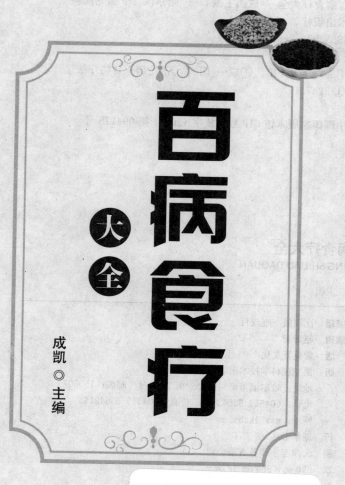

百病食疗

大全

成凯 ◎ 主编

U0363483

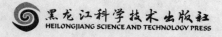

黑龙江科学技术出版社

HEILONGJIANG SCIENCE AND TECHNOLOGY PRESS

图书在版编目（CIP）数据

百病食疗大全 / 成凯主编 . -- 哈尔滨 ： 黑龙江科
学技术出版社，2024.7
　　ISBN 978-7-5719-2388-4

Ⅰ．①百… Ⅱ．①成… Ⅲ．①常见病—食物疗法
Ⅳ．① R247.1

中国国家版本馆 CIP 数据核字（2024）第 094175 号

百病食疗大全
BAIBING SHILIAO DAQUAN

成凯　主编

策划编辑	沈福威　赵叔月	
责任编辑	赵雪莹	
排　　版	紫英轩文化	
出　　版	黑龙江科学技术出版社	
	地址：哈尔滨市南岗区公安街 70-2 号　邮编：150007	
	电话：（0451）53642106　传真：（0451）53642143	
	网址：www.lkcbs.cn	
发　　行	新华书店	
印　　刷	天津泰宇印务有限公司	
开　　本	670 mm×955 mm　1/16	
印　　张	20	
字　　数	270 千字	
版　　次	2024 年 7 月第 1 版	
印　　次	2024 年 7 月第 1 次印刷	
书　　号	ISBN 978-7-5719-2388-4	
定　　价	68.00 元	

前　言

食疗养生法简称"食养"，即利用食物来影响机体各方面的机能，使其获得健康或愈疾防病的一种养生方法，也就是通过吃对我们的身体进行保养。

人吃五谷杂粮，又受风、寒、暑、湿的侵袭，随着四季的更替，难免会因外感内伤而致生病。此时，大多数人都会选择去医院药疗，殊不知，"是药三分毒"，药难免会产生不良反应，对身体产生不必要的损伤。特别是有些人，由于过于迷信药物功效而对药物产生依赖性，长此以往，体质越来越差，抵抗力越来越低，药物的服用量也越来越大，从而陷入一种恶性循环的怪圈。此时如若采取食疗法，则可收到意想不到的奇效。食物疗法，实际上是为各种病人设计的合理膳食，它的科学性在于能够对症选食。

早在两千多年前，《黄帝内经·素问》就论述道："大毒治病，十去其六；常毒治病，十去其七；小毒治病，十去其八；无毒治病，十去其九。谷物果菜，食养尽之，无使过之，伤其正也。"可见，我们的祖先早已明白食疗的重要性。《黄帝内经》是食疗养生的源头，认为"饮食为生人之本"，即饮食是人体营养的主要来源，是维持人体生命活动的必要条件。饮食得当，不仅可以保持人体的正常机能，提高机体的抗病能力，还可以治疗某些疾病；饮食不当，则可诱发某些疾病。

食物疗法和药物疗法有很大的不同。食物治病最显著的特点，就是"有病治病，无病强身"。食物疗法寓治于食，不仅能达到保健强身、防治疾病的目的，而且还能给人感官上、精神上以享受，使人在享受食物美味之时，不知不觉达到防病治病的目的。

自古到今，有关食疗养生的论著比比皆是，较具代表性的有《千金方》《食疗本草》《食性本草》《食经》《本草纲目》等。如何将这些医学瑰宝加以继承发掘，并结合当代医学加以整理提炼，使之能为广大读者所接受，是我们编撰此书的初衷。本书在编写过程中，力求通俗易懂，并具有实用性和可操作性，以期使每一个读者都能从中受益！

需要注意的是，食疗也须因个人体质而异，讲究辨证施治。建议情况严重者去医院，在医生的指导下进行治疗，以免延误病情。

目　录

第一章 药食同源

第一节 中华饮食的传承与发展

"寓医于食"——中华饮食的精髓所在

中华饮食的评价标准包括"色、香、味、形、器、效","效"即食疗效果,"效"虽居于末,却有着不可替代的作用。从"神农尝百草"开始,就实践了"食药同源、膳药同功"的理念。几千年生态农业的成功实践,为利用食物养生保健奠定了物质基础。

中华饮食是在广袤的中华大地上形成并发展起来的,经过几千年的实践和论证,具有悠久的历史和深厚的文化底蕴。中国第一部农耕专著《齐民要术》收集谷类、豆类植物十多类,两百余种;蔬菜二十多类,一百多个品种;鱼、肉、蛋百余种。中国的农耕文明使我们有几百种食物可以选择。中华民族逐渐形成了以谷物、豆类为主,进食足量蔬菜,以动物性食物作为补充,兼食水果的传统膳食结构。这种膳食内涵丰富,保健养生功效明确,也保证了膳食营养的平衡。

我国历代药典记载了各种食物的性、味、归经、功能和主治。厨师出

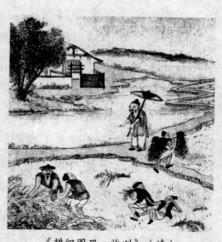

《耕织图册·收刈》(清)

身的商朝宰相伊尹，在烹饪中搭配不同种类的食物，综合协调后应用于中药复方汤液的熬制，以此达到提升治疗效果的目的。

公元前一千年，中国建立了人类历史上第一个医疗体系，当时将医生分为"食医""疾医""疡医""兽医"，并以"食医"为先。"疾医"即内科医生，用"五味、五谷、五药养其病"，"疡医"即外科医生，则"以酸养骨，以辛养筋，以咸养脉，以苦养气，以甘养肉，以滑养窍"，形成成熟的"食疗"治则。《黄帝内经》中有"食饮有节""谨和五味"的至理名言，并提出了"五谷、五果、五畜、五菜"的饮食结构体系。

中国古代名医对食养功能皆有精辟论述，如唐代孙思邈指出："安身之本，必资于食；救疾之速，必凭于药。""食能排邪而安脏腑，悦情爽志以资气血。"元代饮膳御医忽思慧指出"饮膳为养生之首务"，提出"薄滋味，省思虑，节嗜欲，戒喜怒"的养生观。

中华饮食也常以中药入馔，如燕窝粥、人参鸡、枸杞鸭子等，几千年来坚持"可一日无肉，不可一日无豆""饮食清淡，素食为主"和"粗茶淡饭、青菜豆腐保平安"的膳食理念，利用天然食物滋阴补阳，"药补不如食补""凡膳皆药"的食疗理念代代相传。

"钟鸣鼎食"——青铜餐具的出现

在距今三千年前的青铜时代，中国的饮食逐渐摆脱蒙昧，与青铜之光相映成趣。中国是世界农业起源中心之一，我国古人在新石器时代最早培育出了粟、黍、稷、稻、菽等粮食作物。大约从夏商时期起，以狩猎和采集为主的华夏先民进入到以作物栽培为主的农耕时代，粮食作物开始成为人们饮食生活中的主导。由于中国的青铜冶铸业在商周时期迅速发展，青铜器普遍进入了商周的社会生产、生活等领域。在商代的铜器中，饮食器具更是占据了绝大部分。另外，因为周代以"礼"治国，宴饮活动成为国家礼制的重要内容，于是作为礼器的青铜器大量出现。

周代从进食方式到筵席宴飨，都对等级之别有着严格的规定。当时盛行的青铜饮食器具——鼎便是衡量社会身份等级的标志物：国君用九鼎，诸侯用七鼎，卿大夫用五鼎，士用三鼎或一鼎。周王室贵族在祭祀、宴会时所享用的各种肉类，其选割及烹制都由专设的官署"内饔"与"外饔"执掌。食品的消费有严格限制，《国语·楚语下》载观射父语："天子食太牢，牛羊豕三牲俱全，诸侯食牛，卿食羊，大夫食豕，士食鱼炙，庶人食菜。"《尚书·洪范》述："惟辟作福，惟辟作威，惟辟玉食。"这就是说只有君主才能吃玉食。《礼记·王制》说："诸侯无故不杀牛，大夫无故不杀羊，士无故不杀犬豕，庶人无故不食珍。"

从新石器时代直到殷商时期，人们对谷物的加工一直比较原始简单。先民们通过碾盘、碾棒、杵臼等对谷物进行粗加工，这些方式难以为人们提供大量去壳净米来满足饭食需要，他们只能连壳一起食，只有少数贵族才有权享受去壳谷物。到了周代，石磨的出现，是谷物初加工方法的一次飞跃。

夏商时期的烹饪方法非常少，到了周代，烹饪方法已非常多样，主要有煮、蒸、烤、炙等。当时用于煮食物的炊具主要是釜、鼎、鬲等。食物的品种不断增多，各种炊具相继发明，更新更先进的烹饪方法顺理成章地出现，如炒、炸、炖、煨、烩、熬等烹制菜肴之法，都为中国烹饪技艺的发展奠定了基础。春秋战国时期铁质锅釜的出现，为油烹创造了条件。动物性油脂及肉酱、米醋、花椒、生姜、桂皮、蒜等调味品的

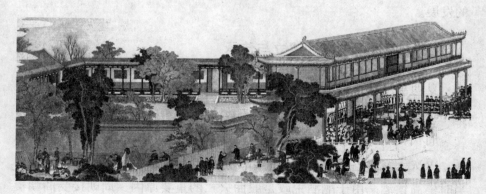

《紫光阁赐宴图》（局部）清·姚文瀚

乾隆二十五年（1760年），紫光阁修缮完成。次年正月，乾隆在此设宴庆功，王公贵族、文武大臣等百余人出席。此图描绘了当时宴庆的盛景。

使用，使烹饪方法和菜肴的味道发生了变化，出现了冷饮、蜜渍食品与油炸点心。

夏、商、周的农业生产也在新石器时代有了长足的发展。春秋末期成书的《考工记》，记载了夏、商、周三代沟洫工程的规格。夏、商、周三代都设置了天文历法的职官，他们的主要任务就是掌握农时，还有直接管理田园的各级农官。这都说明夏、商、周的农业生产比新石器时期，无论是生产规模、组织还是生产技术，都已迈上一个新台阶。

夏、商、周的养殖业也很发达，甲骨文已有反映放牧牛、羊和驯鹿、驯象的字；殷王祭祀用牲，动不动就数十、数百头，可见王室的园囿中放养的牲畜数量之多。武丁的妃子妇好墓中，就出土了很多动物玉雕，其中牛、羊、狗、猴、兔、龟、鹅、鸭、鸽等都造型逼真，属家养禽畜形象。

夏、商、周的捕捞业也很发达，殷墟出土的鱼骨有六种；甲骨文中记载王室捕鱼的卜辞不少。周代宫廷有一个庞大的捕鱼机构，拥有340多人的专职捕鱼队伍。东周时期，靠近江河湖海的地方，已有专业渔民。

夏商两代的统治者不仅在吃上日渐讲究，而且也开始注重餐具、食器的使用。可见，人们的口食之欲，对饮食的精致化要求，推动了餐具的发展。

夏、商、周饮食制度的建立与传承

夏朝宫内设有"食官"，配有"御厨"，负责帝后的饮食保健，食与医相结合的制度经过发展演变，一直传承到清朝末年。

周代把"食"列为国家政务的"八政"之首，宫廷厨师的地位很高，仅次于宰官。殷墟妇好墓中出土的酒器在青铜器中占比很大，证明当时崇尚饮酒。由于酗酒荒政是殷商灭亡的重要原因，周朝接受商朝覆灭的教训，颁布了严厉的禁酒令，规定国民不得群饮与纵酒，违者处以死刑。

周代是礼治社会，依照周礼来规范社会行为。"食礼"是核心内容之一，包括待客之礼、待食之礼、宴饮之礼、进食之礼，这些礼仪延续至今。被誉为"烹饪王国"的中国，古往今来一直以丰盛的筵席庆祝年节、款待宾客。两千多年前周代已将脯腊肉作为筵席珍品。延至唐宋时期名菜佳肴更加丰富多彩。唐代韦巨源《烧尾宴食单》所载"烧尾宴"，是唐代拜受高官后招待同僚的筵席，其用料珍贵，烹制精雅。到清代则出现了盛况空前的"满汉全席""福禄寿喜席""万寿无疆席"等包含珍馐百味的筵席。

科举考试制度时期，及第学子宴请非常讲究，唐代文科考生有"鹿鸣宴""烧尾宴""闻喜宴""相识宴""关宴"等，宋代"琼林宴"相当国宴的规格，因设在御花园"琼林苑"而得名。

宋太祖赵匡胤亲自宣布登科进士的名次，并赐宴庆贺。元、明、清三代，琼林宴又称"恩荣宴"。武科考生的庆祝宴会叫"鹰扬宴"，等级更高的是"会武宴"，只有武进士才能参加。通过这些制度体现国家对效忠人才的重视，说明宴饮在当时占有很高的地位。

中华饮食的四大风味与八大菜系

我国幅员辽阔，不同地区的地理气候、资源物产各具特色，由此形成了不同的饮食习惯，造就了各具特色的地方菜系，有"四大风味""八大菜系"之说。从小吃到大餐，我国各地名吃不胜枚举，千滋百味的佳肴反映出我国深厚的饮食文化和个性鲜明的地域文化。其中四大风味指的是鲁、川、粤、淮扬，八大菜系一般是指山东菜、四川菜、湖南菜、江苏菜、浙江菜、安徽菜、广东菜和福建菜。

鲁菜是中国影响最大、流传最广的菜系之一。鲁是山东省的简称，山东是中国古代文化的发祥地之一，地处黄河下游，气候温和，境内山川纵横，河流交错，物产丰富，是粮食生产大省。当地蔬菜种类多，且品质优良，是我国重要的蔬菜产地。

川菜是一种发展较早的风味菜系，其发源地孕育了古代的巴蜀文化。据《华阳国志》记载，巴国"土植五谷，牲具六畜"，并出产鱼盐和茶蜜；蜀国则"山林泽鱼，园囿瓜果，四代节熟，靡不有焉"。当时巴国和蜀国的调味品已有卤水、岩盐、川椒。在战国时期的墓地出土文物中，已有各种青铜器和陶器食具，川菜的萌芽可见一斑。

粤菜即广东地方风味菜，主要由广州、潮州、东江三种风味组成，其中以广州风味为代表。广州风味具有独特的南国风味，包括珠江三角洲和肇庆、韶关、湛江等地的名食在内。粤菜地域最广，用料庞杂，选料精细，技艺精良，善于变化，风味讲究，清而不淡，鲜而不俗，嫩而不生，油而不腻；夏秋力求清淡，冬春偏重浓郁，擅长小炒，要求掌握火候和油温恰到好处。

湘菜即湖南菜。湖南地处长江中游南部，气候温和，雨量充沛，土质肥沃，优越的自然条件和富饶的物产为选料方面提供了物质条件。湘菜制作精细，用料广泛，品种繁多，其特色是油多、色浓，讲究实惠。湘菜制作擅长香酸辣，具有浓郁的山乡风味。湘菜历史悠久，早在汉朝就已经形成菜系，烹调技艺已有相当高的水平。

浙菜的历史相当悠久。浙江东临大海，有著名的舟山渔场，海产丰富，中部为盆地，盛产蔬菜和稻米，闻名中外的金华火腿、杭州龙井茶、绍兴老酒，都是烹饪中不可缺少的上乘原料。北方人南下开饭店，用北方的烹调方法将南方丰富的原料做得美味可口，"南料北烹"成为浙菜一大特色。如过去南方人口味并不偏甜，北方人南下后，影响南方人口味，其菜中也开始放糖了。

苏菜就是江苏地方风味菜。江苏是名厨荟萃的地方，我国第一位典籍留名的职业厨师和第一座以厨师姓氏命名的城市均在这里。制作野鸡羹供帝尧食用，被封为大彭国，亦即今天的徐州，故名彭铿，又名彭祖。夏禹时代出现"淮夷贡鱼"，淮白鱼直至明清均系贡品。春秋时期齐国的易牙曾在徐州传艺，由他创制的"鱼腹藏羊肉"千古流传。

福建菜也称闽菜，起源于福建省闽侯，以福州、泉州、厦门等地的菜肴为代表发展起来。福建依山傍海，是菇类、笋、银耳、莲子、河鳗、甲鱼等的很好来源。福建菜历来以选料精细，刀工严谨，讲究火候、调汤、作料、味道而著称。福建菜采用细致入微的片、切、剖等刀法，使不同质地的原料达到入味透彻的效果。故闽菜的刀工有"剖花如荔，切丝如发，片薄如纸"的美誉。

皖南的徽州菜是徽菜的主要代表，起源于黄山麓下的歙县，即古代的徽州。后因新安江畔的屯溪小镇成为"祁红""屯绿"等名茶和徽墨、歙砚等土特产品的集散中心，其饮食业发达，徽菜的重点逐渐转移到屯溪，并在这里得到进一步发展。宋高宗曾问歙味于学士汪藻，汪藻举梅圣俞诗对答"雪天牛尾狸"。徽菜在烹调技艺上擅长烧、炖、蒸，而爆、炒菜较少，重油、重色、重火工。

用筷子吃饭是中餐的特色

用筷子吃饭时，两支筷子靠拇指、食指和中指掌握，辅以无名指的协作，根据个人习惯，有的人也会将小指参与进来。用筷子夹食物的时候除手指活动外，还涉及肩部、臂部、手腕和手掌等处约 30 个大小关节和 50 条肌肉的参与，这一复杂而精细的动作还需"手脑并用"才能完成。

用筷子进餐在人类文明史上是值得骄傲和推崇的发明。著名物理学家、诺贝尔奖获得者李政道博士对筷子曾作过高度评价："如此简单的两根东西，却高妙绝伦地应用了物理学的杠杆原理，它是人类手指的延长，手指能做的事它都能做……西方大概在十六七世纪才发明了刀叉，但刀叉又怎能跟筷子相比呢？"

外国人对使用筷子也有独到的见解。英国《筷子瘦身法》一书写道："用筷子吃饭能减缓进食速度，饭量会随之减少。"由于大脑需要 20 分钟才能获得饱腹感，故狼吞虎咽容易进食过量；用筷子要集中精力，减慢进食速度，有助于养成小口吃饭的习惯，这将有效预防肥胖。

使用筷子吃饭在中国至少有三千年的历史，汉代画像石"邢渠哺父"中，儿子就是用筷子夹食物送到父亲嘴边的。古代筷子名"箸"，吃"菜"的工具就是筷子。筷子能够挑、拨、夹、拌、扒，使用方便。

与西方"菜生而鲜、食分而餐"的习惯不同，中国人喜欢聚食制。古代中国家庭炊间和餐厅位于住宅中央，上有天窗出烟，下用篝火做炊，就餐者围着火塘聚食，这种习惯培养和强化了重视血缘关系和家族观念的传统。

另外，尽早用筷子进餐能促进儿童智力开发，使孩子更聪明。用筷子夹食物前要先用视觉定位，需要眼外肌群的平衡协调；视网膜黄斑中心凹调整共同的视觉方向，并与大脑皮层中枢成像系统融合，所以能促进视觉发育，对预防儿童斜视和弱视都有帮助。手的活动和大脑功能有千丝万缕的联系，大脑皮层中与手指相关联的神经所占面积最大，大拇指运动区相当于大腿运动区面积的十倍。手指活动能刺激大脑皮质运动区，使富于创造性的区域更加活跃。

第二节　长寿之地饮食大揭秘

中国·贵州贵阳：豆制品造就长寿之乡

俗话说，要长寿，常吃豆。黄豆蛋白质含量丰富，是豆中之王。位于我国西南部的贵州省省会贵阳市，长期以来一直是国际著名的长寿之乡，豆类及豆制品对于赢得这个称号有很大的功劳。

在海拔 1500 米的高原上，虽然群山被清澈的河川所围绕，但这里的土壤含大量的碳酸钙成分，并不适合种水稻。因此当地民众的主食并非水稻，而是以大豆和玉米为主。受自然环境的制约，这里的农作物多以大豆为主，有些地方一日三餐都以豆制品为主食，当地各种各样的用大豆做成的食品，令人大开眼界。

当地人的豆腐吃法多种多样，有像是奶酪一样发酵制成的豆腐乳，还有特殊工艺制成的非常硬的豆腐。在贵阳的街头，到处都能看到上班族和学生拿着硬豆腐，边赶路边津津有味地吃的场景。这种饮食习惯多年来几乎没变过。

贵阳当地农家晚餐的餐桌上常摆着炒花生、毛豆炖猪肉、纳豆炒豆芽菜以及豆腐丸子汤等，其中豆制品占有相当高的比例。

豆制品富含大豆异黄酮，能预防心脏病。有人曾检测当地居民的尿液，发现尿液中大豆异黄酮的含量非常高，后研究表明，尿液中大豆异黄酮含量越多的人，越不容易罹患心肌梗死等现代文明病。

黄豆还含有丰富的钙、铁、磷，可促进骨骼的发育，防止骨质脱钙。黄豆中的卵磷脂对大脑神经系统有营养作用。

豆类多富含蛋白质，它在大豆中的含量更是丰富。此外，大豆也含有大量大豆甙元和染料木甙等异黄酮成分，是非常具有特色的食物。异黄酮的化学结构类似雌激素，对预防心脏病、减轻女性更年期不适有良好效果，这种营养素也是贵阳民众长寿的重要功臣。

老年人常吃豆腐等豆制品，能使乙酰胆碱增加，可预防痴呆。人们常吃豆腐还能明显地减少直肠癌、结肠癌和乳腺癌，故有"鱼生火，肉生痰，青菜豆腐保平安"之说。当地很多百岁老人都是早餐喝一杯豆浆，菜肴也以蔬菜和豆制品为多。

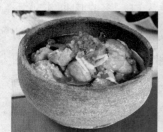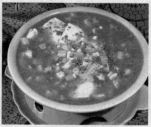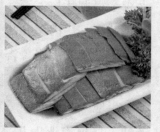

豆制品是贵阳人长寿的法宝

高加索地区·格鲁吉亚：吃肉也能长寿

夹在黑海与里海之间的高加索地区，一直是全球著名的长寿圣地。其中，格鲁吉亚更是以拥有众多百岁以上的老人而出名，在那里到处可见100岁上下的老人。他们都身体健康，充满活力，能完成日常生活中力所能及的事情，不需要特殊照顾。

1985 年，世界卫生组织首次开展"循环系统疾病与饮食调养"国际共同研究，就把目标锁定在格鲁吉亚。该组织就是想用科学的手段来验证当地长寿者的秘诀与原因何在。

1986 年，该组织的成员来到格鲁吉亚民主共和国的杰瓦村。他们所进行的长寿研究主要内容是调查中老年人群罹患心脏病的风险程度。心脏病的发病率基本上与长寿率成反比，也就是说，50 岁左右的民众罹患心脏病的比例越低，该国国民的平均寿命就会越长，正所谓"人和血管同步老化"。

众所周知，心脏病致死的最大凶手是胆固醇。可是，当地居民即便日常肉类的摄取量很大，但他们血液中的胆固醇值却不高。

研究人员发现，当地民众吃牛羊肉的方法与常法不同，他们最有代表性的肉类料理就是"哈修拉玛"，即将大量肉块放入汤中煮熟，待肉煮熟以后，不要肥肉，只把含蛋白质最丰富的瘦肉留下，蘸着果酱吃。不过，果酱并不是甜酱，而是梅子肉加上大蒜、韭菜和洋葱制成的。

另外，以独特香木取代竹签做成的烤羊肉串，同样是去除肥肉，加上香辛料调味后，香气四溢，将其搭配野菜一块入口。多吃肉原本就不利于健康，烤肉又蘸盐，更会提高人体对脂肪成分的吸收，容易造成动脉硬化与肥胖。格鲁吉亚人不吃肥肉，搭配食用大量具有抗氧化功能的蔬菜，即便多吃肉也可长寿，因为他们摄取的全是高质量的蛋白质。

当地人吃肉时，一定要搭配食用大量的蔬菜，如芹菜等。不管男女老幼，格鲁吉亚人几乎每餐都能吃完满满一大盘各色蔬菜。这些具有香味的蔬菜大多含有丰富的抗氧化营养素，是延缓格鲁吉亚人衰老的功臣。

格鲁吉亚人吃葡萄不吐葡萄皮。格鲁吉亚人普遍喜欢吃蔬菜与水果，当地盛产各种枣类与李子、杏子等，生食或做成水果干都营养美味。每当葡萄收获的季节，当地人聚在一起边吃边聊，你会发现桌面却保持得干干净净。原来，他们把葡萄皮与葡萄子全都嚼碎吃下肚。其实这才是最健康的吃法。葡萄皮含有大量食物纤维，葡萄子更含有大量可降低胆固醇值的不饱和脂肪酸与抗氧化营养素，这对于预防心脑血管疾病都是非常有利的。

格鲁吉亚人相信，要活得长寿必须多喝酒，所以当地人即使年老后也仍然好饮，白天晚上照喝不误。此地盛产葡萄，家家都有祖传的巨大酒瓮，处处飘酒香。酿好的酒瓮埋入土中贮藏。宴会上，主人会搬出一瓮百年陈酿葡萄酒，用葫芦做的勺子从瓮中舀出大飨宾客。也有人自己酿造啤酒，气味浓郁，一打开盖子就会喷出二氧化碳气泡，倒入杯中，颜色并不透明，显然里面还留有啤酒酵母。

格鲁吉亚人习惯一个大家族围在一起热热闹闹地吃饭。即使不是什么节庆活动的日子，也要亲戚故旧成群结伴，围着餐桌开心用餐。而餐桌上的主角，永远都是老爷爷与老奶奶们。

当地还过着农耕畜牧型的生活，经验丰富的老人受到年轻一辈的敬重。此地常常可以见到七八十岁的老人仍带领孙子甚至曾孙一起放牧牛羊，或者到葡萄园里工作。他们每天生活忙碌，根本不晓得什么叫作"退休"。

人要活得健康长寿，吃什么当然重要，而且必须做得好吃，否则无法令人食指大动。只是，年纪大了，食量当然会稍微减少。格鲁吉亚人喜欢吆喝家人与朋友一同，边聊天边唱歌，悠闲地享用美酒与食物。

老人的智慧受到尊敬，在大家族里生活，即使活到一大把年纪，仍备受社会与家族重视，因此老人特别有自信。我想，这也是格鲁吉亚人长寿的关键秘诀之一。

格鲁吉亚人早餐几乎都要喝自制的酸奶。虽说都是酸奶，每个家庭的味道却有所不同。有的酸，有的不酸，有的清爽，有的黏稠，有的做成固态，必须用汤匙才能吃，有的却很稀，能像饮料一样地喝。经过研究分析发现，他们的酸奶中含有乳酸菌等三种菌，却没有容易造成腐败的大肠菌存在。此外，这种酸奶被证实可提高体内干扰素的活性。

喜好牛乳的菌不在少数，乳酸菌多的话就会发酵；大肠菌多则会腐败。专家们初步研判，这些酸奶之所以不易腐败，大概是因为乳酸菌等两三种菌大量增加，不让其他杂菌有生存空间。

厄瓜多尔·比尔卡班巴：劳动长寿

位于赤道附近的比尔卡班巴是与高加索地区齐名的世界著名长寿之乡。由于地处赤道附近，比尔卡班巴一整年的气候都很稳定，气温维持在 18～24℃，早晚温差非常小。

比尔卡班巴虽然也属于山区，但它的海拔只有 1500 米，和位处 2800 米高原的基多相比，已经不算"高地"了，所以这里的空气并不稀薄，完全不必担心遭受高山反应的侵袭。

比尔卡班巴民众的主食是玉米和一种名为"尤卡"的芋头。玉米的产地原本就是安第斯山脉，因此玉米也是南美洲民众自古以来的主要食物。玉米与尤卡都富含食物纤维与钾等营养素。

安第斯山一带也盛产小米和稗子等野生谷类，还有一种名叫"丘丘斯"的豆子，这种豆子的蛋白质与钙质含量非常高。

秘鲁民众和厄瓜多尔人一样，食用大量小米与稗子，这也就难怪，他们虽然住在海拔 4000 米的高原上，不仅血压正常，也很少罹患脑卒中等疾病。

比尔卡班巴民众还有一种日常食物，那就是被称为"葛索"的奶酪。做法与豆腐非常类似，将牛的十二指肠在水中泡一会儿，就会形成看似胆汁颜色、有点绿的萃取物，等这种萃取物凝结成块，放入牛奶后保温，即可发酵。该萃取物含有可让蛋白质凝固的酶，一小时之后即可做成葛索。每个家庭几乎都有自己手工制作的葛索，可以用来做汤，每天食用。不仅如此，炒菜时还可当调味料使用，甚至当成色拉酱使用。

在比尔卡班巴地区，家畜是珍贵的食物，人们很难每天都吃肉。不过，每逢周末，村落就会有人宰杀牛或猪、羊，与全体村民一起分享。

当地民众生活穷困，没有代步工具，居民去医院接受健康检查，得走两三小时的山路，但每个人都能脸不红、气不喘，脚力相当惊人。已经上了年纪的他们，为何健步如飞，可以轻轻松松走这么远的山路？村民的答案是，因为主食尤卡不易保存，必须每天早上去挖这种食物回来煮，对走山路已经习惯了。

为了进一步了解当地人的身体状况，研究人员让一些居民二十四小时佩带心跳计，结果发现，即使是上了年纪的人，心脏功能依然强健稳定，就算使用跑步机型体力测定器与健身脚踏车让他们运动一会儿，心跳速度仍然能维持平稳，并未急速上升。

由此推定，食用玉米、尤卡、小米与稗子等食物，加之日常大量活动身体，又住在四季如春的环境里，这都是居民很少罹患高血压且心脏功能稳定的主因。比尔卡班巴地区海拔 1500 米，只有 0.8 个标准大气压。适度的低气压，让居民从水果中大量摄取的钾更能发挥作用，促进血管扩张，因此不易罹患高血压。

南欧：地中海式长寿

欧洲人有个普遍共识，就是常吃地中海食物，不会得心肌梗死。虽然一直没有科学的解释，但事实确实如此。

南欧的民众都非常好吃鱼，且种类繁多。除了一般鱼类，欧洲民众最喜欢吃被当地称为"恶魔鱼"的墨鱼与章鱼，或烤或烫，甚至用橄榄油或醋腌渍，都会吃得津津有味。西班牙人喜欢吃的西班牙海鲜饭与西班牙冷汤都会放入各种鱼类。当地生产的鳗鱼与鲤鱼可生吃也可用醋腌渍，其他鱼类大多或烫或炸，都很可口。希腊人吃鱼虾贝的种类非常多，食量也非常大。

鱼虾贝等海产品的牛磺酸含量非常丰富。牛磺酸是一种可降低血压的氨基酸，是长寿不可或缺的食物元素。研究人员在对地中海沿岸居民进行健康检查时发现，他们尿液中的牛磺酸含量远远高于欧洲其他地区。只不过，令人惊奇的是，当地食物的口味一点也不清淡。这可是与长寿饮食原则相违背的。地中海地区民众的尿液牛磺酸含量，大约是世界平均值的 1.5 倍，能充分预防脑卒中，也非常接近每日理想摄取值。

马德里当地民众好吃腌渍品，经过化验后得知，他们每日的食盐摄取量高达14克。为什么食盐摄取量那么高，可罹患心脏病的人却很少？秘密或许藏在蔬菜水果里。地中海民众每天都要吃非常多的蔬菜水果。走进西班牙、意大利、葡萄牙与希腊的任何市场，都可发现琳琅满目的蔬菜水果，不管是种类和数量都非常惊人。这很大程度上得益于当地温暖的气候条件。

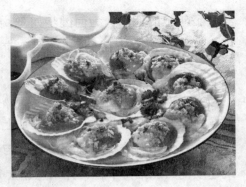

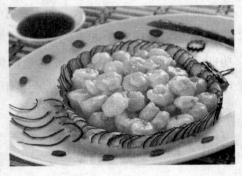

地中海式饮食包含大量蔬菜水果与鱼类，堪称是健康且长寿的做法。

南欧的民众都十分喜欢吃海鲜

第二章 《黄帝内经》中的食疗养生智慧

第一节 领悟《黄帝内经》中的食疗养生精要

治未病,《黄帝内经》养生保健的总原则

《黄帝内经·素问》中说:"圣人不治已病治未病。"这里所说的"不治已病",并不是说中医不接受治疗已经发生的各种疾病,而是强调不应已发生了疾病才去关注健康,更重要的是把"注意力"放在有可能即将发生的疾病上。

"治未病"是中医理论的精髓,就是当疾病尚未发生时,能提前预测疾病的发展趋势,并采取相应的防治方法,提升人体的自愈能力,以杜绝或减少疾病的发生。比如,春季万物萌生,细菌、病毒等致病微生物也相应活跃,感冒之类的疾病就有可能流行开来,所以中医提出"正月葱、二月韭"的饮食方案,以提升人们的抗病能力。夏季天气炎热,发生中暑的可能性相对较大,中医就强调"饮食清淡""夜卧早起,无厌于日"的养生方案,使中暑的发生率降低。秋季气候干燥,咳嗽一类疾病的发病率相对较高,所以,中医强调秋季以"养肺除燥"为主,多吃梨以生津解渴,从而使一些时令病的发生率降到最低限度。冬季要收藏体内的阳气,注意保暖,早卧晚起,好好休息。人每生病一次,就会给身体造成一次伤害,而这一伤害在愈后看似已经消失,但实际上它或多或少都会给身体带来阴阳失和等看不见的损伤。

所以,《黄帝内经》强调要从"治未病"的角度保健身体,要注重日

常饮食调养。注意饮食有节，膳食结构的平衡，才能实现健康长寿、无病度百年的愿望。

食物有阴阳，看它温热还是寒凉

《黄帝内经》有云："阴阳者，天地之道也，万物之纲纪。"自然界的任何事物都是分阴阳的，食物当然也是如此。具体来说，区分食物阴阳可以根据味道辨别。

具有辛味的生姜、紫苏、韭菜、大蒜、葱类、猪肝等属阳，咸味的鱼类、蛤类、海藻类则属阴。

值得注意的是，世界上没有纯阴之体，也没有纯阳之体。任何物质总有阴阳两个方面，但阴阳不可能绝对相等，总有差异，而且阴阳之间是可以相互转化的，所以在区分食物的阴阳属性时，要全方位、多方面地考虑食物生长的地带与气候、生长方式与速度、外形大小、颜色、气味、口感、体温、主要化学成分，以及烹饪所需时间的长短等诸多因素，最后才能给食物进行阴阳定性。

那么，了解了食物的阴阳属性对我们的日常膳食来说有什么意义呢？这就需要我们进一步了解自己的体质，因为人的体质也是分阴阳的，我们摄取的食物应该与体质相契合，达到阴阳调和的目的，这样才能在获得食物中充足营养的同时，保持平和，改善体质，获得健康。看体质挑选食物也要遵循几个原则：

（1）阴阳互补原则。

一般来说，体质属于阳性的人，应该多吃阴性食物；而体质为阴性的人，则必须多摄取阳性食物，这样才能使身体达到阴阳和谐的状态。

（2）变化原则。

饮食应该随着季节、性别、年龄、工作特性、机体的个别差异而不断变化。如果你居住在热带气候区，那么在炎热的夏季，要尽可能进食阴性食物；而与此相反，北方居民则需要多摄入一些阳性食物。随着年龄的增长，当机体内冷的能量开始积聚的时候，就应该转向阳性饮食。

（3）当地原则。

尽量选择你所处的气候带生长的食品，因为在不同地带生活的人所适合的消化酶是不一样的。一般来说，人体内的消化酶比较适合消化生长于当地气候和土壤的食物。而其他的一些酶，人体内可能没有或者其数量比较少，这就是为什么很多人到了别的地方会水土不服。

食物的"四气（四性）"与"五味"

中药有四气五味和归经之说，《黄帝内经》认为，食物同中药一样，不同的食物具有不同的性味与归经。食物的性味指的就是食物的"寒、热、温、凉"四性和"酸、苦、甘、辛、咸"五味。"四气五味"，归经则是指不同的食物对五脏六腑产生不同的滋养和治疗作用。了解食物的四性、五味对合理膳食具有重要意义。

1. 食物的"四性"

寒凉性的食物，大多具有清热、泻火、消炎、解毒等作用，适用于夏季发热、汗多口渴或平时体质偏热的人，以及急性热病、发炎、热毒疮疡等。例如，西瓜能清热祛暑，除烦解渴，有"天生白虎汤"之美称；绿豆能清热解毒，患疮疡热毒者宜多用之；其他如梨、甘蔗、莲藕等，都有清热、生津、解渴的作用。

温热性的食物，大多具有振奋阳气、驱散寒邪、驱虫、止痛、抗菌等作用，适用于秋冬寒凉季节肢凉、怕冷，或体质偏寒的人，以及虫积、脘腹冷痛等病症。例如，生姜、葱白二味煎汤服之，能发散风寒，可治疗风寒感冒；大蒜有强烈的杀菌作用，对肺结核、肠结核、急慢性肠炎、痢疾等都有很好的补养作用；韭菜炒猪肾能治肾虚腰疼；当归生姜羊肉汤能补血调经。

平性的食物大多能健脾、和胃，有调补作用，常用于脾胃不和、体力衰弱者。例如，黄豆、花生仁均饱含油脂，煮食能润肠通便，为慢性便秘者的最佳食补方法。

上述平性食物，无偏盛之弊，应用很少有禁忌。但寒凉与温热两种性质的食物，因其作用恰好相反，正常人亦不宜过多偏食，如舌红、口干的阴虚内热之人，忌温热性的食物；舌淡苔白、肢凉怕冷的阳气虚而偏寒的人，则应忌寒凉性的食物。

食物的温热寒凉属性也要因人、因时、因地而异，灵活运用，才能维持人体内部的阴阳平衡，维持生命的健康运转。因人而异进行食补尤为重要，不同工作性质的人群，食补方式也不一样。建筑工人等体力劳动者因为经常晒太阳，体内容易有热气，需要多进食寒凉食物以滋阴降火；而办公室一族因为有空调等设备调节室内气温，温度适宜，极少出汗，经常食用寒凉食物就可能伤身。

2. 食物的"五味"

《黄帝内经·素问》有云："肝色青，宜食甘，粳米牛肉枣葵皆甘。心色赤，宜食酸，小豆犬肉李韭皆酸。肺色白，宜食苦，麦羊肉杏薤皆苦。脾色黄，宜食咸，大豆豕肉栗藿皆咸。肾色黑，宜食辛，黄黍鸡肉桃葱皆辛。辛散，酸收，甘缓，苦坚，咸软。"由此可见，五味各有所属，吃对了就能滋养五脏，改善身体状况。下面，我们为大家详细解释一下酸、苦、甘、辛、咸这五类食物各有什么特点。

酸味的食物，具有收敛、固涩、安蛔等作用。例如，碧桃干（桃或山桃未成熟的果实）能收敛止汗，可以治疗自汗、盗汗；石榴皮能涩肠止泻，可以治疗慢性泄泻；酸醋、乌梅有安蛔之功，可治疗胆管蛔虫症等。

苦味的食物，具有清热、泻火等作用。例如，莲子心能清心泻火、安神，可治心火旺引起的失眠、烦躁之症；茶叶味苦，能清心提神、消食止泻、解渴、利尿、轻身明目，为饮料中之佳品。

甘味的食物，具有调养滋补、缓解痉挛等作用。例如，大枣能补血、养心神，配合甘草、小麦为甘麦大枣汤，可治疗悲伤欲哭、脏躁之症；蜂蜜、饴糖均为滋补之品，前者尤擅润肺、润肠，后者尤擅解痉挛，临症宜分别选用。

辛味的食物，具有发散风寒、行气止痛等作用。例如，葱姜善散风寒、治感冒；芫荽能诱发麻疹；胡椒能祛寒止痛；茴香能理气、治疝痛；橘皮能化痰、和胃；金橘能疏肝解郁等。

咸味的食物，具有软坚散结、滋阴潜降等作用。例如，海蜇能软坚化痰；海带、海藻能消瘿散结气，对治疗甲状腺肿大有良好功效。早晨喝一碗淡盐汤，对治疗习惯性便秘有润降之功。

其实，辛酸味也好，苦甘咸味也罢，只有适度食用才能滋养身体。五味过甚，就需要我们用身体内的中气来调和，这就是火气，"火"起来了自然要"水"来灭，也就是用人体内的津液去火，津液少了阴必亏，疾病便上门了。因此，吃任何东西都要有节制，不要因为个人喜好而多吃或不吃，要每种食物都吃一点，这样才能保证生命活动所需。

五味失调所导致的后果

咸	苦	辛	酸	甘
过食会使流行在血脉中的血瘀滞，甚至改变皮肤颜色。	过食可使皮肤枯槁、毛发脱落。	过食会引起筋脉拘挛、爪甲干枯不荣。	过食会使肌肉失去光泽、变粗变硬，甚至口唇翻起。	过食能使骨骼疼痛、头发脱落。

做到五味调和，须注意以下几点：
①饮食要浓淡适宜。
②平时要注意各种味道的搭配。酸、苦、甘、辛、咸的辅佐要做到配伍得宜。
③在进食时，味不可偏亢，偏亢太过，容易伤及五脏。

"不时不食"，顺天而食保健康

按照《黄帝内经》理论，一年四季的气候变化是春生、夏长、秋收、冬藏，人的身体也是如此。中医讲究天人合一，特别注重顺应自然。因此，顺时而"食"也是膳食养生的关键。《黄帝内经》中所说的"不时不食"，就是要求我们，饮食一定要顺应大自然的规律。

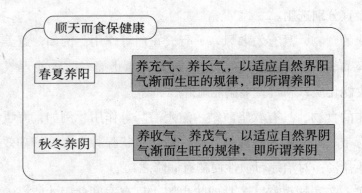

順天而食保健康

| 春夏养阳 | 养充气、养长气，以适应自然界阳气渐而生旺的规律，即所谓养阳 |
| 秋冬养阴 | 养收气、养茂气，以适应自然界阴气渐而生旺的规律，即所谓养阴 |

　　目前，我们有各种先进的栽培技术，一年四季都可以买到自己想吃的东西。现在再讲"不时不食"似乎有点过时了，但这里还是要提醒一下，尽量吃应季的东西。因为，无论什么食物，只有到了它的时令才生长得最为饱满最有营养，虽然通过一些栽培技术在其他季节也能吃到不属于当季的食物，但是只有其形而没有其神。

　　就像很常见的甜瓜，一般是7月份才成熟，那时候的甜瓜经过充分的阳光照射，味道很香甜，放在屋子里瓜香浓郁。但现在大棚里种的甜瓜，5月份就上市了，看上去也是甜瓜的样子，但是根本不好吃，有的甚至都是苦的，完全失去了应有的风味，营养功效自然也比不上自然成熟的甜瓜。所以，我们吃东西一定要吃应季的，不仅经济实惠，而且对身体有好处，我们吃东西不能只为了尝鲜或者寻求一种心理上的满足，吃得放心吃得健康才是最重要的。在关于什么季节该吃什么食物方面，很多民间习俗就是很好的答案：韭菜有"春菜第一美食"之称，"城中桃李愁风雨，春到溪头荠菜花"，荠菜也是很好的春菜，"门前一株椿，春菜常不断"这些都是符合自然规律的食物；夏天有"君子菜"苦瓜，"夏天一碗绿豆汤，解毒去暑赛仙方""夏季吃西瓜，药物不用抓"，夏天多吃这些食物可以解暑除烦，对身体是有好处的；秋天各种水果都上市了，"一天一苹果，医生不找我""新采嫩藕胜太医"，还有梨、柑橘等水果都是不错的选择；冬天最常吃的就是大白菜，此外冬季是进补的好时节，可以多吃些羊肉这种温补的食物，可以补中益气，让下一年有个好身体。

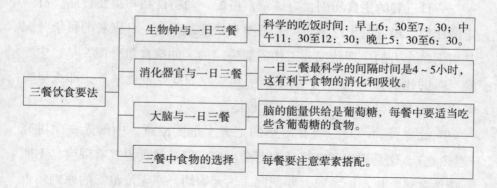

三餐的规律：《黄帝内经》日常饮食法

《黄帝内经·素问》有云："故饮食饱甚，汗出于胃……故春秋冬夏四时阴阳，生病起于过用，此为常也。"文中告诉我们，吃得太多也会得病。因此，一日三餐要定时、定量、饥饱适中，才能有好的身体。两餐间隔的时间要适宜，时间间隔太长常会引起高度饥饿感，影响人的劳动和工作效率；间隔时间如果太短，上顿食物在胃里还没有消化，就接着吃下顿食物，会使消化器官得不到适当的休息，消化功能就会逐步降低，影响食欲和消化。

（1）生物钟与一日三餐。

人体内的消化酶在早、中、晚这三段时间里特别活跃，这说明在什么时候吃饭是由生物钟控制的。

（2）大脑与一日三餐。

人脑每天占人体耗能的比重很大，而且脑的能源供应只能是葡萄糖，每天需要 110～145 克。而肝脏从每顿饭中最多只能摄取 50 克左右的葡萄糖。经过一日三餐，肝脏才能为人脑提供足够的葡萄糖。

（3）消化器官与一日三餐。

固体食物从食道到胃需 30～60 秒，在胃中停留 4 小时才到达小肠。因此，一日三餐间隔 4～5 小时，从食物的消化时间上看也是比较科学的。

（4）三餐中食物的选择。

一日三餐的主食和副食应该荤素搭配，动物食品和植物食品要有一定的比例，最好每天吃些豆类、薯类和新鲜蔬菜。一日三餐的科学分配是根据每个人的生理状况和工作需要决定的。如按食量分配，早、中、晚三餐的比例为3：4：3，如果按照每天吃500克主食来算，那么早晚各应该吃150克，中午吃200克比较适合。

除此之外，一日三餐在冷热的把握上也要注意。中国人一向讲究"趁热吃"，这是怕吃了寒凉的东西会生病，但是热食也要有限度，不能一味地贪热，更不能贪凉，要把握"热无灼灼，寒无沧沧"的原则。古代医学家孙思邈在《千金翼方》中就指出："热食伤骨，冷食伤肺，热无灼唇，冷无冰齿。"所以，膳食应当注意冷热平衡。

①热食的危害。

从冒着热气的面条，到热乎乎的粥，以及滚烫的火锅，中国人的饮食一直离不开"热"这个字。这是因为吃热食可以为身体提供更多的能量，帮助人们御寒保持体温。但是，现在却有越来越多的研究显示，饮食过热和食管癌等多种消化道疾病息息相关。这是因为人的食管壁是由黏膜组成的，它非常娇嫩，不能耐受高温，超过一定温度，食道的黏膜就会被烫伤。过烫的饮食，如刚沏好的茶水，温度可达80～90℃，很容易烫伤食管壁。如果经常吃烫的食物，黏膜损伤尚未修复又受到烫伤，可形成浅表溃疡。反复地烫伤、修复，就会引起黏膜质的变化，进一步发展变成肿瘤。

②凉食更不可取。

在炎热的夏天，人们往往通过吃冷饮的方式为身体降温，以缓解燥热。但总是吃冷饮会伤害"胃气"，降低身体的抵抗力。《黄帝内经》中所说的胃气并不单纯指"胃"这个器官，而是包含脾胃的消化、吸收能力，后天的免疫力和肌肉的功能等。其实，绿豆汤就是很好的清凉解暑方，还可适当增加白萝卜、莲子、黄瓜、冬瓜、香蕉、橙子等凉性食物的摄入，每天吃点凉拌菜也是不错的习惯，可以调和体内摄入的高热量、高油脂食物。此外,有关学者研究证实,喝凉开水对人体大有好处,也是最解渴的饮料。冬季若每天都喝点凉开水,还有预防感冒和咽喉炎的作用。

总的来说,最健康最合适的食物温度是"不凉也不热"。许多家长在给小宝宝喂饭时,都会吹至微温后再喂,其实,这个温度对成人来说同样是最合适的。用嘴唇感觉有一点点温,也不烫口,就是最适宜的。同样,人们在饮水时也应该讲究温度。日常最好饮用温水,水温在18~45℃为宜。过烫的水不仅会损伤牙釉质,还会强烈刺激咽喉、消化道和胃黏膜。即使在冬天,喝的水也不宜超过50℃。如果实在怕冷,可以多吃些姜、胡椒、肉桂、辣椒等有"产热"作用的食物,既不会损伤食管,还有额外的保健功效。

食饮有节:《黄帝内经》平衡饮食观

说到饮食,大家都知道一个健康观念,那就是:平衡饮食。《黄帝内经》有云:"上古之人,其知道者,法于阴阳,和于术数,食饮有节,起居有常,不妄作劳,故能形与神俱,而尽终其天年,度百岁乃去。"其中"饮食有节",既指饮食要有节律、节制,又指饮食要平衡。从现代营养学来讲,平衡饮食就是使营养需要与饮食供给之间保持平衡状态,热能及各种营养素应满足人体生长发育、生理及体力活动的需要,且各种营养素之间保持适宜比例的饮食。

为什么要平衡饮食?因为平衡饮食能为人体提供充足的热量、蛋白质、脂肪、碳水化合物以及充足的无机盐、维生素和适量的纤维素,既满足人体的各种需要,又能预防多种疾病。那么,我们又如何才能做到平衡饮食呢?《黄帝内经》中也有记载:"五谷为养,五果为助,五畜为益,五菜为充,气味合而服之,以补精益气。"结合这一理论,饮食平衡应做到以下几点。

(1)食物多样,谷类为主。

人类的食物是多种多样的,各种食物所含的营养成分不完全相同。

除母乳外，任何一种天然食物都不能提供人体所需的全部营养素。平衡饮食必须由多种食物组成，才能满足人体各种营养需要，达到营养合理、促进健康的目的，因而提倡人们要广泛食用多种食物。

（2）多吃蔬菜、水果和薯类。

蔬菜与水果含有丰富的维生素、矿物质和膳食纤维。蔬菜的种类繁多，不同品种所含营养成分不尽相同，甚至相差悬殊。红、黄、绿等深色蔬菜中维生素含量超过浅色蔬菜和一般水果，我国近年来开发的野果，如猕猴桃、刺梨、沙棘、黑加仑等也是维生素C、胡萝卜素的丰富来源。而水果含有的葡萄糖、果糖、柠檬酸、果胶等物质又比蔬菜丰富。红、黄色水果，如鲜枣、柑橘、柿子、杏等是维生素C和胡萝卜素的丰富来源。薯类含有丰富的淀粉、膳食纤维，以及多种维生素和矿物质，我国居民近十年来吃薯类较少，应当鼓励其多吃些薯类。

多吃蔬菜、水果和薯类的膳食，在保持心血管健康、增强抗病能力、减少儿童发生眼干燥症的危险及预防某些癌症等方面起着十分重要的作用。

（3）常吃奶类、豆类或其制品。

奶类除含丰富的优质蛋白质和维生素外，含钙量较高，且利用率也很高，是天然钙质的极好来源。我国居民膳食提供的钙质普遍偏低，平均只达到推荐供给量的一半左右。大量的研究工作表明，给儿童、青少年补钙可以提高骨骼密度，给老年人补钙也可以减缓其骨质丢失的速度。豆类是我国的传统食品，含丰富的优质蛋白质、不饱和脂肪酸、钙、B族维生素等，所以应大力提倡多吃豆类。

（4）吃适量鱼、禽、蛋、瘦肉，少吃肥肉和荤油。

鱼、禽、蛋、瘦肉等动物性食物是优质蛋白质、脂溶性维生素和矿物质的良好来源。动物性蛋白质的氨基酸组成更适合人体需要，且赖氨酸含量较高，有利于补充植物性蛋白质中赖氨酸的不足。肉类中铁的利用率较高，鱼类特别是海产鱼所含的不饱和脂肪酸有降低血脂和防止血栓形成的作用。动物肝脏含有极为丰富的维生素A，还富含B族维生素等。我国相当一部分城市和绝大多数农村居民平均吃动物性食物的量还不够，应适当增加摄入量。但部分大城市居民食用动物性食物过多，吃谷类和蔬菜不足，这对健康同样不利。

肥肉和荤油是高能量和高脂肪食物，摄入过多往往会引起肥胖，这也是引发某些慢性病的危险因素，因此应当少吃。鸡、鱼、兔、牛肉等动物性食物含蛋白质较高，脂肪较低，产生的能量远低于猪肉，应大力提倡吃这些食物，适当减少猪肉的消费比例。

（5）吃清淡少盐的食物。

吃清淡食物有利于健康，少吃咸、甜、油性食物，不要过多地吃动物性食物和油炸、烟熏食物。目前，城市居民油脂的摄入量越来越高，这样不利于健康。我国居民食盐摄入量过多，平均值是世界卫生组织建议值的两倍以上。流行病学调查表明，钠的摄入量与高血压发病率呈正比，因而食盐不宜过多。世界卫生组织建议每人每日食盐用量以不超过6克为宜。钠的来源除食盐外，还包括酱油、咸菜、味精等高钠食品，以及含钠的加工食品，应从幼年时期就养成少盐的饮食习惯。

食养有尽：《黄帝内经》论食忌问题

饮食禁忌，简称食忌，俗称"忌口"。对此，《黄帝内经》指出："谷肉果实，食养尽之，无使过之，伤其正也。"意思是说，病邪被祛除体外后，五谷、五果、五菜应根据五脏阴阳情况而食之，以尽除其病，但不要令五味太过或太偏，以免对身体造成伤害。因此，高明的医师、称职的药师都应熟练掌握饮食禁忌，一个对自己健康负责的患者，对此也应十分关注。祖国医学在数千年的临床实践中，总结出了一系列有益于治疗疾病的服药宜忌经验。这里仅就服药时的饮食禁忌做一简单介绍，以期能对治疗疾病，恢复健康有所帮助。

一般来说，在服药期间，对于生冷、黏腻、辛辣、不易消化及有特殊刺激性的食物，都应根据病情的需要和处方中药物的性味，予以避免或节制。如寒性病症不宜食生冷瓜果、油腻食物；热性病症不宜食辛辣、温燥食物；有咳嗽症状的病人，饮食不能过甜、过咸、过于油腻，也不要吃辣椒，尽可能避免烟、酒。疮痈肿毒、皮肤瘙痒者不宜食鱼、蛤、牛、羊等腥膻食物；风寒郁表，恶寒高热而厌油者，应忌油腻、酸涩之食品；肾病水肿者饮食宜清淡，肝病者忌酒，肺病者忌烟等。此外，在古代文献上有以下记载：常山忌葱，地黄、何首乌忌葱、蒜、萝卜，薄荷忌鳖肉，茯苓忌醋，鳖甲忌苋菜，土茯苓、使君子忌茶，蜂蜜反生葱等，均有很好的临床意义。下面我们根据不同的药物，具体分析一下服药期间的饮食禁忌。

①服用铁剂时，切忌喝茶饮牛奶，因为茶叶中的鞣酸和牛奶中的磷酸盐均会与铁离子产生化学反应而形成复合物或发生铁质沉淀，妨碍铁的吸收而降低药效。同时，服用铁剂还应少吃猪肝、花生米、海带、芝麻酱等高钙、高磷食物，以免妨碍人体对铁的吸收。可多食富含维生素C的蔬菜和水果，以增加铁盐的溶解度，有利于人体对铁质的吸收。

②服用驱虫药后，忌吃油腻食物，并以空腹服药为宜。应多食纤维素多的食物（如地瓜、萝卜、土豆、青椒、莴笋等），以增强肠道蠕动，促进虫体排出体外。

③服用含有地黄、何首乌、人参等药物，忌服葱、蒜、萝卜。

④服钙片，忌吃菠菜。

⑤服用维生素D时，应多食含钙质较多的食物，如黄豆、鸡蛋黄、乳类、动物肝脏等，以促进骨骼生长，辅助疗效。久服甲状腺片的人，会增加人体钙质排出量，因此也要多吃含钙高的食物，以免出现骨质疏松、龋齿等缺钙症。

⑥服用维生素C时，不宜同食动物肝脏，因为动物肝脏中含有丰富的铜，如果同时食用可因铜的存在使维生素C氧化而失效。

⑦服用维生素K时不宜同时食用富含维生素C的水果和蔬菜（如苹果、鲜枣、山楂、西红柿、芹菜、茄子等），因为维生素C可破坏维生素K的吸收，降低其药效。

⑧服用红霉素、黄连素、利福平、胰酶、淀粉酶、B族维生素、胃

蛋白酶、乳酶生等药物时应忌茶，这是因为茶叶中的鞣酸会与上述药物发生化学反应而降低疗效。

⑨服用磺胺类药物如磺胺嘧啶、复方新诺明以及碳酸氢钠时，不宜食用酸性水果、醋、茶、肉类、禽蛋类，否则会使这些药物在泌尿系统形成结晶而损害肾脏或降低药物疗效。

⑩服用红霉素、甲硝唑、西咪替丁时，应忌食牛奶、乳制品、黄花菜、木耳、海带、紫菜等高钙食物。因为这些食物中的钙离子可与上述药物发生反应，生成难溶的结合物而降低药效；服用洋地黄、地高辛、强心苷时也不宜同吃高钙食物，否则会引发强心苷中毒。

⑪服用去痛片、散利痛、优散痛、安痛定、含氨基比林的药物时忌食腌肉，以免药物中的氨基与腌肉中的亚硝酸盐结合生成有致癌作用的亚硝胺。

⑫服用健胃散、龙胆酊等苦味健胃药时，不宜拌糖服用或服药后立即吃糖。因为苦味健胃药可借助其苦味刺激胃神经末梢，反射性地帮助消化和促进食欲，服糖后就会降低药效；服用可的松类药物时，也不可同吃高糖食品，否则会使血糖升高，出现糖尿。

⑬异烟肼是一种常用抗结核药物，当服用这种药物时不宜同时吃鱼类食品。因为鱼类含有大量组氨酸，这种组氨酸在肝脏里会变成组织胺。异烟肼能抑制组织氨的分解使其在体内堆积发生中毒，出现头痛、头晕、心慌、皮肤潮红、眼结膜出血以及面部麻胀等不适。

⑭服用左旋多巴、茶碱类、氨茶碱等药物时，不宜同时食用牛肉、鸡蛋、奶制品等高蛋白食物，以免降低其疗效。

⑮保泰松是一种抗风湿药物，服用该药时忌高盐饮食。因为高盐食物易导致血钾增高而引起水肿，血压升高；服用降压药物时，也必须严格控制食盐量，以免阻碍血压下降。

⑯服用激素类药物，如泼尼松、地塞米松等以及抗凝药物如华法林、双香豆素、醋硝香豆素时，忌食动物肝脏，以免失效。

⑰螺内酯、氨苯蝶啶是两种常用的保钾利尿剂，使用这两种药物时

体内血钾容易升高，故不宜同时食用香蕉、橘子、葡萄干、菠菜、土豆、海带、香椿芽、紫菜、红糖等含钾量高的食物，以免引起高钾血症。

⑱服用感冒退热冲剂时，不宜吃蜂蜜、麦芽糖、枣等含热量高的食品，否则会降低退热效果。

⑲帕吉林是一种降血压药物，服用该药时不宜同吃动物肝脏、鱼、巧克力、奶酪、香蕉、扁豆、豆腐、牛肉、香肠、葡萄酒等，否则可引起血压升高，甚至发生高血压危象和脑出血等。

⑳服苦味健胃药，忌喝糖水。

㉑服降脂类药物不要吃动物油。植物类食油，可增强降脂药物的效果。可是动物油，主要是猪、羊、鸡油等，却会增加体内脂肪存贮，降低某些治疗及降血脂药物的功效。所以在吃降脂类药物时应吃植物油，以利于增强降脂药物的功效。

㉒服用碱性药物时不宜吃醋，由于醋为酸性食物，在服用碳酸氢钠、碳酸钙、氢氧化铝、胰酶、红霉素、磺胺类这些属碱性类药物时，食醋会使药物失去药效。所以服用上述药物时必须忌食醋。此外，服用安定、硝西泮、氯氮卓、氨茶碱、西咪替丁等药物时务必忌烟，否则可因烟油中的多环芳香烃类化合物加速上述药物的代谢和灭活，从而减弱或者丧失这些药物的疗效。

第二节　《黄帝内经》中不生病的智慧

病，大多是撑出来的

虽然过饥过饱都可以导致疾病的发生，但《黄帝内经》更侧重于饮食过饱对人体健康的影响。同时，从实际情况来看，因为吃不饱、营养缺乏而导致的病症确实不多见了，特别是在城镇居民中，饮食所致疾病多数是过食所致，也就是说，疾病多数是撑出来的。

一般来说，饮食过饱会引起以下几种疾病：

（1）胃肠疾病。

由于不断地、大量地进食，胃肠道负担加重，使其极易受到损伤，《黄帝内经》说的"饮食自倍，肠胃乃伤"就是指饮食超过了自己适合的量伤害了肠胃。在临床上由于暴饮暴食而引起的胃病并不少见，如胃脘胀满、疼痛、消化不良、腹泻等，日久则会导致胃炎、肠炎以及慢性肠道病变。

（2）代谢障碍综合征。

饮食中营养过剩，导致体内蛋白质、脂肪摄入过多，是一种变相的多食。人体不能充分代谢与利用这些营养，就会变为痰、湿等病邪损伤脏腑，从而引起疾病。《黄帝内经》说："膏粱之变，足生大疔，受如持虚。"膏是指油腻的食物，粱是指精美的食物，二者相合表示过食肥美油腻的食物不仅可以使人变生疔疮类疾病，而且这种体质容易招致任何疾病，罹患疾病就像拿着空罐子装东西一样容易。《黄帝内经》说："凡治消瘅仆击，偏枯痿厥，气满发逆，甘肥贵人，则膏粱之疾也。"这其中包括肥胖症、脂肪肝、糖尿病、高血压、心脑血管病、肢体痿废、心肺气虚等疾病，其均与此类饮食有关。

（3）提前衰老。

过多摄入肥甘食物，容易引起的另外一种损伤，即产生大量代谢产物及粪便，这些废物产生的浊气、毒素，会损害人体脏腑、经络、气血，加速人体脏器的衰老、面容的损伤。我们在临床上可以看到，很多便秘的人不仅容易发生咽痛、头痛等病症，而且还会出现面部痤疮、皱纹增加、头发变白等现象。

（4）怠惰乏力。

摄入食物过多，胃肠道消化食物就会耗费大量的气血，人体其他组织反而会营养不良，很多人都有餐后容易困倦的体验，这是大脑血液供应不足的表现。所以，很多体形肥胖、饮食无度的人，不但没有表现出营养充足的精力充沛、活力四射的状态，反而呈现出懒惰、倦怠、有气无力的样子。这是由于人体气血长期聚集在胃肠道消化食物，导致其他部位的脏腑组织气血供应反而不足。

我们常告诫人们肥甘厚味吃得过多会对身体造成伤害，倡导人们控制进食量，但是这不是说让人们无限制地节制，而应掌握一个度。现代社会肥胖的人群比较多，他们为了控制体重不吃主食、肉食，只吃水果、蔬菜，其结果同样会出现很多疾病。

没有不好的食物，只有不好的习惯

在日常生活中，很多人都养成了许多不良的饮食习惯，这些坏习惯对人体的健康有着极大的危害。因此，专家告诫：要想身体健康，就要远离不良的饮食习惯。

（1）饮食无规律。

不良的饮食习惯和生活方式，可能会引起脂肪代谢紊乱、内分泌异常；晚餐摄入大量的高能食物，过剩的营养会转化成脂肪，导致肥胖。可实行一日三餐或四餐制，定时定量，合理分配，遵循"早餐吃好，中午吃饱，晚餐吃少"的膳食原则，养成良好的饮食和生活习惯。

（2）吃饭速度太快。

营养专家认为，吃饭速度太快，大脑的食物中枢神经难以控制，往往在进食了过多的热量后才发出停止的信号，但此时摄入的热量已远超过人体需要。因此，吃饭应细嚼慢咽，这样既有利于食物与唾液淀粉酶的充分混合，又可以防止进食过多热量，有利于预防肥胖。

（3）喜吃烫的食物。

有些人喜欢吃烫的食物，这种人患食管癌的机会就多。调查表明，我国华北地区是食管癌高发区，70%~90%的患者喜欢吃70~88℃的烫食。动物试验已证实，对小白鼠用75~80℃的热水连续灌注25天后，其食管黏膜上皮增生、坏死，而后发生明显的癌前病变。

（4）偏嗜油炸、熏烤食物。

长期过量进食油炸熏烤食物，对健康有害。当煎炸温度低于200℃

时，杂环胺形成很少，如果煎炸温度超过 200℃，煎炸时间超过 2 分钟，则会形成大量杂环胺。杂环胺随油炸食物进入人体，可损伤肝脏，导致生长发育迟缓、生育功能减退，还有强烈的致癌作用。

（5）节日吃喝过度。

有些人常过分贪恋美酒佳肴，过度饮酒饱食，发生所谓现代文明病——节日"美味综合征"。餐后半小时至 1 小时突然出现头晕、眼花、心慌、气短、脉搏频数、血压增高、上肢麻木等一系列症状。

（6）挑食。

挑食是一种不良的饮食习惯。科学的膳食原则是平衡膳食，应做到荤素多样、粗细搭配、营养丰富、比例均衡的健康饮食。不能只图所好，不求营养，这很容易造成营养过剩或营养不良，导致脂肪堆积或虚胖。

（7）经常不停地吃零食。

对零食情有独钟是一种不良的饮食习惯，摄入过多的高糖、高脂食物，造成营养过剩，进而转化成脂肪导致肥胖。应少吃多餐，控制零食的摄入；或用水果、高纤维食品替代零食，逐渐克服喜食零食的不良饮食习惯。

（8）经常在睡觉前吃东西。

临睡前吃点心、零食，容易摄入过多的热量，超出机体的需要，多余的热量会转化为脂肪而储存于体内。因此，为了健康，睡前尽量不要再进食。

（9）"口重"。

食入过多钠盐，易使血液中钠离子含量增高，增加心脏负担，导致水肿性肥胖、高血压等疾病。应逐渐减少钠盐的摄入量，控制在每日 5 克以内。如有高血压、冠心病及肾病等，则更应严格控制钠盐的摄入，以低钠饮食为主。

别拿主食不当回事儿，吃不够会出麻烦

广告模特小于要拍摄一组时尚杂志照片，为了能达到更佳的上镜效果，本来就很瘦的她开始突击减肥。除了每天 1 小时的强化运动以外，她把三餐改为两餐，并且只吃菜不吃主食，据说这是时尚达人最流行的减肥方法。结果一段时间以后，体重是下去了，但皮肤变得暗淡无光，气色也很差。如此憔悴的小于让杂志编辑和摄影师都大为恼火。

小于可不是特例，现在因为减肥而不吃主食的人非常多。实际上这种方法对健康的伤害是相当大的，最后带给我们的也不是美丽。为什么不吃主食的时髦赶不得？让我们首先从迎粮穴说起。

鼻子旁边有个穴位叫迎香穴，而在嘴巴两旁有个穴位叫迎粮穴。从名字上我们就可以看出，鼻子是用来闻香味的，而嘴巴是用来吃东西的。现在有很多素食主义者，他们觉得吃素就是吃蔬菜。还有些人认为菜是好东西，比饭好吃也比饭有营养，所以"少吃饭，多吃菜"的饮食观念也风行起来。

其实我们祖辈早就给我们指了条明道——"迎粮"，就是说人要多吃大米、玉米、高粱、地瓜、土豆等主食。

为什么这么说呢？我们知道蔬菜要做得可口需要大量的油，现在这不是什么问题，但在过去，人们缺衣少食，能吃饱就已经是最大的幸福了，想吃点有油水的东西并不容易。所以，蔬菜的制作一般都是用水煮再加点盐，根本谈不上可口。而土豆、地瓜等种子类的食物，不需要加油，煮熟后就香喷喷的，可引起人的食欲，还容易饱腹，所以几千年来，我们的祖辈们都是用种子类的食物作为口粮，蔬菜只是辅助。

虽然如此简单，那时人们的体质也相当不错，很少生病。

而现在很多人为了减肥，开始尽量少吃主食多吃菜，甚至一点主食都不吃，这是不可取的。肥胖的根本原因在于摄取热量过多而消耗过少，造成热量在体内过度蓄积，而产生热量最多的营养成分是脂肪，所以胖人往往在食量过大、吃肉过多而运动过少的人群中产生。单从饮食上讲，米、

面等主食中含有的脂肪成分并不算多，其往往由副食中的油和肉类所产生。多吃蔬菜不是坏事，但大部分蔬菜要用油烹调才可口，这样不仅容易造成热量蓄积，达不到减肥的目的，而且容易得病。

按照中国人的体质状况，一个成人每天应当至少吃 6 两米饭，如果长期吃含有高蛋白、高脂肪、低纤维的食物，极容易得高血压、心血管病和肥胖病。即便没有，亚健康也会悄悄袭向你的身体。所以，我们一定要抛弃"少吃饭，多吃菜"的观点，把主食与副食科学合理地进行搭配。

若要身体壮，饭菜嚼成浆

《黄帝内经》强调进餐时要细嚼慢咽，这是很细节的问题。细嚼慢咽只是一种单纯的口腔动作，但并不只是关系到口腔的问题，它对于人的健康与疾病的防治都有很大的影响。如果人们能在吃饭时养成细嚼慢咽的习惯，也是养生之妙道。

我国历代医学家和养生家都非常看重吃饭时的细嚼慢咽。唐代名医孙思邈在《每日自咏歌》云："美食须熟嚼，生食不粗吞。"明朝郑瑄的《昨非庵日纂》云："吃饭须细嚼慢咽，以津液送之，然后精味散于脾，华色充于肌。粗快则只为糟粕填塞肠胃耳。"清代医学家沈子复在其书《养病庸言》中说："不论粥、饭、点心、肴品，皆嚼得极细咽下，饭汤勿作牛饮，亦徐呷徐咽。"这些说的都是进食时应细嚼慢咽，狼吞虎咽不可取。

现代社会患口腔疾病的人越来越多，这与所吃的食品太精细以及"狼吞虎咽"不无关系。而细嚼慢咽则对人体的健康有着许多好处。

（1）预防口腔疾病。

反复咀嚼可让口腔有足够的时间分泌唾液，而唾液中含有多种消化酶及免疫球蛋白，不但有助于食物的消化，还有杀菌作用，可预防牙周病。

（2）增进营养吸收。

充分咀嚼让食物变得细小，使之与消化酶完全混合，被分解成分子更小的物质，便于人体吸收。

（3）增强食欲。

细嚼慢咽可让人的牙齿和舌头感受到食物的美好滋味，从而对中枢神经产生良好的刺激，产生食欲。

（4）减少胃肠道疾病。

通过细嚼慢咽的食物，因在口腔中已对食物做了精细的加工，所以可减少胃肠道加工的负担，有利于胃肠道的健康。

（5）有利于减肥。

狼吞虎咽者因血糖值上升较慢，只有在胃中充满食物时才有饱腹感，由于进食太多，必然促使肥胖。

（6）促进血液循环。

多咀嚼具有改善脑部血液循环的作用。咀嚼时，下颌肌肉牵拉该部位的血管，加速了太阳穴附近血液的流动，从而可改善心脑血液循环。

那么，怎样才能达到慢食的要求呢？你可以饭前喝水或淡汤以增加饱感，或者多吃耐咀嚼的食品，如红薯条、鱼干、带骨鱼、带刺鱼、鱼头、鸭头、鸡头、螃蟹、牛肉干、甘蔗、五香豆、玉米等。

另外，吃饭的时候要专心，不要一边看电视一边吃饭，或者边吃边说，这样会忽略对食物的咀嚼，也会阻碍食物营养的摄入，甚至会导致营养不良。

食物本无好坏，关键看你怎么吃

有人得病了会说是因为吃了"不好"的东西，其实，食物并没有什么好坏之分，只是看你会吃不会吃而已，一种菜可能你煮了吃就是很健康的，可是你偏偏喜欢腌制的，长期吃下来，可能就会导致癌症，这是食物不好吗？不，这只是因为你吃得不对。下面我们就介绍几种常见食品的正确吃法：

1. 鸡蛋

鸡蛋营养全面丰富，是百姓餐桌上不可或缺的食物，但错误的吃法也会让其营养白白流失。

鸡蛋不可生吃，也不可用热水、热豆浆、热牛奶等冲泡吃。因为这么做根本就做不熟，而且鸡蛋里的细菌也没有被杀死。鸡蛋最好的吃法是煮和蒸，这样不仅保存了蛋白质、脂肪、矿物质等，而且维生素的损失也很小。煮鸡蛋的时候宜用文火，控制火候，以不"流黄"为宜。

还有人爱吃松花蛋，但是松花蛋中含有大量的铅，会造成神经质传导阻滞，引起记忆力衰竭、痴呆症等。人体摄铅过多，还会直接破坏神经细胞内的遗传物质脱氧核糖核酸的功能，不仅易使人患痴呆症，还会使人过早衰老。所以，松花蛋还是少吃为妙。

2. 白菜

白菜是一种对身体非常好的蔬菜，富含大量维生素和对身体有益的纤维素，若要最大程度上保留营养，最好是生吃。可以把白菜用盐腌制一下再吃，时间不超过 12 小时。或者吃火锅，在开水中涮一下直接吃，营养才能最大程度地保留。另外，吃白菜时，还有几个方面需要注意：

①切白菜时，宜顺丝切，这样白菜易熟。

②烹调时不宜用煮、焯、浸烫后挤汁等方法，以避免营养素的大量流失。

③腐烂的白菜含有亚硝酸盐等毒素，食后可使人体严重缺氧甚至有生命危险。

④白菜在沸水中焯烫的时间不可过长，最佳的时间为 20~30 秒，否则烫得太软、太烂，就不好吃了。

⑤白菜在腐烂的过程中会产生毒素，所产生的亚硝酸盐能使血液中的血红蛋白丧失携氧能力，使人体发生严重缺氧，甚至有生命危险，因此腐烂的大白菜一定不能食用。

3. 花生米

花生米俗称"长生果"，其营养丰富，药用价值也比较高，但是吃法不同，对人体的价值也不一样。

有人喜欢生食花生米，觉得这样最天然。但是，花生在地里生长时，其外壳多被病菌或寄生虫卵污染，生食时很容易受其感染而患各种疾病。如果吃了被鼠类污染的生花生米，还会患流行性出血热。另外，花生米里含有大量脂肪，如果过多生食还会引起消化不良，腹痛腹泻。因此，最好不要生食花生米。

也有人喜欢吃比较香的炒炸花生米，而花生米经过火炒或油炸以后，其所含的维生素会被炒炸时的高温破坏掉，蛋白质、纤维素和新鲜花生衣也会部分炭化或全部炭化，这样其营养价值和药用价值也就很低了。所以，火炒或油炸的花生米也不够健康。

吃花生米最健康的方式就是水煮，水煮花生米能完好地保存其营养成分和药用成分，而且味道非常鲜美，食后对人体健康很有益处。

4. 土豆

土豆的营养非常丰富，它所含的蛋白质和维生素C、维生素B_1、维生素B_2都比苹果高得多，钙、磷、镁、钾含量也很高，尤其是钾的含量，可以说在蔬菜类里排第一位。它含有大量的优质纤维素，有预防便秘和癌症等作用。土豆是我们经常食用的蔬菜，下面说说哪种吃法更健康。

烹调土豆的方式很多，蒸、煮、炒都可以，就是不能油炸。因为油炸过度会让土豆里的淀粉焦煳，产生致癌物质。所以，薯条，还有薯片都是最没有营养的。

了解了这些，你是否应该对自己吃东西的方式做一下反思，看自己是不是在用不健康的方式来烹调食物，而这可能就是导致你和家人患上各种疾病的主要原因。

吃得不对，免疫力就下降

你了解自己处于怎样的健康状态吗？你会对一些细微的变化给予关注吗？日常生活中经常反省下自己，这对健康是很必要的。发现症状越早，就可以越快地采取措施。下面是免疫系统遭遇麻烦时的早期警钟：

头发：脱发，质地或颜色发生变化、干枯或多油、生长缓慢。

头部：钝痛、活动时疼痛、脸红有烧灼感、眩晕、视物模糊、头昏眼花。

眼睛：眼白发黄、充血、痒、刺痛、暗淡无光、眼球转动时疼痛多泪、视力下降、疲劳。

耳朵：痒、疼痛、耳鸣、听觉失灵、分泌物异常。

鼻子：流鼻涕、痒、疼痛、鼻塞、呼吸困难、嗅觉减退、打喷嚏。

口腔：味觉异常、有异味、舌苔变厚、溃疡、牙龈出血、龋齿、咀嚼困难、唾液分泌异常。

脖子：活动时感觉僵硬或疼痛。

喉咙：疼痛、扁桃体肿大。

消化系统：消化不良、打嗝、胃灼热、胀气、疼痛、便秘、腹泻。

肌肉：无力、疼痛、麻木、松弛、紧张、容易受伤。

关节：僵硬、无力、震颤、红肿、疼痛。

皮肤：斑点、皮疹、颜色改变、干燥起皮、小脓疱、新生或改变了的痣或体毛、晦暗、紧绷、红肿，体臭。

指甲：变硬、白斑、灰色、易劈裂。

兴奋度：变低、间歇性改变、不稳定、极度活跃、对食品（如咖啡或其他刺激物）产生依赖。

睡眠：质量差、易惊醒、睡得过沉、睡不着、盗汗、多梦。

精神状态：注意力不集中、记忆力差、丧失兴趣、健忘。

食欲：贪吃、厌食、易饥饿。

情绪：抑郁、伤感、易波动、易怒、有挫折感、悲观绝望。

1. 六大营养素保护免疫力

蛋白质：是构成白细胞和抗体的主要成分。体内只有获得足够的蛋白质，我们的免疫系统才有工作能力。实验证明，蛋白质严重缺乏的人会使免疫细胞中的淋巴球数目大减,造成免疫功能严重下降。

维生素A:与细胞的完整有关,可帮助细胞产生抗氧化作用,人体含有足够的维生素A,可以增进免疫细胞的活动,提高免疫细胞的数量。

维生素C:促进免疫系统的作用,增加吞噬细胞的能力及增强胸腺及淋巴细胞的能力。此外,其也是高抗氧化物之一,能抵抗破坏性分子的入侵。

维生素E:可以帮助消除自由基,也可促进抗体产生,以清除过滤性病毒、细菌和癌细胞,而且维生素E能维持白细胞的恒定,防止白细胞膜产生过氧化反应。

B族维生素:B族维生素与体内抗体的产生有关,缺乏B族维生素会影响淋巴球的数量及抗体的产生,如B族维生素缺乏时,会引起免疫系统的退化。

矿物质:包括铁、锌、铜、镁、硒等矿物质。缺铁会降低体内吞噬细胞的能力及活力;缺锌会造成胸腺萎缩,降低消灭细胞的能力;缺铜会影响体内抗体的产生;镁可以改善体内T淋巴细胞和B淋巴细胞的功能;硒可减少病毒变形,防止病毒感染,以及提升免疫细胞的能力。

除了这最为重要的六大营养素,叶酸、烟酸、泛酸等都和免疫能力有关,若缺乏都会影响免疫功能,因此各类营养素的摄取必须充足,才能使我们的免疫系统强壮起来。

2. 彩色食物,吃出你的免疫力

自然界中的天然抗癌物质,广泛存在于新鲜水果和蔬菜中,这些食物富含维生素及微量元素、多糖类和食用纤维,同时能供给机体一定量的粗纤维,以保持大便的通畅,对防止肠癌有积极意义。富含维生素的食品,可减少自由基对细胞的伤害,还可以降低毛细血管通透性,使之成为一个屏障,阻止病毒进入人体组织,保护机体器官。

3. 这样吃,势必增强你的免疫力

每天一碗鸡汤:鸡肉中含有人体所必需的多种氨基酸,营养丰富,特别是其中所含的半胱氨酸可以增强机体的免疫力。研究证明，喝鸡汤能够预防感冒和流感等上呼吸道感染性疾病。此外，喝鸡汤对感染后加速痊愈也有积极作用。

常吃大蒜、洋葱：大蒜和洋葱对改善体质有良好的作用。大蒜具有杀菌杀毒功能，能抗病毒、提高机体免疫力。不过，大蒜应生食，因为大蒜中所含的具有增强免疫力功能的有效成分大蒜素，在加热的过程中会失去功效。洋葱也是一种天然的杀菌杀毒食物，它可以有效地抵抗病毒和细菌。

生吃蔬菜：蔬菜中含大量干扰素诱生剂，有防病抗癌之功效。但蔬菜的这种有益成分很娇嫩，不耐高温，它在高温时即呈不稳定状态，故宜生吃蔬菜。

4. 提升免疫力食谱

（1）银耳香菇羹。

材料：银耳10克，香菇6克，冰糖适量。

做法：先将香菇煎汁，再将汁以文火熬银耳至黏稠，加冰糖少许。

功效：滋阴润肺、补肾益精，增强免疫力。

（2）奶油蘑菇汤。

材料：蘑菇300克，猪瘦肉、牛奶、面粉各少许，猪油、盐、葱、料酒、鸡精各适量。

做法：将猪肉切成小丁，放到锅内煮，烧开后撇去浮沫，加入葱、料酒，用微火煮烂；锅置火上，烧热放猪油，油热放入面粉，用微火炒黄，炒出香味时，把煮烂的肉连汤分三次倒入锅内，搅拌成糊状；将蘑菇连汤和牛奶分2~3次倒入锅内，加盐、鸡精即可。

功效：此汤营养丰富，且易于吸收。

（3）茯苓山药肚。

材料：茯苓50克，山药20克，猪肚250克，调味品适量。

做法：将猪肚洗净，纳茯苓、山药于猪肚内，扎紧肚口，淋上料酒，撒上食盐，加水炖烂，去药渣，将猪肚切片，调味服食。

功效：可健脾益肾，适用于脾虚精亏、面色少华、倦怠乏力、头晕耳鸣等症。

（4）番木瓜粥。

材料：番木瓜 50 克，大米 100 克，白糖适量。

做法：将番木瓜洗净，切丝备用。大米淘净，放入锅中，加清水适量煮粥，待熟时调入番木瓜、白糖，再煮一二沸即成，每日 1 剂，连续 3~5 天。

功效：可利湿消肿，适用于水肿、腹泻、肥胖病等。

（5）枸杞肉丝。

材料：枸杞子 100 克，青笋 150 克，猪瘦肉 250 克，调料适量。

做法：将猪肉洗净、切丝、勾芡；青笋洗净、切丝；锅中放入猪油烧热后，下肉丝、笋丝。烹入料酒，加白糖、食盐、味精炒匀，再下枸杞，翻炒数次，淋入芝麻油，炒熟即成。

功效：可阴阳两补，适用于阴阳两虚，肢体乏力，视物模糊，头目眩晕等。

管不住自己的嘴，你只会越来越胖

走在街上，我们无意中会发现现在的胖人越来越多了，这难道只是因为生活水平提高了吗？其实，肥胖的最大原因就是管不住自己的嘴，吃了不该吃的、吃的时间不对、吃得太多，不健康的膳食习惯会让你变得越来越胖。

恶习一：三餐不正常，有一顿没一顿。

早晨赖床，11 点钟才吃早餐，到了中午当然不饿，两三点再吃，或者一直到晚上才吃一天中的第二顿饭，晚上夜生活丰富，又狂吃夜宵。

对策：调整作息习惯，早睡早起，三餐规律进食，睡前 3 小时不要吃东西，实在饿时可以吃个苹果或喝杯牛奶充饥。

恶习二：总是习惯在外面就餐。

不喜欢自己下厨，觉得餐馆里做的东西更好吃，所以，几乎一天三顿都要在外面吃，实在不愿出去的时候就叫外卖。

对策：自己学做几个拿手的饭菜，享受一下制作美食的过程也不失为一种生活情趣。

恶习三：偏爱高热量食物。

明明知道鸡排、薯片、汉堡等是高热量食物，但就是喜欢吃，戒不掉，还觉得是无上的美味。

对策：想象常吃这些高热量、营养价值低的食物，身材会很难保持，是不是觉得应该警告自己一下，还是忍一"食"风平浪静的好。

恶习四：为了怕浪费食物，吃饱了还继续吃。

节俭是一种美德，虽然已经吃得很饱了，但是剩下倒掉总是觉得过于浪费，还是勉强吃下去吧。

对策：大家都知道吃七八分饱对身体是最好的，所以做饭的时候尽量少做一些，就算是做得多剩下了，也不要硬塞到肚子里去。

恶习五：看到别人吃就会想吃。

常常看到别人吃东西就会想吃，明明不饿但就是嘴馋，吃得多又动得少，无形中身材也就越来越宽。

对策：嘴馋绝对是破坏身材的最大杀手，实在想吃东西的时候就吃点水果吧，或者是高纤苏打饼干，千万不要吃容易发胖的薯片和巧克力等。

恶习六：不论何时何地，对食物来者不拒。

不论是看电视的时候，写作业的时候，看书的时候，还是无聊的时候，不开心的时候，感觉有压力的时候，总觉得手上一定要拿点东西吃心里才会踏实和平静。

对策：培养专心做事的习惯很重要，这样就不会总是惦记着吃东西，或者给自己设定一个目标，想着赶快完成手边的事就犒劳自己一下，这样时间不知不觉就会过去，想吃东西的感觉也就不那么强烈了。

恶习七：不爱喝水，渴了就想喝饮料。

觉得白开水难以下咽，渴了就想喝饮料，吃饭的时候旁边也要放瓶饮料才能吃得有滋味。

对策：随身带一瓶水，慢慢培养自己喝水的习惯。实在想喝饮料的话，就以无糖绿茶、乌龙茶、牛奶来取代可乐、珍珠奶茶等热量高的饮料。茶类饮料解渴之余还可除口臭和去油腻，但前提必须是无糖的；喝牛奶可增加钙质摄取。

这些膳食的坏习惯，看看你有多少呢？如果有的话，赶快改正吧，这样你就不用担心自己的身材会变胖啦。

第三节　透过《黄帝内经》看现代人吃什么、怎么吃

营养是生命和健康的根基

健康不仅是指身体不生病，还包括生理上和社会、自然环境的动态平衡。但实际上，大部分人在不同程度上都处于不完全健康状态。如要由不完全健康状态发展为完全健康状态，就得通过合理营养加以调节。

所谓营养，就是从外界摄取食物，经过人体消化吸收，利用食物中身体需要的物质，以维持生命活动的整个过程。"营"就是谋求的意思，"养"就是养生的意思，合起来就是谋求养生。一个人的整个生命过程都离不开营养，没有营养摄入，生命就会停止。事实上，合理的营养的确能有效防治各种营养缺乏症和营养过剩症以及诸多的常见病、多发病。同时，不断改变自己的饮食习惯，还可以有效预防一些癌症的发生。

一般认为，人到60岁进入老年期，属于正常的自然现象。如果在45岁左右就出现两鬓斑白、耳聋眼花、眼角鱼尾纹、眉毛外1/3变得粗长、记忆力减退、工作效率降低等老年性变化，称为"早衰"。如果做到合理营养的平衡膳食，推迟衰老是完全可能的。有关科学家

对不同群体期望寿命的调查结果表明，从事营养工作的人群平均寿命最高。

《黄帝内经》认为一个人的健康状况取决于许多因素，包括先天的遗传因素，后天的食物营养、生活方式、卫生状况、气候环境、体育锻炼、精神状态、嗜好习惯等。但在这些因素中最基础、最主要、最根本、对寿命长短最有影响的仍是食物营养。所以说，营养是生命和健康的根基。

生食效果好，但不一定适合所有人

近些年来，国内人开始流行吃西餐，生猪肉、生牛肉、生蔬菜等纷纷成为开胃菜。人们还把生食作为抗癌的手段，称为"生食疗法"。

从营养学角度讲，生食最大的好处是维生素没有遭到破坏，但遗憾的是对蛋白质、淀粉吸收差了；从食品安全的角度讲，很多食物生吃并不卫生，反而可能危害身体健康，所以不建议生吃。

1. 生吃蔬菜

西方的家庭厨房里几乎见不到用来炒菜的铁锅，他们把新鲜绿叶蔬菜买回来后，大多做了沙拉生吃。科学验证，加热处理的蔬菜维生素C含量要减少50%，维生素B_2要减少25%，其他维生素也会或多或少地遭到破坏。在西方国家，蔬菜基本都是生吃的，在国内这样吃行不行呢？这主要看蔬菜生产过程是否达到无害化处理。食品有三个级别要求，最基本的要求是无公害食品，绿色食品严格来讲也不能生吃，只有达到有机食品才可以生吃。我们知道蔬菜在生长过程中需要施肥、喷农药，特别是用未经无害化处理的人畜粪便直接施肥的蔬菜，常会受到寄生虫卵、细菌等的污染。有检测表明，蔬菜寄生虫卵的阳性率为51%左右，大肠杆菌最高达到70%。虽然蔬菜通过浸泡、清洗可以冲掉一部分致病菌、寄生虫卵，但是安全性始终不如熟食让人放心。

2. 生吃海产品

有些人有吃生鱼、刺身的饮食习惯。为了追求生吃的独特风味，不少人感染上寄生虫，如由于部分河流的淡水鱼受到肝吸虫囊蚴的感染，吃生鱼就有可能感染上肝吸虫病。

《黄帝内经》强调，肠胃功能比较弱的朋友，尽量不要选择生食，以免加重肠胃的负担。生吃蔬菜要注意营养、健康和卫生的统一，提防"病从口入"。在生吃瓜果蔬菜时，必须进行消毒处理。通常可在瓜果蔬菜经水冲洗后，再用开水浸烫几分钟。

食疗有用也有限，治病不能单靠食疗

现在人们有这样一种误区，一听说某种食物对某种疾病有效，便拼命地吃，恨不得天天只吃这种食物。例如，很多人都知道苦瓜有降血糖的作用，便一天三顿吃苦瓜，认为苦瓜吃得越多，血糖就降得愈快。这是不科学的，苦瓜再怎么神奇，但终究只是食物，不是治病的特效药，如果不及时治疗，日常生活也不加以注意的话，即使吃再多的苦瓜也没有用。我们都懂得物极必反的道理，其实这也完全可以运用到药物上，当身体对某种营养的需求达到某一标准的时候，再补充，就有可能成"毒"或是成"害"了。平时经常吃点苦瓜调理一下，对于糖尿病来说有一定的辅助作用，但是如果把它当成灵丹妙药就是大错特错了。从中医的角度来说，苦瓜性寒，吃多了还伤胃，而且也不能空腹食用。

食物只是食物，即使有药性，也只能起到辅助作用，没有必要整天抓着不放。吃多了，反而会深受其害。

生病不能用养生的手段，须从药物入手。有些人可能想问，中医不是常说"药食同源""药补不如食补"吗？其实，"药补不如食补"是对养生来说的。对于健康人，也许身体会有一些小的失衡，那么这个时候可以通过食物来纠正，以达到阴阳平衡。什么是生病呢？从中医的角度来说，就是阴阳失衡，这个时候再靠食物来纠正，就有点"力不从心"了，得加大火力用药了。所以在这里奉劝大家，不要一有病就立刻想起食疗，如果一味相信食疗，很可能会贻误病情。

我们虽然一直在强调药食同源，但是对疾病本身来说，还是药物效果比较好，所以不要把眼光一直都放在食物上，该用药的时候还得用药。

补品也要"以人为本"，因人而异

现在不少人有事没事就给自己买来一大堆补品，用他们的话说"防患于未然"，现在补补，身体强壮了自然就不生病了。要知道，这种做法并不是在给身体买保险，用得不对很可能会引病上身。举个简单的例子，您本来是渴了，可您偏要吃饭，即使吃再多的饭，也没有什么用，因为这样并没有达到解渴的效果。同样的问题，如果您有事没事来点补品吃吃，非但健康不了，反而会使自己掉入疾病的陷阱中。毕竟补品也要因人而异。

就拿老人来说吧，因为上了年纪，肾气亏虚，气血精神整体功能下降，在平时无论是饮食还是吃补品都要以补肾为主。其实最好的补品是食物，所以老人不妨吃点骨头汤。中医说，肾主骨生髓，骨头汤能有效地补充原本已经很好的"先天之本"，给身体加点动力。

现在，小孩子都是家里的宝贝，有什么好东西都得先给孩子尝尝，尤其是孩子的奶奶爷爷，恨不得用补品把孩子给喂大。其实完全没有必要，因为孩子往往先天都比较充足，一般情况下没必要吃什么补气补血的补品，给孩子吃一些健脾消食的食物就很好。

女人和男人都需要补些什么呢？中医认为，女人以肝为本，男人以肾为本，所以男人在进补的时候应注意补肾补精，而女人则是补肝补血。像现在不少人动不动就用燕窝、人参进补，经常是用得不对症，反而适得其反。

医生和药物不能保命，健康长寿要靠吃

老百姓常说"有啥千万别有病"。出于对生病的恐惧，很多人都迷

信药物，甚至按自己的理解服用药物，以求达到防治疾病的效果。但是，俗话说得好"是药三分毒"，即便是不良反应很小的药，日积月累，对人体的危害也是很大的。特别是老年人，因为上了年纪，心、肺、肝、肾、脑等重要器官的功能显著减退，个体差异增大，一旦出现药物不良反应，常常促使病情急转直下，造成无法挽回的后果。其实，通过膳食就能吃出健康长寿，当然也要有讲究。吃出健康长寿的七项原则：

第一，多喝水，不喝或少喝含糖饮料、碳酸饮料和酒。

第二，不要节食，但也不要暴食。最好吃八成饱，要吃早餐，这是非常重要的。

第三，能生吃，不熟吃（西红柿例外）；能蒸煮，不煎炒；能煎炒，不炸烤；少放盐和油。

第四，多吃鱼类、海鲜、肉类、蛋类、坚果、种子、绿叶蔬菜和低糖水果等热量比较低的食品。

第五，少吃会让自己过敏的、含有害物质的食品，如油炸食品或腌制食品等。

第六，严格控制糖和淀粉的摄入，不吃或少吃细粮，少吃升糖指数高的食物。要多吃粗粮（未进行精加工的食物）；吃饭时最好先吃含膳食纤维多、升糖指数低的食物，如绿叶蔬菜、坚果和肉类。

第七，增补多种营养素。增补抗氧化剂，包括维生素A、维生素C、维生素E以及含花青素高的食物，如可可和绿茶。增补矿物质，包括

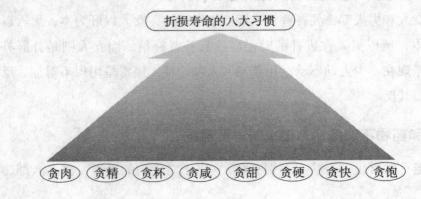

折损寿命的八大习惯

贪肉 贪精 贪杯 贪咸 贪甜 贪硬 贪快 贪饱

钙、镁、铁、锌、硒、铬等。

除此之外，还要牢记健康长寿"八不贪"：

（1）不可贪肉。

膳食中如果肉类脂肪过多，会引起营养平衡失调和新陈代谢紊乱，易患高胆固醇血症和高脂血症，不利于心脑血管疾病的防治。

（2）不可贪精。

如果长期食用精米、精面，体内摄入的纤维素少了，就会减弱肠蠕动，易患便秘等病症。

（3）不可贪杯。

长期贪杯饮酒，会使心肌变性，失去正常的弹力，加重心脏的负担。如果老人多饮酒，还易导致肝硬化。

（4）不可贪咸。

摄入的钠盐量太多，会增加肾脏负担，容易引起高血压、中风、心脏病及肾脏衰弱。

（5）不可贪甜。

过多吃甜食，会造成机体功能紊乱，引起肥胖症、糖尿病等，不利于身心保健。

（6）不可贪硬。

胃肠消化吸收功能不好的人，如果贪吃坚硬或煮得不烂的食物，久而久之容易导致消化不良或胃病。

（7）不可贪快。

老年朋友要牢记，因牙齿脱落不全，饮食若贪快，食物没有得到充分的咀嚼，就会增加胃的消化负担，还易发生鱼刺或骨头卡喉的意外事故。

（8）不可贪饱。

饮食宜七八分饱，如果长期贪多求饱，这样既增加了胃肠的消化吸收负担，也会诱发或加重心脑血管疾病，发生猝死等意外。

流传的"食物相克"其实大多没有科学依据

我们先来分析一下这些所谓"食物相克"的来源，无非是以下几个理论支撑：用现代的营养学理论，如产生沉淀造成营养物质不能吸收，如何破坏营养成分，来证明相克有理；用西医的理论，谈生化反应、器官细胞等，用这些深奥的道理来论证相克有理；用中医的气血、归经等证明相克有理；或者根本不讲任何道理，只是说身体会产生不适。其实，食物相克并不会导致"中毒、死亡"等严重后果，特别是对于正常体质、身体健康的人，吃东西应该是没有禁忌的。

当然，不同食物中的各种营养素或化学成分在人体消化、吸收和代谢过程中确实存在相互影响，导致某些营养物质不能被充分吸收与利用，这是正常现象，不应该成为"食物相克"的依据。目前很多书中所谓的"食物相克"，存在以下一些问题：

1. 存在明显的错误

如羊肝与红豆同食会引起中毒，可以用鸡屎白解毒；马肉和驴肉不能同食，否则会得伤寒等。这些错误都很明显，而且很少有人会去尝试这种搭配方法，问题不是很大。

2. 看起来很有道理，但实际上经不起推敲

如豆浆与鸡蛋不能同食，否则会影响鸡蛋蛋白质的消化吸收；牛奶不能与果汁同食，易影响牛奶的营养价值等。这些说法最易得到老百姓的认同，误区很多。

（1）误区一：鸡蛋与豆浆相克。

鸡蛋的蛋清里含有黏性蛋白，可以同豆浆中的胰蛋白酶结合，使蛋白质的分解受到阻碍，从而降低人体对蛋白质的吸收率。这个解释听起来很有道理，因为大豆中确实存在胰蛋白酶抑制剂，不仅能影响蛋白质的消化吸收，还会造成腹胀、腹痛与腹泻。但是，胰蛋白酶抑制剂不太耐热，只要加热时间足够，就会被破坏。所以将不同来源的蛋白质混合

食用，有助于产生蛋白质的互补作用，不仅能提高蛋白质的营养价值，还可减少蛋白质被分解、代谢为能量的量，减少含氮物质的产生，减轻肾脏的负担，对机体反而有利。

（2）误区二：牛奶与果汁相克。

果汁属于酸性饮料，能使蛋白质凝结成块影响吸收，降低牛奶的营养。实际上，凝块是食物内部膨胀的结果，食物膨胀后会产生很多细微的孔洞，这些孔洞能够使分解蛋白质的酶进入其内部，从而增加酶与蛋白质的作用面积，使食物更容易消化与吸收。

3. 确实有道理，但也应分清不同的情况

如菠菜与豆腐不能同食等。因为菠菜含有较多的草酸，能与豆腐中的钙结合成草酸钙沉淀，影响豆腐中钙的吸收。其实，如果喜欢一起吃，可以先将菠菜用开水焯一下，除掉多余的草酸。再和豆腐凉拌或做汤，不但不相克，还对身体有好处。

总之，某两种食物一起吃可能会使营养有所抵消，这也是很多人推崇"食物相克"的主要原因。如茶叶中的鞣质可干扰食物铁的吸收，菠菜中的草酸可降低食物中钙的吸收，但是这种相互间的影响是不可避免的，是正常现象。不能因为这些原因就拒绝吃某种食物，养成均衡的膳食习惯才是最重要的，不要偏食或者是好东西就吃很多，这样造成的危害比"食物相克"更严重。

另外，患有某种疾病或者偏于某种体质的人，应该遵从医嘱，适当忌食一些食物是必要的。

富贵病就是因为吃得太精细

现代人似乎动不动就爱生病，高血压、高脂血症、糖尿病、尿毒症等成了很常见的病，而在古代这些病都是很少见的。现在的生活水平明明提高了，现代人的体质却不如古人，人们吃得好也有营养，为什么动不动就生病呢？其实，关于这个问题，很大一部分原因恰恰就在于生活水平的提高。

生活水平的提高，首先体现在吃的方面，以前人们多半吃的是粗粮，如红薯、高粱、玉米，并没有经过什么精细的加工。而现在呢？我们的食物多半是经过深加工的精致食品，细米白面、鸡鸭鱼肉、松软的糕点等，这些食物吃起来当然要比粗粮可口得多，但这也正是导致很多现代人虚胖无力，体质下降的重要因素。

在人体的生命活动过程中，需要的营养成分是多种多样的，其中许多营养成分就存在于没有经过精细加工的粗粮当中，如B族维生素、维生素C和各种微量元素等。而经过精细加工的食物，却破坏了这些营养成分，导致人们饮食营养失衡。而重要营养成分的长期缺失，便会引发各种疾病。儿童发生缺铁性贫血和缺锌症就与挑食、偏食和饮食过于精细有直接关系。

饮食精细会减少人体对纤维素的摄取，而人体内纤维素缺乏就易引起便秘，进而导致痔疮和肠憩室，甚至增加患胃癌、直肠癌、消化道肿瘤的机会。

过分精致的饮食还会使人肥胖，患高血压、动脉硬化、冠心病和糖尿病的概率增加，老年人还容易引起中风；过分精致的饮食，还使人们失去了许多咀嚼的机会，牙齿和面部肌肉得不到锻炼，就会萎缩老化，对容貌与健康都没有好处。

所以说，要想健康就不能吃得太"好"，饮食不挑不偏，不要过于精细，注意粗细搭配；谷类、肉类、果品、蔬菜，都应适当进食，这样才能保持营养均衡，很多"富贵病"就在这样简单的吃吃喝喝中避免了。

第三章 《本草纲目》中的食疗养生智慧

第一节 走进《本草纲目》的神秘世界

李时珍其人,《本草纲目》其书

李时珍,字东璧,明代蕲州(今湖北省蕲春县)人,明代著名医药学家,著有药物学名著《本草纲目》。李时珍在阅读古典医籍和行医数十年的过程中,发现本草书中存在着不少错误,他决心重新编纂一部本草书籍。他自35岁起,便为之苦读博览,参考了大量医学专著。为了弄清许多药物的形状、性味、功效等,他"访采四方",足迹遍及大江南北。经过27年艰苦卓绝的努力和辛勤劳动,终于完成了这部闻名中外的药物学巨著《本草纲目》。

《本草纲目》是一部集16世纪以前中国本草学之大成的著作,不仅为我国药物学的发展作出了重大贡献,而且对世界医药学、植物学、动物学、矿物学、化学的发展也产生了深远的影响。

英国著名生物学家达尔文也曾受益于《本草纲目》,称它为"中国古代百科全书"。1956年,郭沫若为本书题词纪念,曰:"医中之圣,集中国药学之大成,《本草纲目》乃1892种药物说明,广罗博采,曾费三十年之殚精。造福生民,使多少人延年活命!伟哉夫子,将随民族生命永生。"

《本草纲目》:"治未病"才是健康大道

自古以来,中医一直以"治未病"作为对抗疾病的最佳医术。从《黄帝内经》开始,中医"治未病"的指导思想就被确立下来。《本草纲目》也继承了这一思想,它除了列出各种病症的治疗方剂,还包含了大量的养生智慧,也就是"治未病"的思想。其中最重要的就是药食同源,以食养生。李时珍认为:"饮食者人之命脉也。"《本草纲目》除大量记载抗老延年医论及方药外,也注重收载其他强身疗疾之法,如食疗、粥疗、酒疗等。

我们一直在说"治未病",那么它到底是一种怎样的防病、治病观念呢?从字面上看,所谓"治未病",就是在疾病到来之前展开医治的工作。也许你会觉得奇怪,人没有生病,为什么需要治病呢?其实,这就是一种未雨绸缪的远见,如果能在生病之前就采取一系列的手段防止疾病的到来,我们就可以避免疾病带来的痛苦。这比起生了病再治病划算得多。

中医常说"上医治未病",意思是最高明的医生在疾病到来之前就能施展医术,让人不生病。怎样才算是上医呢?扁鹊兄弟三人均为当时的名医,尤以扁鹊最负盛誉。某日扁鹊为魏王针灸,魏王问扁鹊:"你们兄弟三人到底哪一位医术最高?"扁鹊不假思索道:"长兄最高,我最差。"魏王诧异。扁鹊道:"长兄治病于病发之前,一般人不知道他是在为人铲除病源、防患于未然,所以他的医术虽高,名气却不易传开。而我是治疗于病情发作和严重之后,人们看到我为患者把脉开方、敷药刺穴、割肉疗伤,我也确实让不少病人化险为夷,大家就以为我的医术比长兄高明。"

中医之所以倡导"治未病",是因为当疾病袭来时,各种治疗手段只能算得上是补救措施。即使补救有效,也难以让本来健康无恙、充满生机活力的身体恢复到最好的状态了。所以预防比治疗更重要,将疾病消弭于无形之中才是真正的高明医术。

其实,现代医学也开始意识到"防病"的重要性,对于亚健康状况的关注就表明了这一点。亚健康是现代医学名词,指经常感觉身体不舒服,但各项指标却处于正常的状态。处于亚健康状态的人虽然没有明显的疾病症状,但时常会感到身体不舒服,主要表现为"一多三退",即疲劳多,活力、适应能力和反应能力减退,经常出现全身乏力、腰酸肢软、心悸气短、头晕耳鸣、动辄汗出、食欲不佳、失眠健忘、心烦意乱、皮肤瘙痒等一系列症状。

现代医学对亚健康的关注,表明现在人们已经意识到了疾病预防的重要性。而对抗亚健康,中医养生无疑是最有力的武器。我们的老祖宗给我们留下了宝贵的财富,一部《本草纲目》里就有用之不竭的养生智慧。它们不是枯燥的医学理论,而是我们能掌握的简单方法,比如吃什么可以增强身体的正气,遇到小伤小病怎么办,哪些本草是我们应该常备的……了解这些之后,你就会发现其实健康原来如此简单。

药补不如食补:《本草纲目》中的健康箴言

"药补不如食补",这是我们经常听到的一句话,而人们也越来越认识到食补的重要性。与其生病了再吃药,或者没病却吃药保健,不如吃好一日三餐,因为只有食补才是增强人体抵抗力的关键。

俗话说,是药三分毒。和药补比起来,食补不仅经济实惠,更重要的是食补所用材料都是我们常见的食物,对身体没有不良反应。

李时珍根据各类食物的药性、药理进行了细致的归类,为现代人的食补计划提供了很好的参考和借鉴。

不管是在平时,还是在病后,食补对人的健康都有十分重要的意义。虽然病后体虚应该进补,但是可能出现虚不受补的情况。而如果能在未病的时候补养身体,无疑可增强体质,减少疾病的发生。当然,不管是平时进补还是病后食补,都要综合考虑自己的体质、肠胃的消化功能以及食物的属性来选择食物。

许多人认为《本草纲目》只是一部医药学著作，这种看法是片面的，《本草纲目》也是一本健康食谱。虽然它是从食物的角度出发的，可是当你翻开这本书就会发现，它并不是单纯在讲食物。李时珍运用巧妙的手法，把人和食物自然地连接在一起，告诉人们什么样的食物对什么人有用，哪些人应该多吃哪些食物等，让人们学会选择对自己有益的食物。这样也就在最广泛的意义上达到食补的效果。可以说，学会运用《本草纲目》中的食疗方法，也就等于更好地把握了健康。

从《本草纲目》中提炼出养生的精华

李时珍的足迹遍布大江南北，毕生都在给人看病。他致力于医学和药学的研究，除了《本草纲目》外，他还著有《濒湖脉学》《奇经八脉考》等书，不仅对祖国的本草学作出了巨大贡献，而且在人体生命科学方面也颇有建树。

李时珍在医家和道家的基础上，首次明确提出"脑为元神之府"的论断，就是说大脑是生命的枢机，主宰人体的生命活动。"元神"指人的精神意识活动。元神存则生命在，元神败则生命逝。得神则生，失神则死。他的这一"脑主神明"的见解，改变了长期以来"心主神明"的说法。他的这种观点一直不被医学界和世人认可和支持，直到清代王清任在人体解剖观察基础上提出"灵机记性在脑"的说法，才发展完善了李时珍的"脑为元神之府"的论断。这个学说发展到现代，成为判断死亡的标准，也就是说判断一个人的生命是否存活，是以他的大脑是否死亡为标准的，而非心脏是否停止跳动。

李时珍在《本草纲目》中提到多种适宜补脑的食物，如核桃仁、荔枝、红枣、芝麻、鸭肉、牛奶、鲜藕、乌骨鸡等。在生活中有意识地多吃这些食物，可以起到补脑益智、延年益寿的作用。

除此之外，李时珍还十分重视脾胃的作用，并在前人的基础上提出了"脾胃为元气之母"的观点。虽然非独创，却是对《黄帝内经》脾胃学说、李东垣"脾胃"理论的充实和发展。《本草纲目》中有大量这方面的论述。他强调脾胃与元气的密切关系，人体的元气有赖于脾胃之滋养，脾胃生理功能正常，则人体元气得其滋养而充实。脾胃为后天之本，整个机体有赖于脾胃摄取营养，为气血生化之源泉，故脾胃的运化功能正常，后天水谷之精充盈，则气血得养而充盛。

他还认为人体气机上下升降运动正常，有赖于脾胃中土的功能协调。脾胃枢纽若升降正常，则心肾相交，肺肝调和，阴阳平衡。若脾胃受伤则升降功能失常，则内伤元气，阴阳失调，严重者还会影响全身而致病。因此，调养脾胃对于养生延年来说至关重要。

对于如何调养脾胃的问题，李时珍也给出了很好的食疗建议。例如，在《本草纲目》中就记载了多种对脾胃有益的食物，如白扁豆、枣、莲子、南瓜、野茼蒿、红薯等，为脾胃虚弱的现代人提供了很好的参考和借鉴。

以上仅是就李时珍的养生观点举了两个例子，《本草纲目》中记载的每一种食物、药物，都说明了其温、热、寒、凉的性质，以及其主治的疾病或对人体有哪些调节作用。因此，在日常生活中，经常阅读这本书，我们便能更好地帮助自己和家人防治疾病，保持身体健康。

李时珍养生心法：四性五味，药食同源

李时珍在《本草纲目》中融入了自己的养生心法：四性五味，药食同源。他认为食物和药物一样，有辛、甘、酸、苦、咸五味及寒、热、温、凉四性。选择食物与选择药物一样，要根据四性和五味选择。只有对症，才能温煦脏腑，增强人体的免疫能力。

如《本草纲目》羊附方中的羊肉汤是这样记载的："治寒劳虚羸及产后心腹疝痛。用肥羊一斤，水一斗，煮汁八升，入当归五两，黄芪八两，生姜六两，煮取二升，分四服。"这是李时珍记录名医张仲景的药

方，用来治疗疲劳虚弱以及产后疼痛等各种虚证。以这个方子为例，当归甘温补血止痛，所以是主药，生姜温中散寒，黄芪甘温健脾补气，羊肉温中补虚。这四味本草合在一起就能共起温中补血、祛寒止痛之功。这样一碗有浓浓药香的羊肉汤，最适合产后体弱和大病初愈的人。

据说有一次，有个病人大便干结，排不出，吃不下饭，很虚弱。李时珍仔细为其做了检查，确认是高热引起的便秘。当时如果患者便秘，一般是让病人服用泻火的药。但李时珍没有用药，而是把蜂蜜煎干捏成细细的长条，慢慢地塞进病人的肛门。煎干的蜂蜜进入肠道后，很快溶化，干结的大便被溶开，一会儿就排了下来。大便畅通，热邪排出体外，病人的病情立刻有了好转。

李时珍记载了不少药用食物，如蜂蜜、生姜、大枣、小麦、羊肉等，利用食物的四性五味辅助治疗疾病。李时珍指出："所食之味，有与病相宜，有与身为害。若得宜则益体，害则成疾。"意思是说，我们所吃的食物中，有的可以治病，有的却对身体有害，吃得对就会对身体有益，吃得不对反而会生病。因此，我们只有根据病症摄取食物，才能收到良好的效果。

寒性或凉性的食品，如绿豆、芹菜、柿子、梨、香蕉、冬瓜、丝瓜、西瓜、鸭肉等都有清热、生津、解暑、止渴的作用，对阳气旺盛、内火偏重的人非常适宜。热性或温性食物，如羊肉、辣椒、生姜、茴香等，有温中、散寒、补阳、暖胃之功，阳虚畏寒的人食之为宜，而热病及阴虚火旺的人则应忌食。

此外，食性还要与四时气候相适应，寒冷季节要少吃寒凉性食品，炎热季节要少吃温热性食物，饮食宜忌要随四季气温而变化。

《本草纲目》中的食疗妙方摘录

为了编撰《本草纲目》，李时珍不辞辛劳地在全国各地巡访，其间也遇到了不少崇尚养生且颇有智慧的长寿老人。据说李时珍有一次到深山去采药，遇到一位鹤发童颜的老人。李时珍与老人详谈之后，得知他是隐居深山的老隐士，虽年过百岁，却眼不花、耳不聋，身体非常健康。当被问到养生延寿之道时，老人指了指竹篓里的木耳和胡萝卜说："就是常常吃这胡萝卜烩木耳。"

老隐士的话让李时珍认识到食疗的重要性，于是，每次采药回来之后，李时珍都要仔细琢磨，研究其功效，然后分门别类记载下来。我们现在看到的《本草纲目》，对可供食疗的药物记载十分广博，而且还将食物纳入书中。在这些食物的条目下，李时珍都悉心标出了可以应用的食疗方案。这里从书中摘录一些药方，供大家参阅。

（1）肾虚腰痛。

茴香炒过，研细，切开猪肾，掺末入内，裹湿纸中煨熟，空腹服，盐酒送下。

（2）脾胃虚冷，吃不下饭。

和白干姜在浆水中煮透，取出焙干，捣为末，加陈米粥做成丸子，如梧子大。每服三十至五十丸，白开水送下。其效极验。

（3）补肝明目。

用芜菁子淘过一斤、黄精二斤，和匀，九蒸九晒，研为末。每服二钱，空腹服，米汤送下，一天服两次。又方：芜菁子二升、决明子一升，和匀，以酒五升煮干，晒为末。每服二钱，温水调下，一天服两次。

（4）长年心痛。

用小根蒜煮成浓汁，勿蘸盐，饱食，有效。

（5）目生顽翳。

用珍珠一两、地榆二两，加水二大碗煎干。取珍珠放醋中浸五日，热水淘去醋气，研为细末。每取少许点眼，至愈为止。

（6）病后常流鼻血。

用牡蛎十分、石膏五分，共研为末。每服一匙，酒送下。亦可加蜜作丸子吃，一天三次。

（7）老人虚秘。

用阿胶（炒）二钱、葱白三根，水煎化，加蜜两匙，温服。

（8）饮酒过度。

李时珍在《本草纲目》里这样记载：唯此豆芽白美独异，食后清心养身，具有"解酒毒、热毒，利三焦"之功。此外，他还说："凡饮酒，先食盐一匙，则后饮必倍。"

第二节 《本草纲目》中"食"的智慧

有人生病有人健康，区别就在"食"上

随着人们生活水平的提高，饮食水平也越来越高，食品种类也越来越丰富，但是吃得好了，并不代表我们的营养摄入就合理了。吃精米、精面、鸡、鱼、肉、蛋、糕点多了，吃五谷杂粮和蔬菜、水果少了。喝含糖的饮料及纯净水多了，喝茶与白开水少了。膳食结构的不合理，导致高脂血症、肥胖症、高血压等慢性病发病率直线上升。据统计，这些病所造成的死亡人数，已占当前死亡总数的70%，而且居高不下。

近年来，有一个时髦的词汇——"富贵病"，如肥胖症、糖尿病、高血压、高脂血症、痛风（高尿酸血症）、脂肪肝等一系列慢性疾病。导致这些高发病的重要原因是很多人"吃无禁忌"，导致膳食结构不合理。有些人口味偏重，吃菜爱吃咸的，却不知盐的摄入量过多，会导致血压升高。进食过度和运动少，吃油脂类食物太多，造成营养过剩患肥胖症。肥胖还会导致糖尿病，这就要求人们摄取的总热量少一点，主食、副食，特别是高热量的食物都要少吃。

《本草纲目》建议高脂血症患者的饮食要清淡，显然不提倡多吃肉，但

也不宜长期吃素,否则营养成分不全面,反而会不利于身体健康。痛风病和体内脂肪代谢紊乱有关,高蛋白饮食可导致脂肪合成增加。若在饮酒的同时进食高蛋白、高脂肪食品,易引起急性痛风病发作。此外,摄入大量油脂后,人体的肝、胆、胰等消化器官负荷加大,体内胆固醇水平过高,成为诱发心脑血管疾病的重要危险因素。长期喝酒的人士,其脂肪肝、酒精肝、胆囊炎、胰腺炎等发病率是普通人群的数倍,而脂肪肝、酒精肝患者如不加以控制,将会导致肝硬化、肝腹水、肝癌。所以不合理的膳食导致了"富贵病"的增加。

不仅要警惕那些"富贵病",更要注意癌症的发生。饮食与人体许多癌症的发生及发展有着密切的关系。因此,主动控制摄食成分和改变饮食习惯,在抗癌中起着至关重要的作用。

长期摄入高油、高糖、低纤维的食物,如汽水、可乐、汉堡、薯条等,会为以后慢性病的发生埋下隐患。肉类腐坏产生细菌,普通烧煮的温度不能全部杀死细菌,长期吃这些食物患血癌的概率就很高。

"民以食为天",这是一句人人皆知的俗话。但是要会吃,科学地吃,否则会惹病上身。常见病往往跟饮食有密切关系,高血压、高脂血症、糖尿病是因为吃得咸、吃得甜,癌症是因为吃得不合理等。总之,很多疾病都是吃出来的,这向人们敲响了警钟。

食物为何是人安身立命之本

《本草纲目》认为"饮食为生人之本",这句话的意思是人要靠吃饭活着,饮食的目的是养生保健。在中医看来,最高明的医生应该是食医。《本草纲目》中提到:五谷为养,五果为助,五畜为益,五菜为充。五谷就是指粮食,分指稻、黍、稷、麦和菽这五种粮食,它们都是养生的重要食物,也是人安身立命之本。

现代医学研究证实,食物目前是地球上最多样且最完整的营养来源。天然的食物不仅为人们提供了每日的营养素,如果加以合理利用,还可以调节内分泌，排出人体内的毒素，提高人体的免疫力，甚至抵御癌细胞。

通过食物来调养身心、预防疾病、延年益寿的方法在古代就很盛行。药学家孙思邈十分重视食养，他平时爱吃清淡食物，较少吃肉，还经常服用蜂蜜、莲子、山药、芝麻、牛乳等，这些对他的长寿都有助益。他极力主张饮食清淡，注意节制，细嚼慢咽，食不过饱，他在总结自己的进食经验时写道："清晨一碗粥，晚饭莫教足。饮酒忌大醉，诸疾自不生。食后行百步，常以手摩腹。"在他看来，饮食须有所节制，不可吃得过饱，应该做到少食多餐，"觉肚空，即需索食，不得饥"。

"养生之道，莫先于食"，利用食物的营养来防治疾病，可改善生命质量，延长寿命。

沧海变桑田，食物成良药

常言道"药补不如食补"，"是药三分毒"，药和食物到底有什么区别？古人把药都称作毒，"毒"指的是药的偏性，这种偏性就是指它独特的气、味、归经。药是用来调整阴阳的，当一个人生病以后，就可以通过药物来解决人体阴阳偏盛或偏衰的问题。但这只是临时的，你不能天天吃药，因为药是有毒的，长期吃药会在你的身体里形成毒素。

食补恰恰相反，它是把预防疾病放在前。《黄帝内经》一直提倡圣人"不治已病治未病"，通过食补预防疾病，推迟衰老，延年益寿。《黄帝内经》更重视经脉，它讲究十二正经和奇经八脉。奇经八脉是储存多余经气的地方，也是藏元气的地方。在所有的中药书里，没有一味药能入奇经八脉。也就是说，没有一味药可以补元气，而食物却能补益元气，补益我们的身体。

食补既方便又实惠，人们乐于接受，一般没有不良反应，而且拥有药物不具备的作用。例如，食欲缺乏、倦怠乏力的气虚体质者，如果情况不是很严重，只要适量食用羊肉、牛肉、蛋类、花生、核桃之类具有补气效果的食物就能改善其体质。如果不分轻重就盲目服用人参、冬虫夏草等助热生火的大补药物，反而会引发体内其他功能的失调。

《本草纲目》提倡用食补来改善体质，但必须根据体质情况适当进补。肾虚可多吃些补肾抗老的食物，如胡桃肉、栗子、猪肾等；防止神经衰弱，可多吃些补脑利眠的食品，如百合、大枣等；高血压、冠心病患者应多吃些芹菜、菠菜、木耳、山楂、海带等；防止视力退化应多吃胡萝卜、猪肝、甜瓜等。食补能使脏腑功能旺盛，气血充实，使机体适应自然界的应变能力增强，抵御和防止病邪侵袭，即中医所谓"正气存内，邪不可干"。

身体是革命的本钱，健康是一切的基础，要想身体棒就要依靠健康的饮食。

吃饭前不妨先看看五味的"走向"

《灵枢·九针》云："酸走筋，辛走气，苦走血，咸走骨，甘走肉。"《灵枢·五味》云："酸先走肝，苦先走心，甘先走脾，辛先走肺，咸先走骨。"

食物有五种味道：酸、苦、甘、辛、咸。食物的味道不同，其作用也各有区别。中医认为五脏各有所喜。心喜欢苦味，肺喜欢辛味，肝喜欢酸味，脾喜欢甘味，肾喜欢咸味。五脏各有所喜，而食物也是有偏性的，那么食物的偏性是什么呢？

（1）"酸走筋"。

酸类的食物是走筋、走肝的，如果你患了肝病就不要吃酸，因为酸具有收敛的作用，太收敛导致肝气不能生发，病就会加重。但是对多汗、尿频、腹泻、流涕不止等病症有很好的效果。

（2）"辛走气"。

辛类的食物是走气的。肺主气，如果肺出现了问题，就不能吃辛味食物。但是辛味具有发散风寒、行气止痛等作用，例如葱姜善散风寒、治感冒，胡椒能祛寒止痛，茴香能理气。

（3）"苦走血"。

苦味的东西是走血的，即走心。如果病在心上，就少吃苦味食物，让心生发一下。但苦味食物可以清热、泻火，如莲子心能清心泻火、安神，可以治疗心火旺的失眠、烦躁之症。

（4）"咸走骨"。

咸类食物是走骨的，走骨就是走肾。如果病在骨上，就要少吃咸，这样才能把骨养好，把肾养好。但咸味食物具有软坚散结、滋阴潜降等作用，例如早晚喝一碗淡盐汤，对于治疗习惯性便秘有很好的作用。

（5）"甘走肉"。

甜味的食物是走肉的，走肉就是走脾胃。孩子如果特别喜欢吃糖，说明他脾虚。如果病在脾胃，就要少吃甜味的食物和油腻的食物，因为这类食物会让脾增加代谢负担，使脾更加疲劳。但是甜味食物具有滋养、强壮身体，缓和疼痛的作用。疲劳和胃痛时可以试一试。

隐藏在节气里的进补原则

二十四节气是我国古代人民为适应"天时""地利"，取得良好的收成，在长期农耕实践中，综合了天文与物候、农业气象的经验所创设的。

从古人对节气最早的命名，如《尚书》记载的"日中""宵中"等，可知二十四节气的形成与太阳有着密切的关系。"节"的意思是段落，"气"是指气象物候。

每个节气的专名均含有气候变化、物候特点和农作物生长情况等意义，食补完全可以随着节气走。下面是几个比较重要的节气。

1. 立春

立春养生要注意保护阳气，保持心境的愉悦。饮食调养方面宜食辛甘发散之品，不宜食酸收之味，有目的地选择大枣、豆豉、葱、香菜、花生等进食，这些食物能助生发之气。《本草纲目》载："元旦立春以葱、蒜、韭、蓼、芥等辛嫩之菜，杂合食之，取迎新之意。"

2. 雨水

雨水节气着重强调调养脾胃。应多吃新鲜蔬菜、多汁水果以补充人体水分，少食油腻之物，以免助阳外泄。应少酸多甜，以养脾脏之气，可选择韭菜、百合、豌豆苗、荠菜、春笋、山药、藕等。

3. 惊蛰

惊蛰节气的养生要根据自然物候现象、自身体质差异合理进行。

阴虚者：形体消瘦，手足心热，心中时烦，少眠，便干，尿黄，不耐春夏，多喜冷饮。饮食要育阴潜阳，多吃清淡食物，如糯米、芝麻、蜂蜜、乳品、豆腐、鱼等。太极拳是较为合适的运动项目。

阳虚者：多形体白胖，手足欠温，小便清长，大便时稀，怕寒喜暖。宜多食温阳食品，如羊肉、鸡肉等。散步、慢跑、太极拳、五禽戏都是适合的锻炼项目。

4. 春分

由于春分节气平分了昼夜、寒暑，人们在保健养生时应注意保持人体的阴阳平衡状态。此时人体血液和激素水平也处于相对高峰期，因此易发常见的非感染性疾病，如高血压、月经失调、痔疮及过敏性疾病等。饮食调养禁忌偏热、偏寒、偏升、偏降的饮食误区，如在烹调鱼、虾、蟹等寒性食物时，必佐以葱、姜、酒等温性调料，以达到阴阳互补之目的。

5. 立夏

在整个夏季的养生中要注重对心脏的特别养护。清晨可食少许葱头，晚饭宜饮少量红酒，以畅通气血。具体到膳食调养中，我们应以低脂、低盐、清淡为主。

6. 小满

在小满节气的养生中，我们要特别提出"未病先防"的养生观点。小满节气是皮肤病的高发期，饮食调养宜以清爽、清淡的素食为主，应常吃具有清热、利湿作用的食物，如赤小豆、绿豆、冬瓜、丝瓜、黄瓜、藕等；忌食膏粱厚味、甘肥滋腻、生湿助湿的食物，如动物脂肪、海鲜等。

7. 白露

白露节气中要避免鼻腔疾病、哮喘病和支气管病的发生，特别是对于那些因体质过敏而引发的上述疾病，在饮食调节上更要慎重。凡是因过敏引发支气管哮喘的病人，平时应少吃或不吃鱼虾海鲜、生冷炙烩腌菜、辛辣酸咸甘肥的食物，如带鱼、螃蟹、虾类、韭菜花、黄花菜、胡椒等，宜食清淡、易消化且富含维生素的食物。

8. 寒露

"金秋之时，燥气当令"，如果调养不当，人体会出现咽干、鼻燥、皮肤干燥等一系列的秋燥症状。所以暮秋时节的饮食调养应以滋阴润燥（肺）为宜，应多食用芝麻、糯米、粳米、蜂蜜、乳制品等柔润食物，少食辛辣之品。

9. 立冬

冬季养生应顺应自然界闭藏之规律，以敛阴护阳为根本。饮食调养要少食生冷，但也不宜燥热，应食用一些滋阴潜阳、热量较高的膳食，同时要多吃新鲜蔬菜以避免维生素的缺乏。

10. 冬至

冬至是一年中白天最短的一天。冬至阳气开始生发起来了，应该多吃当归、生姜、羊肉等。

11. 小寒

人们在经过了春、夏、秋近一年的消耗后，脏腑的阴阳气血会有所偏衰，合理进补既可及时补充气血津液，抵御严寒侵袭，又能使来年少生疾病，从而达到事半功倍的养生目的。在冬令进补时应食补、药补相结合，以温补为宜。

12. 大寒

大寒是一年中的最后一个节气。古有"大寒大寒，防风御寒，早喝人参、黄芪酒，晚服杞菊地黄丸"的说法。

改变不合理的饮食习惯

中国人有些饮食习惯是很讲究文化内涵的。吃饭要用圆桌，因为圆桌意味着吃饭的时候全家团圆。吃饭时用的筷子，也是阴阳的体现，动的那根筷子是阳，而不动的那根筷子为阴。中国的饮食文化博大精深，现在很多人的饮食习惯也该改改了。

现在的人们都爱吃味道浓重的食物，因为他们的生活和工作压力都很大，为了调动身体内的元气顶住压力，就要多吃浓重的食物。盐是最容易调动身体内元气的，可是经常吃浓重食物的后果就是脾胃虚弱，那么身体内的元气就不足，就要多吃浓重的食物，这样就会形成一种恶性循环，久而久之就会让疾病乘虚而入。

《黄帝内经》中有"多食咸，则脉凝泣而变色；多食苦，则皮槁而毛拔；多食辛，则筋急而爪枯；多食酸，则肉胝皱而唇揭；多食甘，则骨痛而发落，此五味之所伤也"，这句话意思是，咸的东西吃多了，会抑制血的生发，导致血凝固，最后使脸色变黑；苦的食物吃多了，我们的皮肤就会枯槁，毛发就会脱落；辛的东西吃多了，会使筋失去弹性，手爪就会干枯；酸的东西吃多了，会使肝气生发太过而抑制脾土，使肌肉角质变厚而嘴唇外翻；甜的东西吃多了，会影响肾的收敛功能，损伤头发。现代人应该少吃五味过度的食物。

除此之外，很多人还有很多不良的饮食习惯，殊不知这样会对健康造成不良影响。

有些人饮食无规律。晚餐摄入大量的食物，过剩的营养转化成脂肪，导致肥胖。可实行一日三餐或四餐制，定时定量，分配合理，做到"早餐吃好，中午吃饱，晚餐吃少"的膳食原则，养成良好的饮食和生活习惯。

有些人吃饭速度太快。营养专家认为，吃饭太快，大脑的食物中枢神经难以进行控制，其往往在进食了过多的热量后才发出停止的信号，但此时体内已进食了过多的热量。因此，吃饭应细嚼慢咽，这样既有利于食物与唾液淀粉酶的充分混合，又可以防止进食过多热量，有利于预防肥胖。

有些人喜吃烫的食物。这种人患食管癌的概率就大。动物试验已证实，对小白鼠用75～80℃的热水连续灌注25天后，其食管黏膜上皮发生增生、坏死，而后发生明显的癌前病变。

有些人偏嗜油炸、熏烤食物。长期过量进食油炸熏烤食物，对健康有害。煎炸温度低于200℃时，杂环胺形成很少，如果煎炸温度超过200℃，煎炸时间超过2分钟，则会形成大量杂环胺。杂环胺随油炸食物进入人体，可损伤肝脏，使生长发育迟缓，生育功能减退，还有强烈的致癌作用。

有些人临睡前喜欢吃零食。这样容易摄入过多的热量，超出机体的需要，多余的热量会转化为脂肪储存于体内。因此，为了你的体态和健康，睡前还是尽量不要再进食了。

不良的饮食习惯可能远不止这些，希望大家都能通过养成健康的饮食习惯来保养自己的身体，不能随心所欲地吃喝，否则当受疾病侵袭的时候就会悔之晚矣。

第三节　本草食物最养生，吃法更要讲究

健康源自营养，美食离不开本草

我们知道，人体所需的各种营养是通过食物获取的，如何才能让食物的营养被人体充分吸收，让食物发挥出它们最大的功效呢？看看《本草纲目》给的建议吧。

1. 选择新鲜的原料

原料新鲜才能保证食物质优味美，因此我们在购买肉类、蔬菜、水果时，一定要挑选新鲜优质的。

（1）新鲜蔬菜类。

一般情况下，新鲜蔬菜在外观上应颜色鲜明，形态匀整，质地保持鲜嫩，含有充足的水分。凡过老、干蔫及有虫害的蔬菜不宜选用。

（2）奶类。

良好的奶呈白色，稍有淡黄色。煮沸后静置，上结一层奶皮，下无沉淀，无不良气味。

（3）肉类。

①猪肉。新鲜的猪肉质地坚实而且有弹性，脂肪分布匀称，肉皮细嫩，肉色呈浅红色。不新鲜的猪肉有黏性分泌物，有腐坏的臭味。

②牛肉。新鲜的牛肉呈鲜红色，有光泽，肉质坚实，肌纤维较细。嫩牛肉脂肪坚实，呈白色或乳白色。老的牛肉呈紫红色，烹调效果不及嫩牛肉好。

③羊肉。羔羊肉的颜色浅红，肉质坚而细，脂肪匀称、色白，关节处骨质较松，湿润而带色。老羊肉的颜色深红，肉的质地较干、较粗，关节处骨质硬，呈白色。

（4）动物内脏类。

新鲜的动物内脏坚实而且富有弹性，表面湿润，腐坏时质地变软。

①肝。新鲜的肝呈褐色或紫色，手感坚实、有弹性。

②肾。新鲜时有光泽，表面不湿润，质地坚韧，呈正常的浅红色。泡过水的肾体积较大，发白，不适于烹调。

（5）鱼类。

新鲜的鱼会保持原有光泽，鱼鳞整齐附于皮上，不易脱落，鱼鳃呈鲜红色，眼球透明突出，鱼肉硬而富有弹性。

（6）鸡鸭类。

良好的鸡鸭胸脯丰满，皮润滑，肉坚实，冠部鲜红。

（7）蛋类。

新鲜的蛋外壳清洁，表面粗糙，用光照射呈透明状。去壳后，蛋清滑润，蛋黄圆整、清晰、无斑点。

（8）虾类。

新鲜的虾头部完整，青虾与对虾的壳呈灰绿色，白虾呈浅红色。

2. 要保持饮食卫生

食物可以促进健康，但不洁的食物也很容易导致疾病和食物中毒。要使食物发挥促进健康的作用，除了进行合理的搭配与烹调外，还要重视饮食卫生。

（1）注意操作的方法。

为了达到消毒和杀灭寄生虫的目的，食物的烹制应做到煮熟或炒熟。制作凉菜应将菜洗净后在沸水中烫半分钟。

（2）防止制成品被污染。

食品制成以后，应尽快盛于洁净的餐具中，及时食用，避免过多地用手接触制成品。

在进行烹饪之前，一定要注意厨房的卫生，这样可以防止食物和原材料交叉污染。

3. 让食物更有营养的烹调方法

要使食品达到预期的良好效果，窍门很多。总体来讲，需要注意下列几个方面。

（1）原料的选择。

选择原料时，除了注意质量好坏和是否新鲜以外，还应注意选择适用于某种烹制法的品种和部位，如炒肉丝最好选用里脊，蒸米粉肉需用五花肉等。如部位选用不当，就会影响烹调的效果。除此之外，每种食物在切法上各有特点，要加以注意。

（2）作料。

作料与烹调的颜色浓淡有密切的关系，一般应选用上等的作料。作料中最需要的是好汤（鸡汤、肉汤）、好酱油、料酒、葱、姜、蒜、盐、醋等。

（3）火候与时间。

火候即烹调时所需要的温度，通常分为烈火、温火和微火等几种。不同的食物、不同的做法，需要不同的火候。如炒青菜，为了使其脆嫩，并保持青菜的营养，就必须分批少量、烈火急炒。而熘鱼片，就需要微温的火候，才能使其嫩而漂亮。

（4）颜色。

为了使制品美观，除了食物本身之外，常常还需要加上其他颜色的配菜。例如，香酥鸡的旁边可衬上生菜和胡萝卜，这样就显得分外美观。在制备时，为了使红菜更红，就需要加醋。每一种做法应保留其固有的颜色，例如清蒸的食品，不应加酱油，颜色就比较好看。

（5）制品的温度。

热菜必须热食，冷菜则必须冷食。食物烹制之后，应立即食用，否则会影响味道和外观。

要想一生保平安，常有三分饥和寒

过去生活水平比较低，很多人要饿肚子，所以人们经常有饱餐一顿的愿望。现在，饿肚子的情况已不多见，人们可以"顿顿饱餐"。于是，一些人每日三餐都吃得很多、吃得很饱，结果患上了某些疾病，甚至威胁到生命。其实，早在两千多年前，《黄帝内经》中就提出了"饮食自倍，肠胃乃伤"的观点，告诫人们要"饮食有节"。晋代张华在《博物志》中也曾指出："所食多少，心开逾益；所食逾多，心逾塞，年逾损焉。"而李时珍在《本草纲目》里继承了这些思想，也推崇"食到七分为止"的观点。由此可见，古人们很早就发现了长期饮食过量的危害，可是我们现代人在饮食问题上却一错再错。

无节制地大量饮食，致使胃黏膜、肝脏、胰腺等消化器官大量分泌消化液，长期下去会增加这些器官的负担，降低这些器官的功能，导致产生各种疾病。

长期过量饮食还会导致营养过剩，如果平时再运动不足，就会造成大量的脂肪和垃圾在体内堆积，这也是导致肥胖症产生的重要原因，而肥胖与高血压、糖尿病等疾病有着密切的联系。

俗话说："要想一生保平安，常有三分饥和寒。"这就要求我们在平时的饮食中保持七分饱，在进食的时候应该像"羊吃草"一样，饿了就吃点，但每次都不多吃，使胃肠总保持在不饥、不饿、不饱的状态。只有这样，我们才能充分发挥自身的自愈能力，真正做到延缓衰老、延年益寿。

什么都要吃，适可而止地吃

李时珍非常重视食养，他认为"安神之本，必资于食"，只有吃得好，才能强身防病。李时珍得以高寿，在他的养生之道中，饮食是很重要的一个方面。但在中国人的饮食中，"发物"一词很盛行。长期以来，人们把吃了不舒服的食物都归为"发物"一类，导致这个不能吃，那个也不能碰。

"忌嘴""忌口"是中医比较常见的词语，不少中医文献中都有忌口的记载，在民间也广为流传，如治痢疾时忌食油腻物，治疗胃病忌辛辣食物，治疗感冒就应以清淡饮食为主，肝癌患者忌食油炸食品和酒等。但是，一些忌口并没有科学依据，非常盲目。

例如，有一位肿瘤病人去诊所就诊，说自己食欲差，要求医生给他开一些开胃的中药。医生问他每天的饮食情况，结果让医生大吃一惊，这位病人几乎天天喝稀饭、吃酱菜。医生问他为什么不吃些鸡、鱼、蛋等食物。病人说："家里人说这些都是发物，吃了会加重病情，不让我吃。"医生问："那你想不想吃？"他说："当然想吃了。"医生说："其实你胃口很好，根本不用服药，只要控制好吃'发物'的量就可以了。"

曾有一个病人问大夫："我有冠心病、糖尿病，您看吃什么好？"医生问他："您爱吃什么？"他说："我就爱吃东坡肘子、红烧肉。"大夫说："那可不行，肘子、红烧肉动物脂肪多，您不能吃。"他说："那猪肝呢？"医生说："也不能吃。"他说："东坡肘子、红烧肉、猪肝、鸡蛋都不能吃，最近说我血糖高，连香蕉、桃子、西瓜都不能吃了。我这也不能吃，那也不能吃，我活着还有什么意思。"其实，不用这么死搬硬套，平时什么都可以吃，不过要记住四个字——适可而止。

如果检查出了脂肪肝、糖尿病、冠心病，那您就需要格外注意些，特别检查出胆固醇很高时，就更要注意了，需严格控制一下。

要想肠胃不累，就要干稀搭配

张大爷看到邻居家的小孩子长得白白胖胖的，特别羡慕。因为他的小孙子一上饭桌就闹脾气，总说饭菜干巴巴不想吃，吃不了几口就把碗筷撂到一边，所以看起来总是一副营养不良的样子。邻居教给张大爷这样一招，每餐多做一些美味的鲜汤，让孩子干稀搭配着吃。张大爷试了试，小孙子果然吃得多了。

平时吃饭我们都有这样的体会：米饭配炒菜吃起来总觉得干巴巴的，不易下咽。倒不如做些精美的面食，再配上几款鲜汤，干稀搭配，胃肠就觉得舒服多了。

当然，人也不能光吃流质食物。如果光吃稀饭、豆浆、菜汤、米汤等稀食，人体摄入的能量就会不足，也就不能满足日常工作生活的需要，而且长期食用单一的流质食物，还会使人的咀嚼功能退化。所以，吃饭一定要做到干稀的合理搭配。这样既补充了水分，又增进了人的食欲，还能让食物容易消化吸收，做到一举三得。李时珍在《本草纲目》中也强调，在平时饮食要注意干稀搭配。

当然，干稀搭配不是让大家用汤泡饭，提醒大家，汤泡饭不宜吃。有些人喜欢吃饭时将干饭或面食泡在汤里吃，这种饮食习惯不利于健康。我们咀嚼食物，不只是要嚼碎食物，便于咽下，更重要的是要让唾液把食物充分湿润。因为唾液中含有许多消化酶，有帮助消化、吸收的功效，对健康十分有益。而汤泡饭由于饱含水分，松软易吞，人们往往懒于咀嚼，未经唾液的消化过程就把食物快速吞咽下去，这无疑会加重胃的负担，时间长了容易导致胃病的发生。所以，常吃汤泡饭是不利于健康的。

饮食"鸳鸯配"，合理才成对

食物的营养搭配对留住食物的营养成分很重要。搭配得好，不但有利于人体很好地吸收其营养成分，使营养价值成倍增加，而且可以减少其中的副作用。相反，如果搭配得不合理，就会在人体内引起一系列不良反应，使人体对必需的微量元素和维生素的吸收大大减少，对身体造成损害。所以，在日常饮食中一定要注意食物搭配合理，下面就为大家推荐几种称得上"鸳鸯配"的饮食搭配方案。

1. 鸭肉配山药

《本草纲目》记载鸭肉滋阴，具有消热止咳之效；山药的补阴功效更强，与鸭肉同食，可除油腻，补肺效果也更佳。

2. 羊肉配生姜

羊肉可补气血和温肾阳，生姜有止痛、祛风湿等作用，同时生姜既能去腥膻，又能助羊肉温阳祛寒之力。二者搭配，可治腰背冷痛、四肢风湿疼痛等。

3. 鸡肉配栗子

鸡肉营养丰富，有造血补脾的功效，板栗也有健脾的功效。将二者合烹，不仅使色香味更好，而且提高了营养价值，使造血补脾的功效更强。

4. 鱼肉配豆腐

鱼和豆腐都是高蛋白食物，但所含蛋白质和氨基酸的组成都不够合理。如豆腐所含的蛋白质缺乏蛋氨酸和赖氨酸，鱼肉所含的蛋白质则缺乏苯丙氨酸，这被营养学家称为不完全蛋白质。若两种食物同吃，就可以互相取长补短，使蛋白质的组成趋于合理，两种食物的蛋白质都变成了完全蛋白质，利用价值也就提高了。

5. 猪肝配菠菜

猪肝富含叶酸以及铁等造血原料，菠菜也含有较多的叶酸和铁，同食两种食物，一荤一素，相辅相成，是防治老年贫血的食疗良方。

6. 鸡蛋配西红柿

鸡蛋中含有丰富的蛋白质和各种维生素，比如B族维生素、卵磷脂等，但缺少维生素C。西红柿中含有大量的维生素C，正好弥补了它的缺陷，所以二者放在一起吃能起到营养互补的作用。

7. 鲤鱼配米醋

鲤鱼本身有利水之功，人体水肿除肾炎外大都是湿肿，米醋有利湿的功效，若与鲤鱼伴食，利湿的功效则更强。

8. 牛肉配土豆

牛肉营养价值高，有暖胃健脾的功能，但肉质较粗糙，有时会影响胃黏膜。土豆与牛肉同煮，不但使味道更鲜美，且土豆含有丰富的维生素U，起到保护胃黏膜的作用。

9. 豆腐配萝卜

豆腐属于植物蛋白，多食会引起消化不良，叫作"豆腐积"。而《本草纲目》就介绍了一种能消食的食物——萝卜，它与豆腐伴食，会使其营养大量被人体所吸收。

没有垃圾食品，只有用错地方的营养品

大家可以回想一下，在吃东西的时候是不是把觉得没有用的东西都扔掉了，如做鱼时扔掉鱼鳞，吃橘子时把橘络摘得干干净净，吃排骨时吐掉了骨头……其实，这些都是宝贵的食物。

1. 鱼鳞

鱼鳞含有较多的卵磷脂、多种不饱和脂肪酸，还含有多种矿物质，特别是钙、磷含量高。其能增强记忆力，延缓脑细胞衰老，减少胆固醇

在血管壁的沉积，促进血液循环，预防高血压及心脏病，还能预防骨质疏松与骨折。

2. 鱼眼

有人觉得鱼眼模样可怕，不爱吃。可是大家知道吗？鱼眼能提升大脑记忆力和思维能力，对防止记忆力衰退、胆固醇增高、高血压等多种疾病大有裨益。

3. 橘络

有些人觉得橘络不好吃，在剥去橘皮之后会将橘瓣外表的白色经络摘得一干二净。其实，橘络也是一味中药，可以行气通络，化痰止咳。

4. 骨头

骨头营养胜过肉。骨头钙的含量非常高，它有无数海绵状的细孔，这里储藏着丰富的营养。把猪骨头与鲜猪肉的营养成分作比较，猪骨头的蛋白质、铁、钠含量和产生的能量远远高于鲜肉。蛋白质高出奶粉23%，是猪肉的2倍，高出牛肉61%，是鸡蛋的1倍多。至于磷、钙含量更是其他食物所不能比拟的，并且它的营养成分比植物性食物更易被人体吸收。

5. 辣椒叶

辣椒叶含丰富的钙质、胡萝卜素、多种维生素和其他营养物质，味甜鲜嫩、口感好。常食辣椒叶能起到驱寒暖胃、补肝明目、减肥美容的作用。另外，适量吃辣椒叶还能促进胃液分泌，增进食欲，适用于胃弱、消化不良、肠胃胀气、胃中冷痛等症。

第四章 食疗养生的根本

第一节 调阴阳从饮食开始

阳胜则热，阴胜则寒

中医认为，疾病发生、发展的过程，就是正邪抗争，各有胜负的过程。这一过程可以用阴阳盛衰来解释。所谓阴阳偏衰，是指阴或阳低于正常水平的失衡，如果阴阳一方低于正常水平，而另一方保持正常水平，或双方都不同程度地低于正常水平，身体就会表现出虚证。阴不足则会阴虚生内热；阳不足则会阳虚生外寒；阴阳双方都不同程度地不足，则会虚寒、虚热并见或出现阴阳两虚。

身体阴阳失衡后，会表现出各种症状，主要有以下两种：

1. 阳胜则热

阳胜，指阳邪致病，导致机体机能亢奋，是体内阳气绝对亢盛的病理变化。阳主动、主升而为热，所以阳偏胜时，多见机体的机能活动亢奋、代谢亢进，机体反应性增强，热量过剩的病理状态。阳胜表现为阳证，也就是阳多阴少，一般表现的症状是口渴、发热、脉搏跳动快等，这类症状又称为热证。

2. 阴胜则寒

阴胜，是指阴邪致病，导致机体机能障碍，体内阴气绝对亢盛的病理变化。阴胜多由感受寒湿阴邪，或过食生冷，寒湿中阻，阳不制阴而致阴寒内盛。阴胜表现为阴证，也就是阴多阳少，一般表现的症状是口不渴、不发热、手足冷、脉搏跳动慢等，这类症状又称为寒证。

以上就是《黄帝内经》所说的"阳胜则热，阴胜则寒"，也是疾病发生的根本。因此，要想保持身体健康不生病，就要保持体内阴阳的平衡。一个人身体的各个方面只有保持恰到好处的平衡，生命才会显得有活力，生理机能才会更好，心理承受力才会更高。

粗细搭配：杂与精的平衡

人体健康一方面要不断吸收有益的养料，另一方面要不断地消除有害的废料，吐故纳新，生生不息。而排除废料，使胃肠"清洁"起来，就不得不求助于"粗食品"，也就是"多渣食品"。

"粗食品"能排除废料，使胃肠道"清洁"起来，因为它所含的粗成分叫膳食纤维，包括纤维素、半纤维素、果胶等。由于人体的消化道内没有消化膳食纤维的酶，所以对人体来说，是没有直接营养价值的。但是膳食纤维具有刺激胃肠蠕动、吸纳毒素、清洁肠道、预防疾病等多种功能，是其他营养素所无法替代的。如果长期偏食精细食品，会导致胃纳小、胃动力不足、消化力弱，其对儿童影响更大。所以出于对健康的考虑，要粗细搭配，尽可能多吃一些富含膳食纤维的食物，如糙米、标准粉以及纤维蔬菜（胡萝卜、扁豆、韭菜）等。当然，同一切营养素一样，食物纤维摄入量也不应过多，否则会影响矿物质的吸收。

生熟平衡：生熟阴阳互补才合理

熟食可使食物的消化利用率大大提高。作为主食的淀粉类食品，如米、面等，由于生淀粉外壳不易消化，煮熟后淀粉破裂而成糊状物，就容易被淀粉酶消化。如鸡蛋必须熟食，因为生蛋清含有抗生物素蛋白和抗胰蛋白酶，抗生物素蛋白能与生物素在肠内结合，形成难为人体消化、吸收的化合物，导致生物素缺乏，产生食欲缺乏、全身乏力、毛发脱落等症状；抗胰蛋白酶能降低胰蛋白的活性，妨碍蛋白质消化。鸡蛋煮熟后，上述两种有害物质因受热而被破坏，就不会起坏作用了。一些豆类蔬菜，如毛豆、蚕豆等以及马铃薯块茎，都含有可使红细胞凝集的有毒蛋白质，叫作凝集素，这种有毒蛋白质在烧熟煮透后即失活，毒性消失，所以以上食物不可生食，一定要煮熟烧透方可食用，否则会引起中毒，严重时可致死。

另外，每天生吃一些蔬菜瓜果，能摄取对人体有调节功能的活性物质。因为不少活性物质遇到较高温度（55～60℃甚至以上）就会失去活性，丧失调节功能。一些食物必须煮熟才能被机体消化吸收，而另一些食物煮熟后则会失去很多营养素。因此，能生吃的食物要尽量生吃，以保持维生素等营养素的活性。

荤素搭配：益寿延年的阴阳妙法

荤是指含有大量蛋白质、脂肪的动物性食物。素是指各种蔬菜、瓜果。二者要科学搭配，才可以让人既饱口福，又不至于因吃动物性食物过多而增加血液和心脏的负担。荤食和素食在营养结构上的互补性具有重要意义。荤食多了，血管脂肪沉积、变硬变脆，易患高血压、心脏病、脂肪肝；素食则可清除胆固醇在血管壁的沉积。但单纯吃素者，其蛋白质、磷脂、矿物质等摄入不足，不能很好地满足肝细胞的修复和维护健康所需。荤食的最大特点是含有人体的必需氨基酸和优质蛋白质；而素食中的植物蛋白质除大豆及豆制品外，其他所含必需氨基酸都不完全，蛋白质质量亦较差。此外，动物性食物比植物性食物富含钙、磷，容易被人体吸收，鱼、肝、蛋类含有素食中缺少的维生素A和维生素D；而素食中的维生素C和胡萝卜素则是荤食中常缺乏的，素食中粗纤维素很丰富，可促进肠蠕动。因此，只吃荤食会很容易造成习惯性便秘。荤食中有糖原，没有淀粉、纤维素、果胶；而素食中则有单糖、双糖、多糖及食物纤维等。荤食中几乎没有维生素C；素食中没有维生素A，只有维生素 A 原（即胡萝卜素）。除豆腐外，素菜中没有维生素 B_{12}，荤菜特别是动物肝脏中含有丰富的维生素 B_{12}。肉类可以提供丰富的蛋白质与脂肪，而蔬菜、水果则是多种维生素、矿物质及膳食纤维的来源，因此，二者缺一不可。

寒热平衡：热食伤骨，冷食伤肺

"饮食者，热无灼灼，寒无沧沧"，指出了膳食的冷热平衡。"食宜暖"，生冷食物进食过多会损伤脾、胃和肺气，微则为咳，甚则为泄。体虚胃寒的人，应少吃生冷食物，特别是在夏日更应慎重。民间也强调"饥时勿急，空腹忌冷"。反之，饮食也不可太热，否则易烫伤胃脘、咽喉。据报道，在食管癌高发区，居民就有喜饮热水、热粥的习惯。中医常说的寒者热之，热者寒之，就是要寒热平衡的意思。夏天炎热，适宜喝清凉解暑的绿豆汤；冬天严寒，一碗热腾腾的面汤会让人身心舒畅，维持膳食的寒热平衡，也是延年益寿的妙法。古代医学家孙思邈在《千金翼方》中指出："热食伤骨，冷食伤肺，热无灼唇，冷无冰齿。"所以，膳食应当注意冷热平衡。天冷的时候更要重视冷与热的平衡，因为容易出现体内蕴热的现象。因此，在冬季，对于肠胃健康的人来说，若能根据自己的身体情况，有选择地吃点"凉"的食物，就像让肠胃游一次"冬泳"，可以提升对寒冷的抵御能力。

要想从根本上解决体内蕴热的问题，吃"冷"是解决不了问题的，最好适当增加白萝卜、莲子、黄瓜、冬瓜、香蕉、橙子等凉性食物的摄入，并且养成每天吃点凉拌菜的习惯，以"应对"体内摄入的高热量、高油脂食物。

第二节　阴阳是总纲，寒热食物左右健康

观察颜色，辨别食物寒热

大家都知道上火应该多吃点凉性的食物，而身体虚寒就应该多补充些热性的食物，可是如何区分食物是属于凉性的还是热性的呢？一般情况下，可从食物的颜色、味道、生长环境、地理位置、生长季节几方面辨其寒热。

通过颜色辨寒热。一般而言，暖色的食物多是温热之性，而冷色的食物多是凉性。即黄色的、红色的食物，多为温性、热性；而白色的、青色的食物，多为寒性、凉性；黑色亦属于暖色，故黑色食物也多温补，如黑桑葚、黑蘑菇、何首乌等；西瓜、梨等色绿、色白者，多为凉性；而橘子、荔枝、香蕉、桂圆等色黄、色红者，多为温性。同样是糖类，白糖就是偏凉的，红糖就是温热的。女性在出现痛经、月经量少等症状时，熬上一碗生姜红糖水喝，症状就会明显改善；而白糖具有清热的作用，孩子感冒、发热、出疹子等，用乌梅与白糖煮水，给患儿喝就可以退热。

除了通过食物的颜色来辨别寒热属性，还可以用下面几种方法进行辨别：

（1）味苦、味酸的食物偏寒；味甜、味辛的食物性热。

味苦、味酸的食物有苦瓜、苦菜、芋头、梅子、木瓜等；味辛、味甜者，由于接受阳光照射的时间较长，所以性热，如大蒜、柿子、石榴等。

（2）水生植物偏寒；陆上植物偏热。

藕、海带、紫菜等为寒性，而长在陆地上的食物，如花生、土豆、山药、姜等，由于长期埋在土壤中，水分较少，故而性热。

（3）背阴食物偏寒；向阳植物偏热。

背阴朝北的食物吸收的湿气重，很少见到阳光，故而性偏寒，如蘑菇、木耳等。而生长在空中或有向阳性的食物，如向日葵、栗子等，由于接受光照充足，故性偏热。

（4）冬、夏季食物性寒；春、秋季食物性热。

在冬天生长的食物，因为寒气重，故而性偏寒，如大白菜、香菇、白萝卜、冬瓜等。在夏季生长的食物，由于接收的雨水较多，性亦偏寒，如西瓜、黄瓜、梨等。苹果、橙子等春、秋季食物多偏热性。

肉类食品的寒热性也很重要

植物类食物有寒热之分，肉类也有，而且肉类的寒热性对人体的影响更大一些。我们经常食用的肉类食物有飞禽类、牲畜类、海鲜类，大部分的肉类食物是热性，也有部分是寒凉的。在食用时，有的吃了大补气血，如母鸡等；但有的则容易伤人，如螃蟹；有的阴虚体质适于食用，有的则阳虚体质适于食用。因此，在食用之前，最好能辨别清楚其寒热之性。

《黄帝内经》中说"阴静阳躁"，即安静少动的，多属于阴性、寒性、凉性，躁动多动的，多属于热性、温性。我们细究一下，其实多数肉类均符合这一规律。

1. 飞禽类

凡山珍、飞禽，多是热性、温性的，因其善飞善动的特性，造成了其属阳的特征。根据古代医书记载，禽类中只有鸭肉与鹅肉偏凉，这可能与其常年生活在水中有关。

2. 牲畜类

牲畜类的肉食也多是热性、温性的，按照"阴静阳躁"的理论，越善于活动的，阳热之性越强，温性越大。所以就我们经常食用的牲畜肉类进行温热之性排序，则依次为羊肉、牛肉（因为羊比牛更好动，跑得快）、猪肉（牲畜类肉食中不多见的凉性之品，因为猪最懒动，且生存环境多潮湿，所以其肉质为阴凉之性，人们常说："鱼生火，肉生痰。"这个肉显然是指猪肉，因为只有猪肉是凉性，容易伤脾胃阳气，滋生痰饮）。

3. 海鲜类

海鲜类生物由于长期生活在海水中，环境寒冷，所以海生物多数为咸寒之品，但根据其存在状态的动静不同，海鲜的寒热也有差异。凡善游动的海鲜，多数属于温热的，如所有的鱼类、虾类；而那些静止不动的，或少动的，则多为寒性或者凉性，如蛤蜊、海螺、生蚝、螃蟹、鳖、龟、海参等。我们平时食用蛤蜊、海螺、生蚝、螃蟹需蘸生姜汁才行，否则食后容易胃脘不适，但食用过度也会出现胃部不适，这就是因为这些食物多为寒凉的食物；而鳖、龟在炖服时亦需要加入适量的姜、葱等，以此制约其寒凉之性，达到补阴血之用，龟板、鳖甲就是常用的滋补肾阴之品。

牛肉性温，食用重在寒热搭配

《黄帝内经》在五畜的记载中，认为牛肉是"甘"味，入脾。而脾胃生化的气血，正是补养人体五脏六腑的营养来源。所以，凡属于甘味、入脾的食物，一般均有很强的补养作用，能化生气血，对五脏六腑都有营养功能。因此，属于甘味的牛肉可以用于补益人体所有的脏气，益增气力，生养气血。但由于牛肉生长周期长，肉质比较坚实，虽然口感很香，但不易消化，所以，体质壮实或健康人更适合食用。牛肉是温热性肉食类，最常见的吃法就是用白萝卜炖即萝卜牛腩，或者与番茄一起炖即番茄牛腩。番茄为酸凉之性，白萝卜为辛凉之性，二者与牛肉一起炖煮，汤和肉就不会有明显的寒热之性而趋于中性，所以一般人吃了，可以存其补养之性而不会上火，以致出现咽痛、鼻干、出血等症状。但如果用牛肉涮火锅，锅底都是花椒、辣椒、陈皮等，牛肉的温性就加重了，人吃了就容易上火，体质虚弱者更容易出现多种不适。所以，要善于将寒凉的食物与温热的食物搭配，这样就性质平和了。另外，对付阳虚体质，羊肉也可以帮上大忙。选取当归50克，生姜200克，羊肉500克，食盐适量。将当归、生姜洗净后切成大片备用。羊肉洗净后切成2厘米见方的肉块，放入沸水锅中氽去血水后，捞出凉凉。将羊肉、当归、生姜放入砂锅中，加适量清水，置文火上煮沸，捞去浮沫，改用文火炖至肉烂，加入食盐即成。每周一次，佐餐，食肉喝汤。

当归有调血的作用，为女科要药，有思夫之意，故有当归之名。此膳可补阳散寒，用于产后腹部冷痛、四肢不温、腰膝酸冷、免疫力低下等阳虚之人。

鸭鹅水中游，故为寒凉食

鸭和鹅都生活在水中，所以属于凉性的食物。

古医书记载鸭肉"味甘，冷，无毒。补内虚，消毒热，利水道及治小儿热惊痫"。后世认为，鸭肉性凉，有补益五脏之阴，清虚劳之热，补血、利水、养胃生津的作用，以雄性肥大者为上。

鸭肉粥、鸭架汤等，清凉滋阴，对体质虚弱者、气血不足者、肺阴虚者、糖尿病患者，以及老年人等尤为适宜。同时，鸭肉性凉，夏季老人进补，炖鸭肉是非常好的一道菜。鹅肉味道也是非常鲜美的，《本草纲目》记载，鹅有"发痼疾"的特性，即容易使人旧病发作。《本草求真》言："鹅肉发风发疮发毒，因其病多湿热，得此湿盛气塞外发热出者也。"关于鸭肉和鹅肉的日常食用方法有很多，这里我们推荐一道美味的食谱——糟鹅掌鸭信。

《宋氏养生部》说："糟熟鹅、鸡同掌、跖、翅、肝、肺，同兽属。鹅全体剖四轩，糟封之，能留久，宜冬月。"鹅掌，能益气补虚、和胃消渴，鸭信即鸭舌，能滋阴健胃。具体的制作方法如下：

将鹅掌及鸭舌煮熟，剔去骨头，然后放入锅中，用鸡汤煮。如果喜食烂软，煮的时间可以长一些。捞出后用麻油、盐、黄酒等拌匀，浸渍5小时即可。装盘时淋上少许香油，口味更佳。

吃对凉性食物不生病

我们知道，热性食物是冬季的首选，凉性食物是夏季的首选，可是这并不代表我们所有的习惯都受限于此。

1. 冬天可适当"吃凉"

对于那些肠胃健康的人来说，冬天适当喝些凉开水，吃一些凉性食物，也是有益于身体的。

冬天天气寒冷，人们喜欢吃热量高的油腻食物，再加上平时户外运动较少，导致人们极易发胖，尤其是胸、腹部和臀部。此时，如果我们能适当吃一些凉性食物，如白萝卜、莲子、黄瓜、冬瓜、香蕉等，这样不仅有利于减肥，还可以提升对寒冷的抵御能力。

除了适当吃一些凉性食物外，我们每天还要养成吃点凉拌菜的习惯，以"应对"体内摄入的高热量、高油脂食物。此外，身体健康之人若冬季每天少量喝点凉开水，有预防感冒和咽喉炎的作用。

需要注意的是，凉性食物并不适用于所有的人。脾胃虚寒者不宜进食寒性食物和凉性补药，他们需要吃一些热性食物。同时，应注意进补不要过量。

2. 夏天"吃凉"讲技巧

夏天到了，人们会吃一些凉性退火的食物来消火，如西瓜、椰子、香瓜、哈密瓜、甘蔗等都有清凉退火的作用。当然，这些退火的凉性食品，需要适量摄取。对于本身属于虚寒体质的人来说，退火的东西不宜吃太多。

需要注意的是，在夏日里冷饮也不是随便吃的。其实夏季吃冷饮并不能真正达到解热的作用。吃冷饮常会伴随其他甜食，吃后体内代谢比吃前还要高，即所谓的"摄食产热效应"。吃冷饮虽会感觉一时凉快，但实际身体需要动员更大的能量来复原，反而更容易上火。

治愈畏寒，离不了食养

生活中，有不少人特别畏寒，常被人说是"火力差"，没有抵抗力。畏寒是肢体怕冷的一种临床症状，常伴手脚发凉，腰凉背酸难以入眠等。

畏寒的程度因人而异，这种寒凉是由内而外发出的，所以不管外界的温度如何，依旧怕冷。症状严重的人，即使在高温的季节还是要穿厚袜子，并且仍旧能感觉到腰部顺着脊柱有凉气产生，出的汗也是冷汗、虚汗。

对此，我国古代医书中早有记载，总体上是建议这样的人多吃一些温热的食物，如李时珍的《本草纲目》中就记载了用人参进补的方法。人参的作用在于补五脏，益六腑，安精神，健脾补肺，益气生津，大补人体之元气，有强壮作用，使身体对多种致病因子的抵抗力增强，改善食欲和睡眠，并能降低血糖、抗毒、抗癌，提升人体对缺氧的耐受能力。

用人参和白酒配制的药酒能治虚劳羸瘦，气短懒言，脉软而无力，四肢倦怠，脾胃不健，面色萎黄，喜暖畏寒，自汗乏力。这些症状大多与经期内虚寒体质的女性症状相吻合。依据自身情况，可以在医生的建议下尝试。

需要准备的材料：人参30克，白酒1200毫升。用纱布缝一个与人参大小相当的袋子，将人参装入，缝口；然后放入酒中浸泡数日；之后倒入砂锅内，在微火上煮，将酒煮至500～700毫升时，倒入瓶内，将其密封，冷却，存放备用。每次服用10～30毫升，每日1次（上午服用为佳）。

研究还发现，女性在寒冷环境中调节体温或保持体温的能力，与她们每日从饮食中摄取铁元素的多少有关。因此，经期内的女性在冬季可适量多吃些含铁丰富的食物，例如木耳、海带、紫菜、豆制品、猪肝、瘦肉、蛋类等。但需要注意的是，人体摄铁，重在适量。除缺铁性贫血患者外，不必额外补铁。

除了上面说到的药酒和注意铁的摄入，以下食疗方对女性经期内畏寒也有显著的疗效。

（1）赤豆黑枣粥。

选取赤豆 50 克，黑枣 1 枚去核，糯米适量。先将赤豆煮软，再加入黑枣、糯米煮成粥。食用时加适量白糖，每天吃一小碗，可长期服食，治疗老年畏寒。

（2）参芪清蒸鸡。

选取人参 10 克，黄芪 15 克，童子鸡 1 只。将鸡宰杀洗净，去内脏，再将人参、黄芪放入鸡的体内缝合，入锅加葱、姜、料酒、盐及少量清水清蒸。以饮鸡汁为主，可连续蒸 2～3 次，具有滋补之功效，可提高人体免疫力。

可见，食疗作为古老的养生方式在今日依旧具有极大的实用价值。女人要想美丽幸福，就要学会"养"，而女人养生的根本在于体内的调和。对于特殊时期的体内调养尤其需要重视，因为这关乎女人一生的幸福与安康。

远离秋燥，少吃热性食物

每年秋天，陈女士都会有这样的感觉：皮肤紧绷，且经常起皮脱屑，原来乌黑漂亮的头发变得干枯无光泽，嘴唇也变得异常干燥，有时还会感觉鼻咽燥得冒火，经常便秘。这是怎么回事呢？原来陈女士平时喜欢吃葱、姜等辛辣的热性食物，一年四季都是如此，殊不知，秋天原本干燥，这样更会助燥伤阴，加重秋燥。怎么办呢？其实最好的调养方法就是改善饮食。合理的饮食可以养阴防燥，平衡阴阳，还可以预防秋燥引起的某些疾病。

（1）要改善秋燥，首要的就是少吃辛辣煎炸的热性食物。大蒜、韭菜、葱、姜、八角、茴香等辛热的食物和调味品一定要少吃。

（2）多饮白开水、淡茶、果汁饮料、豆浆、牛奶等流质食物，以养阴润燥，弥补损失的阴液，但在饮用饮料时，以少量频饮为佳。

（3）多吃养阴、生津、润燥的食物，如新鲜蔬菜和水果。秋燥最容易伤人的津液。多数蔬菜、水果有生津润燥、消热通便之功效。此外，蜂蜜、百合、莲子等清补之品，也是对付秋燥的有力武器。

阴型肥胖者可多选温性食物

我们知道，温性食物能使身体生热，机能兴奋，活力增加，适合寒性体质者吃，可改善其衰退沉滞、贫血萎缩的机能。对于阴型肥胖者来说，温性食物也是他们的减肥佳品。

什么样的肥胖属于阴型肥胖呢？其主要特征是：下半身肥胖；肌肉松软；容易痰多、水肿；吃得少也不瘦；手脚冰冷。

阴型肥胖者是属于"省能源"型的人，热量很容易囤积在体内。所以这类人首先要注意的是尽量避免吃冷的东西，应多吃温性食物，最好是吃会使人发汗的食物，这也是"靠吃减肥"的诀窍。如果体内的基础代谢功能活跃，会比较容易引起脂肪的燃烧，有利于减肥。总而言之，我们在选择所吃的食物时最好能选择适合身体状况、疾病症状，以及符合季节的食物。比如，有贫血倾向的人，身体容易发冷的人，还有体质属于阴性的人，最好食用"温"和"热"的食物。相反，经常头晕以及血压高的人，最好以寒性食物来解除体内的热度。

第三节　饮食调养气血——气畅血足，阴阳才平衡

检测你的身体处于哪种气血水平

阴阳在人体上主要表现为两个方面：一是寒热，一是气血。寒为阴，热为阳；血为阴，气为阳。一个人只有阴阳平衡了，寒热才能平衡，气血才会通畅。一般，人体的血气能量依高低水平分为五个等级，我们可以根据自己身体的状态，判断一下自己的气血水平。

1. 健康水平

中医认为，健康的人各方面都很平衡，不偏阴也不偏阳，不偏虚也不偏实，因此平衡是中医追求的目标。处于健康水平的人体特征是身材匀称，脸色红润，脾气温和，作息规律。这时人体有很强的防御力量，各种外来的疾病不容易侵入，不容易生病。这样的人一般很少见。

2. 阳虚水平

睡眠太晚，或长期营养不良都会造成血气下降而低于健康水平，这时人体抵抗疾病的能力和抵抗疾病侵入的能力相当弱。有外来的疾病侵入时，人体仍有能力抵抗，但不能很快地击退疾病，会在人体的各个器官发生激烈的"战事"，因此会出现各种各样的症状。一般经常感冒甚至发烧的人，或者有过敏性体质的人，血气水平都处在这个等级。

3. 阴虚水平

如果血气下降的趋势长期不能扭转，血气降至低于阳虚的下限后，由于人体的能量太低，诊断维修系统无法完全正常工作，疾病入侵或器官的损伤如没到危急时刻，就暂时将之搁置。这时的血气只够维持日常工作或活动的

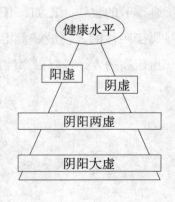

需要，疾病入侵时人体不会进行抵抗。因此也不会出现疾病症状，但是其会在人体的肤色、体形及五官上留下痕迹。

4. 阴阳两虚水平

由阴虚的状况继续消耗能量，等到储存的能量即将用尽的时候，就到了"阴阳两虚"的水平，这时人体会经常处于疲倦的状态。这个时候人体为了取得必要的能量，会到肌肉里或其他部位，汲取能量。

这时的"能量用尽"，指的是在安全库存的范围内的低水平，不是真的完全用尽。人体的能量透支到了这个水平，会暂时停止能量的透支，使身体出现很容易疲倦的状态，强迫人体休息，这是一种人体的自我保护措施。

5. 阴阳大虚水平

由阴阳两虚的血气水平再继续下降，最终就会血气枯竭。这时人体血气虚亏导致肝火旺，夜间难以入睡，越晚精神越好。这个阶段的肝火旺，所透支的能量超过了人体安全库存的下限，身体已经到了山穷水尽的阶段，才会不得不透支各种可能转化的能量。这时越不睡觉，人越虚，肝火越旺，形成恶性循环。由于胆经阻塞引起胆汁不分泌，所吃食物无法转化为造血材料，营养难以吸收。这个阶段的患者，失去控制五脏六腑的能力，会发生非常严重的疾病，例如各种癌症、肾衰竭、中风等。

人的气血水平不是一成不变的，它会随着我们的健康状况上升或者下降，在血气上升和下降时都会出现生病的症状，在治疗时要辨证施治。

人体的血气下降，速度很慢，数以十年计，但是上升却很快，数以月计。每天早睡早起，勤敲胆经，都是调养血气的好办法。一般经过一个月的调养，自身就会有体力和精神明显改善的感觉。经过四五个月，就能从气色上看出明显的差异。

活血化瘀，多吃糯米甜醋炖猪脚

现在生活便捷了，夏有空调，冬有暖气。尤其是夏季，本来就是要出汗发散的季节，可是人们却躲到空调房里。结果，日子久了，体内血液瘀滞，身体就开始出现病症。

如果你是血瘀体质，自然就要活血化瘀，中医活血化瘀的法子特别多，很多的中药都有活血的功效，如三七、桃仁、当归、川芎、益母草等，都是比较常用的活血化瘀药。在这个基础上，古代名医们还创制了一系列活血化瘀的方剂，如血府逐瘀汤、少腹逐瘀汤、生化汤等，这些方子直到现在还用来治疗各种瘀血和瘀血体质酿成的各种疾病。不过，方剂一定得在医生的指导下才可使用，不能自己乱服，否则会产生不良反应。

药方不能乱用，怎么办呢？这里，给大家推荐一个食疗方，同样可以起到活血化瘀的作用——糯米甜醋炖猪脚。其做法为：

将猪脚洗净，切成小块，先用开水焯一下，去一去血水，放进锅里。在锅里倒上半瓶糯米甜醋，然后再搁几块去皮生姜（注意：不要切片），再加 3～5 个去皮熟鸡蛋，最后加入清水。就这样，煮开后小火炖三四小时即可。喝汤吃猪脚、鸡蛋，每天可以吃上一小碗。

这个方子，对于有痛经、月经延后、月经瘀血块多、乳腺增生、子宫肌瘤、黄褐斑等病症的血瘀体质女性来说特别合适，吃起来特别舒服，吃完周身通泰。不过需要注意的是，它只适合冬天吃，其他季节吃容易上火，而且湿热、阴虚内热的人尤其不能吃。

除此之外，适合血瘀体质者吃的东西还有很多，各类品种的都有，而且不同种类虽然都有活血化瘀之功，但却各有其针对的症状。比如，蔬菜类的韭菜、洋葱、大蒜、生姜等，适合血瘀体质者冬季或阳虚兼血瘀体质者食用，但如果吃后出现眼屎增多、眼睛模糊，说明吃得太多了，或者吃得不合时宜（晚上或春夏吃多了）；生藕、木耳、竹笋、紫皮茄子、魔芋等，适合血瘀体质人群夏天食用。水产类的螃蟹主要用于消散外伤后遗留的瘀血，海参对于血瘀体质引起的形体干枯、皮肤干燥效果不错。果品类的山楂有健胃消食、软化血管的作用，适用于血瘀体质引起的肥胖兼瘀血、慢性心脑血管疾病的调养。

我们都知道，酒也能活血，但血瘀体质的人要少喝，因为酒能伤肝，活血短暂，伤肝永久，得不偿失。建议女性血瘀体质者适当喝一点红葡萄酒、糯米甜酒，既可活血化瘀，又对肝脏构不成严重影响。尤其对痛经、经血紫暗、月经血块多、月经延迟的人来说，调养效果非常好。

红小豆：补虚补血的良药

中医认为，红小豆味甘性平，具有除热毒、消胀满、利尿、通乳、补血之功效，主治心肾脏器水肿、腮腺炎、痈肿脓血、乳汁不通等症，外敷治扭伤、血肿及热毒痈肿等病症。《本草纲目》中说，红小豆"治产难，通乳汁。和鲤鱼、鲫鱼、黄雌鸡煮食，并能利水消肿"。

王小姐是位苗条淑女。身高 1.65 米，体重只有 45 千克，脸色苍白。大家都喊她"冷美人"，她总是让人感觉有一股冷冷的寒气包围。王小姐说自己每天都是有气无力的，感觉很疲惫，觉得身体里没有足够的能量以供消耗。她吃过不少的补品，跑过几十家中医院，可体内的气血就是补不上来。后来得到小区邻居给的一个偏方——四红方，服用后才有改善。具体做法如下：

红小豆、花生仁、红枣等份，适当加点红糖，放在砂锅里煮烂，搁在冰箱里冻上。每天早上拿一块儿用沸水一泡，吃下去，坚持下去疗效很好。

治孕妇乳汁不通时，可用适量红小豆，加水煮汤，代茶喝，或者用红小豆加大米煮粥吃。王小姐坚持吃了两个月，就感觉好了很多，脸色也红润了。同事都以为她有什么天大的喜事降临了呢。此外，肝硬化患者的身体也呈现一种血虚的状态，有一个食疗方特别好，就是鲫鱼或鲤鱼加红豆煮汤。具体做法如下：

选取红豆100克、红枣4个、陈皮1/4个、鲤鱼1条（约500克）、生姜3片。将各配料洗净、浸泡，红枣去核，鲤鱼宰杀洗净，去脏杂，置油锅煎至微黄。一起与生姜放进瓦煲内，加水2500毫升（10碗量），武火煲沸，改文火煲2小时，调入适量食盐便可，此量可供3~4人用。

鲫鱼或鲤鱼里面含有非常多的支链氨基酸，有助于改善肝功能，而红小豆有滤水的功能，可以帮助肾脏排水，还可以消除水肿。鲫鱼或鲤鱼红豆汤中还含有很多优质蛋白，可以给肝脏补充营养。

阿胶是补血的圣药

阿胶在中医药学上已经有两千多年的历史了，其实最早制作阿胶的原料不是驴皮而是牛皮，秦汉时期的医药学著作《神农本草经》记载："煮牛皮作之。"阿胶因其在滋补和药用方面的神奇功效而受到历代帝王的青睐，被列为贡品之一，故有"贡阿胶"之称。

关于阿胶的由来有这样一个传说。在2000年前，有一对夫妻，阿铭和阿娇，他们的日子过得还算富裕。因为阿娇分娩后气血损失过多，身体特别虚弱，阿铭听说驴肉的营养特别丰富，就宰杀了一头驴给阿娇补养身体。可是驴肉的香味吸引了煮肉的伙计，他们一拥而上把驴肉吃光了。因为没有办法交差，他们只好把驴皮放入锅中煮了半天，等驴皮凉了之后凝结成胶块拿给阿娇吃。阿娇吃了胶块后，变得脸色红润、气血充沛，不过几日，身体便奇迹般地恢复了。后来，分吃驴肉的伙计的妻子分娩后也患上了和阿娇相似的疾病，那个伙计以同样的方法让妻子进食驴胶，结果身体恢复得很快。从此，阿娇和阿铭就以出售驴胶为生，生意十分火爆。

中医认为，阿胶含有丰富的动物胶，氮、钙、硫等矿物质和多种氨基酸，具有补血止血、滋阴润肺等功效，特别是在补血方面的作用更加突出，在治疗各种原因导致的出血、贫血、眩晕、心悸等症状时效果卓著。

唐代诗人白居易在《长恨歌》中有云："春寒赐浴华清池，温泉水滑洗凝脂。""凝脂"就是说杨贵妃的皮肤非常细嫩光滑。为何杨贵妃会有令众多女性羡慕的肌肤呢？唐朝诗人肖行澡一语道破天机："暗服阿胶不肯道，却说生来为君容。"为了皮肤细腻光滑，杨贵妃每天都吃阿胶。

随着生活节奏的加快，竞争压力的加剧，当今社会的女性过早地出现了月经不调、痛经、肌肤暗淡无光、脸上长色斑等现象。如何使自己的皮肤变好，以恢复青春靓丽的面容和窈窕的身材，需要从根本上延缓衰老使青春常驻。还要从内部调理开始，通过补血理气，调整营养平衡来塑造靓丽女人，而补血理血的首选之食就是阿胶，因为阿胶能从根本上解决气血不足的问题，同时改善血红细胞的新陈代谢，加强真皮细胞的保水功能，才能实现女人自内而外的美丽。

关于阿胶的食用方法有很多，这里给大家介绍一款比较简单的做法：

选取阿胶 30 克，糯米 30 ～ 50 克。将阿胶捣碎，炒，令黄；然后将糯米熬成粥，临熟时将阿胶末倒入搅匀即可，晨起或晚睡前食用。这款药膳可养颜、嫩肤、止血、安胎。

在使用阿胶时，还要注意两点：不要服用刚熬制的新阿胶，在阴干处放三年方可食用；要在确认阿胶是真品后才可食用，以防服用假阿胶引起身体不适。

补血乌发找花生

花生是世界公认的健康食品，在我国花生被认为是"十大长寿食品"之一。中医认为花生的功效是调和脾胃，补血止血，降压降脂。

其中"补血止血"的作用主要就是花生那层红衣的功劳。中医理论认为，"脾统血"，气虚的人容易出血，花生红衣正是因为能够补脾胃之气，所以能起到养血止血的作用，这在中医上叫"补气止血"。西医认为，花生红衣能抑制纤维蛋白的溶解，增加血小板的含量，改善血小板的质量，改善凝血因子的缺陷，加强毛细血管的收缩机能，促进骨髓造血机能，所以对各种出血及出血引起的贫血、再生障碍性贫血等疾病有明显效果。尤其是处于经期、孕期、产后和哺乳期的女性更应该常吃、多吃花生，因为处在这几个时期的女性失血和消耗营养较多，花生红衣对于她们养血、补血很有好处。同时，花生红衣还有生发、乌发的效果。中医认为，"发者血之余"，脱发、白发是因为血亏，使发不得滋养所致。而花生红衣养血、补血，能使人的头发更加乌黑靓丽。

但再好的食物也并不适合所有人吃，中老年人吃花生也并非"百无禁忌"。比如有些跌打瘀肿的病人，就不宜吃花生。花生红衣能止血、促进凝血，跌打损伤、血脉瘀滞者吃得过多，会出现血瘀难散，加重瘀肿。还有的中老年人消化功能不好，"脾弱便溏"，不宜吃花生，因为花生中含有丰富的油脂，有缓泻作用，会加重腹泻。另外，因为花生中含有的油脂多，需要多耗胆汁去助其消化，所以那些做过胆囊切除手术或患有严重胆病的中老年人，也不宜多吃花生。

告别贫血，加强营养是关键

健康美丽、富有青春活力，对每个人来说，都是永远追求的目标。但现实生活中因种种原因，导致人们无法实现这个梦想，其中最大的"敌人"便是贫血。一旦患上了贫血，随之而来的便是面容憔悴、苍白无力、头昏眼花等。如果长期不注意调理，还会让许多疾病乘虚而入，引起身体的各种问题，威胁健康，因此危害不可谓不大。

铁是组成红细胞中血红蛋白的重要成分，红细胞携带氧气的功能是依靠铁完成的，所以，食物中若长期缺铁就会引起贫血。铁的来源广泛，瘦肉、蛋黄、鱼类、母乳等都含有丰富的铁。植物性食品中，大枣、山楂、核桃、草莓等含铁较多。

　　铜是人体必需的微量元素，它在人体内参与机体一系列复杂的生化过程。它参与血细胞中铜蛋白的组成，与微量元素铁有相互依赖的关系，是体内铁元素吸收、利用、运转及红细胞生成等生理代谢的催化剂。此外，铜还参与造血和铁的代谢过程，如果缺少它，就会导致造血机能发生障碍。这时，即使机体内有充足的铁，也会引起贫血。因此，要多吃含铜丰富的食物，如鱼、蛋黄、豆类、核桃、花生、葵花子、芝麻、蘑菇、菠菜、杏仁、茄子、稻米、小麦、牛奶等。

　　叶酸、维生素 B_{12} 及维生素 C 虽然不是构成红细胞的成分，但红细胞离开这些物质就不能成熟，因此，缺少这些维生素也会影响造血功能，甚至引起贫血。新鲜蔬菜特别是绿叶蔬菜及水果中，叶酸及维生素 C 含量丰富。肉类、鱼、糙米等食物中，维生素 B_{12} 含量丰富。

　　蛋白质也是造血的重要原料。一个体重为 50～60 千克的成年人，每天需要摄入 50～60 克蛋白质。因此可适当食用一些奶及奶制品、蛋类及瘦肉。

　　药膳疗法是贫血病有效的辅助治疗方法，黄芪鸡汁粥、红枣木耳汤、豆腐猪血汤等药膳方效果显著，贫血者宜经常食用。

　　（1）黄芪鸡汁粥。

　　选取重 1000～1500 克的母鸡 1 只，黄芪 15 克，大米 100 克。将母鸡剖洗干净，浓煎鸡汁，将黄芪煎汁，加入大米 100 克煮粥。此款粥膳益气血，填精髓，适于体虚、气血双亏、营养不良的贫血患者。

　　（2）红枣木耳汤。

　　选取木耳 15 克，红枣 15 个。将木耳、红枣用温水泡发放入小碗中，加水和适量冰糖，再将碗放置蒸锅中，蒸 1 小时。此款粥膳具有清热补血的作用，适用于贫血患者。

　　（3）豆腐猪血汤。

　　选取豆腐 250 克，猪血（羊血、牛血也可）400 克，大枣 10 枚。将大枣洗净，与豆腐、猪血同放入锅中，加适量水，煎煮成汤。此款粥膳具有补血的作用，适用于产后妇女贫血。

另外，贫血者最好不要喝茶，多喝茶只会使贫血症状加重。因为茶中含有鞣酸，饮后易形成不溶性鞣酸铁，从而阻碍铁的吸收。其次，牛奶及一些中和胃酸的药物会阻碍铁质的吸收，所以尽量不要和含铁的食物一起食用。

鸡肉馄饨补气血，可使"泻立停"

拉肚子这种小毛病很多人都碰到过。其实比较轻微的腹泻，可以排出体内的湿气和毒素，对人体是有好处的。比如你吃了太多油腻的东西，或者饮食不干净，腹泻就是身体正常的保护反应。但是长期频繁的腹泻，就要警惕了。一般人遇到这种情况会吃止泻药，但药对有些人却没什么效果，这是为什么呢？

庄先生是一家大型合资企业的中方老总，有一阵子总是腹泻，去医院开了很多止泻药吃，却还是没什么效果。有几次在与重要客户谈判的时候，腹痛难忍，不得不中途退场。他既担心自己的健康，更担心因为身体原因影响工作，所以抽空去看了中医。在大夫面前的庄先生，脸色苍白、精神疲乏。大夫询问之下得知他们公司最近受到金融危机的冲击，失去了很多重要客户。庄先生很着急，经常带着员工加班，忙个不停，饮食也不规律，有时忙到凌晨才吃东西。这种情况持续一段时间后，他就开始腹泻了。大夫告诉庄先生，他的腹泻与身体的虚损有很大关系。身体气血消耗太大，胃气也虚损，就很容易导致消化不良、腹泻等一系列的毛病。这种状况下单纯止泻是没有用的，必须先补气血。大夫给他开了一个方子，让他吃鸡肉馄饨。

鸡肉馄饨在《本草纲目》中有记载："黄雌鸡肉五两、白面七两，作成馄饨，下五味煮熟，空腹吃。每天一次。"可以治"脾胃弱乏，面黄肌瘦"。鸡肉是补气的食物，人参、黄芪、红枣都是补益气血的佳品。鸡肉馄饨的做法如下：

选取鸡肉 150 克，人参 10 克，红枣 6 枚（去核），黄芪 10 克。将鸡肉剁碎做馅，和白面做成馄饨。人参、红枣、黄芪小火慢炖，然后用此汤煮馄饨。吃馄饨，喝汤。

在中医看来，腹泻是由于各种原因导致脾胃的运化失司，小肠受盛和大肠的传导功能失常所致。比如受到外界风寒湿热的侵袭，会使脾胃失调。尤其是湿，如果吃太多的冷饮，或者遇到雷雨季节，是很容易腹泻的。

另外，饮食不节与不洁也会导致腹泻。而情绪对肠胃的影响也很大，比如上文中的庄先生，很大的原因就是精神长期高度紧张，导致肠胃失调，最终造成脾胃虚弱，难以运化食物。没有了食物的滋养，气血就会受损。而气血失衡又加重了腹泻，如此恶性循环，当然会"一泻不止"。

地黄扶正气，服用辨生熟

地黄是中医常用之药，著名的"六味地黄丸"中就有这一成分。它又分为熟地黄、干地黄，功用各有不同：熟地黄善于补血，干地黄偏重滋阴。

熟地黄，又名熟地，为生地黄的炮制加工品。医书记载，熟地黄味甘，性微温，入肝、肾二经，有滋阴补血、益精填髓之功效，为临床补血要药。李时珍说它能"填骨髓，长肌肉，生精血，补五脏、内伤不足，通血脉，利耳目，黑须发，男子五劳七伤，女子伤中胞漏，经候不调，胎产百病"。生地黄味甘，性寒，入心、肝、肾三经，具有清热、生津、滋阴、养血之功效，既可祛邪，又扶正气。

李先生四十有余，是某企业总经理，最近一段日子总是感觉腰膝酸软，浑身没力气，还想能老来得子。妻子看到每天劳累不堪，消失了浩然正气的丈夫，痛在心口难开，每天中午都做一些好吃的饭菜，给他送到单位。有一次，李太太刚走进李先生单位，一位会计大姐看见她开玩笑说："都老夫老妻了还这么恩爱，真是让人羡慕、嫉妒啊！"李太太也不避讳她，就说了自己的苦衷。会计大姐一听，说："我先生前一阵也有过这种症状，经人推荐瞧了位中医。每天给他熬点地黄生姜粥，现在他的精神状态恢复了很多。"

生地黄汁可以养阴血而助血运。对于男性肾精虚亏和女性产后多虚、气血两亏有疗效，可用温中之姜汁、红糖以行血脉，用作早餐食用。但此粥不宜久食，只可做辅助调治之用。具体做法是：

取生地黄汁 15 克，生姜汁 20 滴，粳米 50 克，红糖适量。将粳米做粥，粥快要熟的时候加入地黄汁、生姜汁，搅匀即可，食时加红糖少许。

生地黄能滋阴养心，配上能养血安神的枣仁，对失眠者很有效。不过大便溏软者不宜食。这款粥可做夜宵，能促进睡眠。

肥胖症，补气血才是治疗的根本

肥胖症是指人体内脂肪积聚过多，体重超过标准体重 20% 以上。肥胖之人脂肪多，不容易散热，夏天多汗，容易中暑和长痱子。由于体重增加，足弓消失，即使走路不多，也容易出现腰酸、腿痛等症状。尤其在活动后，经常会出现心慌、气短、疲乏、多汗等症，所以人们常常用"虚胖"形容患肥胖症的人。胖人的虚只能用补来解决。

有句话叫"血虚怕冷，气虚怕饿"。血少的人容易发冷，而气虚的人容易饿，总想吃。针对这种食欲旺盛的情况，最好的方法是补气。平常用十几片黄芪泡水喝，每晚少吃饭，用 10 颗桂圆、10 枚红枣（这里的红枣是炒黑的枣）煮水喝，这样既不至于因为晚上吃得少感到饿，同时红枣和桂圆又补了气血。另外，平时要多吃海虾，这也是补气、补肾的好方法。当把气补足后，就会发现能很好地控制饭量了，不会老是觉得饿了。坚持一段时间，体重就会逐渐下降。

对于那些吃得少，也不容易饿的胖人来说，发胖是因为血虚，平时要多吃鳝鱼、黑米糊、海虾，同时多吃牛肉，自然就会有劲。气血补足了，肥胖的赘肉自然就消失了。另外用按摩的方法也可以减肥：

　　每天早上醒来后将手臂内侧的肺经来回慢慢搓 100 下，再搓大腿上的胃经和脾经各 50 下，能有效地促进胃肠道的消化、吸收功能，并能促进排便，及时排出身体内的毒素与废物。中午的时候搓手臂内侧的心经，上下来回慢慢地搓 100 下，然后再在腰部肾俞穴搓 100 下，因为中午是阳气最旺盛的时候，这时是补肾、强肾的最好时机。晚上临睡前在手臂外侧中间的三焦经上来回搓 100 下，能有效地缓解全身各个脏器的疲劳，使睡眠质量提高，好的睡眠也是人体补血的关键。

　　所以，虚胖的人不妨试试用补的方法来减肥，在控制食量的基础上，吃那些最对症的食物，平时再辅之以按摩和运动，坚持下去就能既减轻体重，又保持健康。

第四节　排阳毒，泄阴浊：出口处的阴阳管理

一补一泻维持平衡，才不会伤身

　　《黄帝内经》中说，平衡养生的方法有八个，即"汗、吐、下、和、温、清、消、补"。其中汗法是通过发汗以祛除外邪的一种治疗方法。吐法是通过引起呕吐祛除病邪的一种治疗方法，用于治疗痰涎、宿食或毒物停留在胸膈之上。而下法是通过泻下大便以祛除病邪的一种治疗方法，用于治疗实邪积滞肠胃，大便秘结不通的里实病症。和法是通过和解或调和作用以消除病邪的治疗方法。温法是通过温中散寒、回阳救逆等作用，使寒去阳复的一种治疗方法。清法是通过清解热邪的作用以祛除里热病邪的一种治疗方法。消法是通过消导和散结的作用，对气、血、痰、食、水、虫等所结成的有形之邪渐消缓散的一种治疗方法。补法则是通过补益人体气血阴阳的不足，增强机体抗病能力的一种治疗

方法。中医认为身体有阴、阳二气，若阴阳不平衡，就会上火。阳盛则热，热之极为火。但不是所有的火都是因为阳气太盛，阴虚也会导致火，不过这个火则是虚火。对待这两种火，办法是不一样的。实热要用清法，而虚火当用温补。这就是补、泻的不同。其他方法也一样，要重视人的体质强弱，如用消法，或先消后补，或先补后消，或消补兼施。列举这八大治法，可能有的读者会觉得略有些艰深难懂，其实养生的道理与治病的道理是相通的。简单说来就是既要补，又要泻。该补的时候补，该泻的时候泻。

进补如用兵，乱补会伤身

用食物进补有很多的好处，但进补必须遵照一定的法度，逾越它就可能达不到目的。尤其是有些人做事总是急功近利，什么事情都恨不能一步登天。这种态度也反映在养生上，有的人听说食补好处多，就吃一些膏粱厚味、肥腻荤腥之物，再者就是买一大堆保健品，恨不得一下子就把身体补好。其实，这些进补的方法是不科学的，不仅对身体没好处，甚至还会伤害身体。民间有谚："进补如用兵，乱补会伤身。"进补跟用兵一样，要用得巧、用得准才能击溃敌人，否则会给对方以可乘之机。下面我们就列举几个进补的误区，给大家提个醒。

1. 胡乱进补

并不是每个人都需要进补，所以在决定进补之前我们应该先了解一下自己属于何种体质，到底需不需要进补，需要进补的话，究竟是哪个脏腑有虚证。这样才能做到有的放矢，真正起到进补的作用，否则不仅浪费钱财，还会扰乱机体的平衡状态而导致疾病。

2. 补药越贵越好

中医认为，药物只要运用得当，大黄可以当补药；服药失准，人参也可成毒草。每种补药都有一定的对象和适应证，实用有效才是最好的。

3. 进补多多益善

关于进补,"多吃补药,有病治病,无病强身"的观点很流行,其实不管多好的补药,服用过量都会成为毒药,如过量服用参茸类补品,可引起腹胀、不思饮食等。

4. 过食滋腻厚味

冬令进补不宜过食滋腻厚味,应以易于消化为准则,在适当食用肉类进补的同时,也不要忽视蔬菜和水果。

5. 带病进补

有人认为在患病的时候要加大进补的力度,其实在感冒、发热、咳嗽等外感病症及急性病发作期,要暂缓进补;否则,不光病情迟迟得不到改善,甚至有恶化的危险。

6. 以药代食

对于营养不足而致虚损的人来说,不能完全以补药代替食物,应追根溯源,增加营养,平衡膳食与进补适当结合,才能达到恢复健康的目的。

7. 盲目忌口

冬季吃滋补药时,一般会有一些食物禁忌。但是,有的人在服用补药期间,怕犯忌,只吃白饭青菜,严格忌口,这是完全没必要的。盲目忌口会使人体摄入的营养失衡,导致发生其他疾病,反而起不到进补的作用。

一天一颗橙,排毒有良方

为了保持清醒的头脑应付一天的工作,很多人喜欢在出门前喝一些浓茶或者咖啡帮助提神。其实，刚开始这样做时还能起到一定效果，久而久之，人体就会对浓茶或者咖啡产生耐受性，之后他们再像以前那样喝一点浓茶或咖啡就没有多大作用了。

为此，他们不得不加大浓茶或者咖啡的饮用量，而浓茶或者咖啡用量的增大又会导致利尿，利尿太过会损伤阴津。橙子可作为浓茶和咖啡的替代品，因为橙子不仅能提神，还能帮助人体排毒，有利于人体健康，很适合开车的人食用。

开车族每天不得不忍受车内混浊空气产生的难闻异味，还会因吸入大量尾气而在体内积累大量的毒素。而橙子的香味本身就有提神的功效，开车族多吃橙子，能让其在芳香宜人的环境下，头脑清醒地驾驶车辆。而且橙子的果肉还含有大量的纤维素和果胶物质，这些物质有助于促进肠道蠕动，提高肠道的排便功能，及时将人体内的有害物质排出体外。此外，不需要开车通勤的人也应该常吃橙子，一般在饭后吃一个橙子或饮一杯橙汁，能够缓解油腻、消积食，还有止渴、醒酒的作用。橙子中含有大量的维生素C、维生素P，能够增强人体的免疫力，增加血管壁的弹性，并能降低血液中的胆固醇，尤其适用于那些患有高脂血症、高血压、动脉硬化者食用。

苦味变佳肴，排毒又清体

中国有"苦口良药""苦口婆心"的成语，"苦"在我国似乎并不是那么让人厌恶与害怕的。很多带苦味的食物都极具养生价值，能帮助身体排出毒素，有助于保持身体的健康。专家认为，苦味食物之所以有很高的养生健体价值，是因为这类食品多含有丰富的氨基酸、维生素、生物碱、苦味质等物质。还有一些苦味的植物，能为人体提供丰富的维生素，维生素对维持人体正常机能，杀灭癌细胞，预防癌症具有重要的作用。

很多人对苦味食物的了解也许只限于苦瓜，这大概是最明显的苦味食物了，但事实上，苦味食物有一个庞大的"家族"，其蔬菜类的成员有生菜、芥蓝、苦瓜、芹菜、苦笋、莜麦菜、莴苣、丝瓜等，食药兼用的干鲜类果品成员包括莲子心、薄荷叶、苦杏仁等。

　　苦味食物可以泄热通便排毒，还可以增进食欲。尤其是到了炎热的夏天，更应该多吃苦味的蔬菜，如苦瓜、莴苣、莜麦菜等，可以有效预防中暑。而且夏天天气湿热，大量出汗使人变得有些无精打采，且没有什么食欲，这时候吃一些苦味蔬菜果品，能去心火，有安神静心的功效。而且苦味能够刺激人的味蕾，增强人的食欲。

　　那么如何制作苦味蔬菜，才能使其更加美味可口呢？一般家庭在烹制苦味食品时都离不开煎、焗、炒、凉拌、蒸等，如果在里面加入一些肉或鸡蛋等，可以减轻苦味，让味道更加鲜美。对于大家最熟悉的苦味食物——苦瓜，无论是生吃、炒食、酱腌、冰镇都可以，而且其有一个很大的特点，就是无论你将它与任何菜类一起烹饪，都不用担心苦瓜的苦味会沾到其他菜上。

　　另外，要制作一盘美味可口的苦味菜，刀工也很重要。一些厨师在烹制苦瓜、苦笋、芥蓝等蔬菜的时候，会将其切成极薄的一片，这样再与其他蔬菜一起烹调，可以最大限度地降低苦味，又能很好地让配料入味。

　　如果你是一个对食物要求很高的人，追求色、香、味必须俱全的话，在烹调过程中，还要注意这些绿色的苦味菜即使经过切、煮、翻炒也须始终保持青翠的色泽。这一点需要制作菜肴的人有很好的做菜基本功，炒时要特别注意控制好火候，用猛火炒，熟后就立即出锅，而煮、煎、焗等做法就要注意控制烹调时间，才能使蔬菜脆而绿。

　　为了让大家在养生排毒的同时满足口腹之欲，下面再介绍一道苦味菜的新做法：

　　取芥蓝、瘦肉若干，蒜头、姜片、盐、鸡精少许。先将芥蓝洗净，将其梗切成薄片，将切好的瘦肉腌渍片刻，然后在锅内放入少量的油，先爆炒香蒜蓉后，再放入瘦肉翻炒，最后下芥蓝，猛火炒熟，便可装盘。

虽然苦味食物能够帮助大家排毒养身，但也需要适度食用。一次性吃太多的苦味食物，容易引起恶心、上吐下泻、败胃、消化不良等症状。这是因为苦味食物性寒，进入胃部会刺激胃部分泌更多的胃液甚至胃酸，造成胃痛或者胃酸过多，特别是患有胃溃疡的人，更不能多吃苦味食品，否则会加重病情。

素食清肠，养生新主张

很多人可能面临这样的困扰：面部长痤疮、排便不通畅，以及口臭。这确实是摧残人类形象的三大杀手。尽管自己很注意个人卫生，为什么还会出现上述令人尴尬的问题呢？其实，这可能是你的肠道在作怪。

肠道是夜以继日的工作者，我们每天吃进大量的食物，肠道就负责对其进行消化、吸收，将其中的养分输送到人体的其他各个器官，并把残留的物质排出体外，以维持生命正常运转，可以说是身体工作最繁重的器官。根据微生态学研究，肠道是人体内最大的微生态系统，其共有400多种菌群，掌管着人体70%以上的免疫功能，成为维护人体健康的天然屏障。肠道有如此重要的功能，但是很多人对胃肠的营养健康问题知道的并不多，对肠胃方面出现的问题也常常置之不理，认为只是一些小麻烦，任其自行修复。其实，肠道在排除体内残留物质、毒素方面有非常重要的作用，如果肠道出现了问题，就容易引起便秘，大量的毒素积攒体内，带来上述的尴尬问题，对人们的身心造成不良的影响。因此，要解决上述问题就要保持肠道的健康，最主要的就是要保持肠道的清洁。那么，如何才能保持肠道的清洁呢？

要做到肠道清洁，就要多吃富含膳食纤维的食物。膳食纤维能促进肠道蠕动，加快粪便排出，从而抑制肠道内有害细菌的活动，维护肠内微生态环境的平衡。因此，日常饮食中要多吃粗粮，有意识地增加膳食纤维的摄入量，例如我们常见的大米、玉米、小麦、大麦、青稞、燕麦、荞麦、薏仁等都是膳食纤维含量丰富的食物。但粗粮并非吃得越多越好，研究发现，饮食中以六分粗粮、四分细粮最为适宜；正常人吃粗粮的频率以每两天一次为宜。

另外，豆类对维护肠道微生态环境平衡也可以起到非常关键的作用，有上述不良症状的朋友不妨多吃一些豆类食物，例如绿豆、黄豆、红豆、黑豆等及其豆制品。但像臭豆腐、熏豆腐、油炸豆腐、卤制豆腐等加工食品，营养物质遭到破坏较多，卫生状况也不理想，应少吃。

除了粗粮之外，水果蔬菜也是清肠道、排肠毒的佳品。蔬菜与水果中都含有丰富的维生素、矿物质及膳食纤维，成人应每天摄取足量的蔬菜和水果。芹菜、花椰菜、莴苣、南瓜、豆苗及豆荚等都是常见的高纤蔬菜，苹果、橘子、草莓、樱桃、李子、葡萄、葡萄干、无花果、柿子等都是高纤水果；红薯（白薯）、马铃薯、芋头等都是高纤根茎类食物，这些都对肠道的健康有很好的功效，需要清肠道的人可以选择食用。

坚果类食物，如花生、腰果、开心果等，以及植物种子类食物，如葵花子、芝麻等，膳食纤维的含量也都较高，但是这两类食物的脂肪含量也较高（栗子、莲子除外），因此，要根据自身的状况慎重选择。

除此之外，还要严格控制某些食物的摄取量，例如肉类和糖类。肉类如果咀嚼不充分就不易消化，容易成为肠内腐败物的元凶；而糖类有利于细菌生长，特别是大肠杆菌，摄入过量的糖类将对肠道微生态环境平衡产生致命的危害。

茯苓能泻又能补，养护身体显神奇

茯苓是多孔菌科真菌，生长在赤松或马尾松的根上，可食用也可入药。医书记载，茯苓性平、味甘淡，功能是益脾安神、利水渗湿，主治脾虚泄泻、心悸失眠、水肿等症，能全方位地增强人体的免疫能力，被誉为中药"四君八珍"之一。

自古有"人过四十，阴气减半"之说，如果人的肝木之气得不到足够的阴精制约，就会导致头晕、手足摇动等肝风太过的症状出现。而茯苓，应坎水之精，恰好能够收敛巽木的外发之气，使它潜藏于坎水之中。所以，茯苓对于中老年人绝对是延年益寿的良药。

茯苓淡而能渗，甘而能补，能泻能补，称得上是两全其美。茯苓利水湿，可以治小便不利，又可以化痰止咳，同时又健脾胃，有宁心安神之功。而且它药性平和，不伤正气，所以既能扶正，又能祛邪。用茯苓做成的食物都很美味，如茯苓栗子粥。做法如下：

选取茯苓 15 克，栗子 25 克，大枣 10 个，粳米 100 克。加水先煮栗子、大枣、粳米；茯苓研末，待米半熟时徐徐加入，搅匀，煮至栗子熟透，可加糖调味食用。

茯苓可以宁心安神，麦冬养阴清心，粟米除烦热。这三者同煮可以用于心阴不足，心胸烦热，惊悸失眠，口干舌燥。

通则不痛，畅通经络首选丝瓜

丝瓜性平味甘，有通经络、行血脉、凉血解毒的功效。古人认为老丝瓜筋络贯穿，类似人体的经络，故可借老丝瓜之气来导引人体的经络，使气血通顺，月经自然也通顺了。

许多女性有月经不调的问题，月经不调包括月经经期及周期不规律，经量异常，生理期间身体不适等。平时饮食上注意多吃丝瓜，对调理月经不调有帮助。

丝瓜可以做成各种美味菜肴，而丝瓜络、丝瓜子和老丝瓜也是宝，对调理月经不调有很好的功效，食用方法如下：

①用丝瓜络 1 个，加水 1 碗煎服，常喝可调理月经不调。

②把丝瓜子烘干，加水 1 碗煎服，水开后加入少量红糖，冲黄酒温服。早晚各 1 次，对月经不调有效。

③老丝瓜 1 个，烧干后研成细末，每次服 9 克，盐开水调服。可治

疗月经过多。

丝瓜不但能治疗月经不调，还能美容养颜。从丝瓜茎中提取的汁液——丝瓜汁具有祛斑、增白、抗皱的功效，是不可多得的天然美容护肤品。

丝瓜汁有"美人水"之称，它含有丰富的营养成分如维生素 B_1、维生素 C 等，能保护皮肤、消除斑块，使皮肤洁白、细嫩。

星期天，调节肠胃阴阳的最好时期

一日三餐下来，肠胃十分辛苦，一周下来，肠胃已经十分疲劳了，所以周末要给肠胃一个休息日，让它们休整一下。借鉴古代经验，我们每周至少要有一顿饭让肠胃减压，就是只喝点米粥、米汤，或喝点豆浆、果汁，让肠胃有一个"星期天"。

说是休息肠胃，实则是休息五脏，因为消化食物主要是由肠胃进行，但食物的吸收、运送、解毒、排毒及废物的排出都要由心、肝、肺、肾与脾共同完成，所以休息脾胃的实质是休息五脏。

饭食吃进肚里，除肠胃之外，人体多个脏腑都要为之忙碌，就连大脑都要为之退让三分，首先要保证气血满足肠胃的需要，这就是饱食后人容易犯困的原因，俗话说"食饱伤神"。

我们都有过这样的经历，如果贪嘴吃得过饱时，或水喝得过猛时，就会心跳加快，呼吸加速，头昏想睡，可见，饮食过多对身体带来的负担还是很大的。这就告诉我们：不能给肠胃太多的负荷，饮食要有节制。

给肠胃一个休息日，这样，除了让肠胃及五脏得到休息之外，还可帮助我们排毒。因为我们每天要吃进去不少外源性毒素，而我们本身还会产生不少内源性毒素。经过了一周，即使人体有一定的排毒能力，但如果我们产生的毒素超过了人体排毒的限度，那么这些毒素就会在人体内蓄积，对我们的健康造成伤害，而如果每周能让肠胃有一个休息日，便可以有效地帮助我们排出体内积存的毒素。

因此，让肠胃有个星期天，至少对身体有以下好处：

第一，让肠胃减压，获得休息的机会。

第二，让肠胃及身体的饮食垃圾有一个彻底清除的机会。

第三，对人体减毒有一定好处。可减轻解毒器官肝脏及排毒器官肾脏的压力。

第四，对高血压、高脂血症、冠心病、糖尿病、肥胖病都有好处。

第五，有利于减肥。

我们可以采用以下方法让肠胃得到休息：

第一，双休日，如果不工作，在家休息，那就可以只吃早、晚两餐，减少一顿饭，让肠胃减轻一些负荷。

第二，双休日在家，有1~2顿饭可以只喝些稀粥，而身体较弱的人，可以改为吃素不吃荤。

第三，双休日在家，可以有半天或一天只喝水或吃几个水果，这样可以让身体得到彻底的休息，这个方法适用于平时身体素质比较好的人。

通过减少饮食而达到缓解肠胃压力、让五脏得到休息的办法，在古代称为"辟谷"，原则是食气不食谷。我们可以借鉴这一原则，在减轻肠胃负荷的同时，可以多到户外做深呼吸以帮助供给体内氧气，或采用睡眠的办法，这样就可以让肠胃及五脏得到一个较彻底的放松。这样的减食方法还适用于减肥、降血脂，但不能盲目，一定要科学地、有计划地进行。当然，只能适度，不能过分，否则会影响身体健康，尤其儿童、老年人、体弱者及工作忙碌者不适宜采用。周末还要工作的人更不适宜。

为了更好地保护肠胃、保护五脏，应从多方面帮助肠胃及五脏减压。所以，除了在双休日适当减食外，还应在平时及时清除体内垃圾。

三个水果排补法，让你水水灵灵一身轻

人们总喜欢用"水灵"来夸赞肤如凝脂、神采奕奕的女子。这类女性通常很有朝气，给人带来非常阳光的感觉。你或许会觉得这是某些天生丽质的女性的特权，那你可就错了。其实，单靠吃水果，就可以给女性带来青春的能量，帮助女性排出体内的很多毒素。

"三个水果排补法"就是很好的水果排毒保健方法。一天内将常见水果——苹果、猕猴桃和香蕉有序地按比例搭配食用，可以帮助女性朋友排出体内毒素，保持水润肌肤，从而实现青春永驻。

王女士是位营养师，已将近40岁，但她看上去也就20多岁，肌肤白皙水润，基本没有任何瑕疵，而且整个人看上去神采奕奕，活力十足。不少女士在羡慕她美丽容颜的同时，都忍不住问她是怎么保养的，她说："没什么神奇的方法，就是吃水果。不过要吃对比例，吃对时间，吃对顺序。每周一次，早上空腹吃一个苹果，上午吃一个猕猴桃，下午再吃一个猕猴桃，最后晚饭前再来一根香蕉就可以了。"

苹果酸甜可口，营养价值和医疗价值都很高，被称为"大夫第一药"，是老幼皆宜的水果之一。它含有独特的果酸，可以加速代谢，减少体内脂肪，有着很好的减肥瘦身效果。它所含的果胶能加速体内排毒，促进新陈代谢。当然，苹果里也含有一定量的果糖，可以给身体供能。早上空腹吃一个苹果，一方面可以有效排除体内毒素，另一方面能够给身体补充一定的果糖，使身体不至于因只排不补而出问题。

猕猴桃是一种保健长寿的水果，其维生素C含量在水果中名列前茅，一颗猕猴桃能提供一个人一天维生素C需求量的两倍多，被誉为"维C之王"。维生素C可以促进人体对矿物质的吸收和抗击自由基的侵袭。同时，猕猴桃具有抗肿瘤、抗衰老的作用，对高血糖、高脂血症的患者，猕猴桃更是健康佳品，因为它含糖量低。所以吃猕猴桃既可以促进矿物质等必要元素的吸收，又可以抵抗衰老。

香蕉气味芬芳，香甜软糯，营养丰富，是老少咸宜、人人爱吃的一种水果。香蕉营养高、热量低，含有称为"智慧之盐"的磷，又有丰富的蛋白质、糖、钾、维生素A和维生素C，是相当好的营养食品。更为重要的是，香蕉的膳食纤维含量较高，能够有效地促进消化，把人体肠道内的垃圾带走。此外，香蕉属于高钾食品，钾离子可强化肌力及肌耐力，因此特别受运动员的喜爱。运动场上，特别是在网球、足球之类的比赛中，运动员喜欢在上场前吃香蕉，这是因为香蕉的糖分可迅速转化为葡萄糖，立刻被人体吸收，是一种快速的能量来源。晚饭前吃一根香蕉润肠，既可促进体内垃圾的排出，又能快速给饥饿的人体补充能量。

不过，由于此排补法中的猕猴桃属寒性食物，所以本方法不适合寒性体质的女性。同时，如果是白天需要消耗大量能量的女性，如从事高运动量或高脑力工作的女性，建议把方中的猕猴桃改为橙子或苹果，因为其果糖含量比猕猴桃高，可以给身体提供更多的能量。

假日后的饮食排毒

长假期间，尤其是春节期间，阖家团圆，鸡鸭鱼肉、山珍海味、各种点心、特产风味，应有尽有，常常从年三十晚吃到正月十五元宵节，所以肠胃压力十分大。节后如果不注意为脾胃减压，脾胃容易疲劳，很容易得病。所以在节日期间及节后都要注意调理脾胃。

节日期间易患的疾病：

（1）急性肠胃炎。

这是节日期间及节后最常见的病，主要表现为上腹饱胀，不思饮食，恶心呕吐和腹泻。饮食上要改吃清淡流质饮食。身体壮实的，可选择禁食一两顿，让肠胃彻底休息，这是最有效的办法。一般人群可服中药香砂和胃丸、木香顺气丸或保和丸，体弱年老的人可服参苓白术丸或人参健脾丸。另外可用炒米糊、糊麦沏茶喝以助消化。

（2）急性胰腺炎。

节日期间吃肥甘酒肉过多，或暴饮暴食，致胰腺压力过大、负荷过重而出现急性胰腺炎。主要症状为左上腹突然剧痛，恶心、呕吐、发热或出现黄疸，甚至休克。急性胰腺炎病情凶险，出现上述症状要立即禁食并送医院。

（3）急性胆囊炎或胆石症。

在暴饮暴食，尤其是油腻之品吃得过多的情况下，胆囊负担过重，容易发生急性胆囊炎或胆绞痛。主要症状为突然出现右上腹或右胁肋疼痛，恶心、呕吐或发热。出现上述症状要立即禁食并送医院。

总之，节日期间，脾胃、胰腺、胆囊的负荷加重，切忌暴饮暴食，节后要为肠胃减压，要改吃清淡的食物，并适当减少饭量，让肠胃休息，如果节后不注意减压，还继续暴饮暴食，就容易患上疾病。

节日期间由于喝进各种饮料，吃进美食中的许多调料、添加剂、防腐剂，而使贮存在身体的毒素产物堆积起来，加之节日期间常到人多的地方，吸进不少浊气，就像节前我们要做室内外大扫除（尤其是春节），节后我们也要对我们的身体进行清扫排毒。体内毒素堆积的信号有头痛、恶心、欲睡、口臭、汗臭、便臭、气臭、脚臭等，当出现此类症状，就应注意排毒了。

第五章　不同群体的食疗养生

第一节　孩子饮食养生重在摄入营养

辅食，均衡孩子的营养

辅食是完整均衡的营养，对成长中的孩子是很重要的，特别是在 0 岁阶段的营养给予，更是奠定宝宝一生健康的根基。在婴儿阶段，母乳当然是宝宝最理想的食物，但随着婴儿的成长，单纯依靠母乳喂养已经不能满足孩子生长的需求，这时如果不及时添加辅食，孩子就会营养不良，生长发育也会减慢或者停滞。

给幼儿加辅食的过程是循序渐进的，家长可以根据以下步骤慢慢进行：

4～6 个月：婴儿必须开始添加辅食。研究与实践证实，儿童生长发育所需的热能与营养素，如锌、铁等主要来自动物性食物及蔬菜。添加辅食可以让宝宝逐渐熟悉各种食物的多种味道和感觉，适应从流质食物向半流质食物的过渡。

7～9 个月：除继续熟悉各种食物的新味道和感觉外，还应该逐渐改变食物的质感和颗粒大小，逐渐从泥糊状食物向幼儿固体食物过渡，以配合宝宝的进食技巧和胃肠功能的发育，使辅食取代一顿奶而成为独立的一餐；同时锻炼宝宝的咀嚼能力。

10～12 个月：不仅要满足宝宝的营养需求，还要继续锻炼宝宝的咀嚼能力，以促进咀嚼肌的发育、牙齿的萌出和颌骨的正常发育与塑形，以及胃肠道功能及消化酶活性的提高。这时，单纯吃泥糊状食物虽然能够满足营养均衡的要求，但是其余的任务却很难实现。可以适当增加食物的硬度。这时，宝宝的食物应从稠粥转为软饭；从烂面条转为包子、饺子、馒头片；从菜末、肉末转为碎菜、碎肉。

13 ~ 15个月：宝宝牙齿已经基本发育完全，口腔内的"消化程序"已相当完善。这个时期虽然在辅食食材的选择方面已没有太大的约束，但在烹调方面还是要注意宝宝的口味比成人的口味稍淡一些，重油或很甜、很咸的食物对于这个时期的宝宝来说，还是太早了。

总之，家长为孩子增加辅食，需要注意以下一些原则：

1. 添加的辅食必须与宝宝的月龄相适应

不同月龄的婴幼儿的身体发育不一样，需要对应不同的辅食。如过早添加辅食，宝宝会因消化功能尚欠成熟而出现呕吐和腹泻，消化功能发生紊乱；过晚添加辅食会造成宝宝营养不良，甚至会因此拒吃非乳类的流质食物。

2. 逐渐增加食物的种类

开始只能给宝宝吃一种与月龄相宜的辅食，尝试3 ~ 4天或一周后，如果宝宝的消化情况良好，排便正常，再尝试另一种，千万不能在短时间内一下增加好几种。宝宝如果对某一种食物过敏，在尝试的几天里就能观察出来。

3. 从稀到稠

宝宝在开始添加辅食时，还没有长出牙齿，只能给他们喂流质食物，然后，逐渐添加半流质食品，最后发展到添加固体食物。例如，米糊→粥→软饭。

4. 从细到粗

宝宝的食物颗粒要细小，口感要嫩滑，方能锻炼宝宝的吞咽功能，为以后过渡到固体食物打下基础。在宝宝快要长牙或者正在长牙时，妈妈可把食物的颗粒逐渐做得粗大，这样有利于促进宝宝牙齿的生长，并锻炼他们的咀嚼能力。

孩子的饭要单独做

生活中，我们经常看到许多大人图省事，让才几个月大的孩子和大人吃一样的东西，孩子牙齿都没长全，虚弱的胃肠不能将食物消化、吸收，只能通过粪便排出。虽然孩子吃了饭，可并不代表就能消化吸收，饭菜里的营养成分得不到吸收，久而久之，孩子就会营养不良。所以家长一定要考虑到孩子身体发育的特点，进行正确喂养。过早喂孩子固体食物，是对孩子的不负责任。

家长不妨做一下实验，先去尝一尝孩子的米粉、奶糕等，这时就会发现，孩子吃的这些东西口味很淡，甚至可以说很难吃，远不如大人的饭菜可口。其实，这些食物是根据孩子身体发育的特点制作的，他们不能过早地吃带甜味的食物，那样他们会腹胀，也很容易积食，引起上火；孩子也不能过早地吃盐，因为他们的肾脏发育还不完善，食盐过多，无法自行排泄的钠会滞留在体液中，促使血量增加，导致血压增高，很可能发生高血压甚至中风；过咸食物还会加重心脏负担，也可引起水肿和充血性心力衰竭；摄入盐分过多，还会导致体内的钾从尿中排出。钾丢失过多，对心脏功能会造成伤害，严重者会引起心衰而死亡。所以，只有等孩子4个月后，才能在他们的食物里稍稍加一点儿盐。小孩子的味蕾比较敏感，如果过早让孩子尝到大人的饭菜，而且他习惯了吃大人的饭菜，那以后就很难再喂进去他们该吃的饭了。所以，给孩子喂饭应在大人吃饭之前，让孩子吃饱了，大人再吃饭，这样他们就不会馋大人的饭菜了。

另外，不要过早地给孩子吃动物的肝脏。动物肝脏营养丰富，是补铁以及维生素A的佳品，所以很多妈妈喜欢把它安排在宝贝的食谱里。研究发现，动物的肝脏虽然营养丰富，但由于肝脏是最大的解毒器官，又是"大型的生化工厂"，所以动物肝脏中的有毒物质要比肌肉多好几倍。如果过早过多地给宝贝食用动物肝脏，会对宝贝健康不利。另外，动物肝脏富含维生素 A，维生素 A 是一种脂溶性维生素，过多食用容易在体内蓄积，从而引发不适症状。

给孩子吃最适合他们的食物

到了夏天，许多宝宝会表现出一系列的生理反应，如精神不振、食欲减退。虽然爱子心切的妈妈们焦虑万分，却又束手无策。为了避免厌食给孩子的健康埋下祸根，在这里我们就宝宝的夏季饮食提出几点建议。

（1）不要强迫孩子进食。

由于受复杂的生理、心理和环境等因素的影响，宝宝有时吃得多些，有时吃得少一点，这是很自然的事。有些家长却大惊小怪，紧张得不得了，怀疑宝宝是否患病了，或者硬要他吃完这份饭菜，有时由于硬塞饭反而会引起宝宝恶心、呕吐。有的孩子甚至产生反感、拒食，日久形成厌食。尤其是在炎热的夏天，这种情绪会更明显。

（2）吃清淡易消化的食物。

夏季饮食宜保持清淡，宝宝应多吃蔬果，补充在汗液中丢失的维生素和矿物质。不食或少食肥腻食物，因为这些食物会伤害宝宝的肠胃，影响消化吸收。而清淡饮食却有助于健脾清热，开胃增食。

（3）应该注意孩子的营养搭配。

宝宝夏季食欲下降，更要注意营养的补充。每天吃新鲜的蔬菜水果和富含优质蛋白质的鱼、肉、蛋、奶等。可采用蒸、炖等容易消化的烹调方式，保持食物的色香味，并注意粗细粮的搭配和干稀搭配。

（4）可以多给孩子食用苦味、酸味的食物。

苦味以其清新、爽口的味道刺激舌头上的味蕾，激活味觉神经，在增进唾液分泌的同时刺激胃液和胆汁的分泌，从而能增进食欲，促进消化，对增强体质有益。含有苦味的食品以蔬菜和野菜居多，如莴苣、生菜、芹菜、茴香、香菜、苦瓜、萝卜叶、蕓菜等；在干鲜果品中，如黑枣、茶叶、薄荷叶等。另外，还有食药兼用的五味子、莲子心等，用沸水浸泡后饮用为宜。

（5）可以适量给孩子补锌。

夏季，宝宝体内的锌元素会随汗液排出而不断丢失。同时因宝宝食欲差，锌摄入量相对减少。因此，夏天给孩子补锌很重要。宝宝的日常饮食应包括一些含锌量高、容易吸收的食品，如蛋黄、牛肉羊肉、猪瘦肉、海产品等。

此外，下面几种食物，对改善孩子的厌食都有很好的效果：

茴香苗：将小茴香苗洗净切碎，稍加食盐、芝麻油、味精，凉拌当菜吃，每日小半盘。也可将小茴香加少许肉馅包馄饨、饺子或包子，让孩子进食。食量要由少增多，不可过量。小茴香可健胃，理气化滞，食后可消食除满，增进食欲，实为治小儿厌食的美味佳肴。

猕猴桃：又名奇异果，它的维生素 C 含量在水果中名列前茅，一个猕猴桃能提供一个人一日维生素 C 需求量的两倍多，故被誉为"维 C 之王"。猕猴桃还含有丰富的可溶性膳食纤维，对食欲低下、消化不良有很好的治疗功效。

橘皮：橘子皮洗净，切成条状、雪花状、蝴蝶状、小动物状等各式各样小块，加上适量白糖拌匀，置阴凉处一周。小儿用餐时取出少许当菜食之。每日 2 次。橘皮药名陈皮，是一种理气、消积、化食的良药。

家长要想孩子身体好，少生病，只有在孩子的一日三餐上下功夫，多学一些烹饪知识，尽量将饭菜烧得色、香、味俱全，让孩子每餐都吃得饱饱的，才能让宝宝健康成长。

最后，要保证宝宝充足的睡眠。睡眠充足，才会精神抖擞，食欲自然也会有所提高，因为消化道的活动与大脑皮质的功能息息相关。睡眠不足会抑制丘脑的进食中枢，使消化液的分泌和胃肠道的蠕动明显减弱。所以，充足的睡眠是提高食欲的先决条件。

流食最能养孩子娇嫩的脏腑

很多年轻的父母不懂得如何喂养孩子，在孩子很小的时候就给他吃干硬的食物，要不就跟着大人一起吃饭。小孩子的肠胃脆弱而窄小，过早吃干食、硬食很容易生病。其实流食，也就是稀、烂、软的食物最能养孩子娇嫩的脏腑。

越细碎的食物越能滋养孩子的脏腑，固护孩子体内的阴气，但是现在许多家长图省事，在孩子才几个月的时候，就让孩子跟着大人吃。孩子牙齿都没长全，胃肠又虚弱，哪能将食物消化、磨碎，只能通过粪便将其排出来。所以，很多孩子的喂养问题都出现在 10 个月后开始增添固体食物的时候：以前不爱生病的孩子容易生病了，以前胖乎乎的健康孩子变得消瘦了、气色也暗淡了，这就说明孩子的胃、肠还没发育到能消化固体食物的程度。这时孩子必须再回到吃流食的过程中。

大一些的孩子，生病后胃口不好，消化、吸收功能减弱，家长也应给孩子吃一些有营养的、糊状的、稀烂的、切碎的食物，能很快帮助孩子恢复健康。

一定要让孩子爱上蔬菜

许多孩子都有偏食的坏习惯，不爱吃蔬菜。有的孩子是因为不习惯蔬菜里的某种味道，有的孩子则是因为某些蔬菜纤维较粗，不容易嚼烂。然而，如果不吃蔬菜，孩子很容易出现营养不平衡、便秘、肥胖、维生素缺乏等现象，影响其正常的生长发育。

李女士的儿子乐乐今年三岁了，每次吃饭时，乐乐总是把绿菜叶都挑出来，只挑鱼和肉吃。有时候，李女士将菜叶裹在肉片中给乐乐，小家伙照旧能给你挑出来。为此，李女士可谓用尽了办法，每天给他变着花样做，可做得再好看，他也一点儿都不碰。后来李女士听说不爱吃蔬菜水果的小孩抵抗力会变差，她更心急了，尤其是乐乐还经常感冒、小病不断。

其实李女士遇到的问题也是让很多妈妈焦虑的问题。究竟怎样才能让孩子爱上蔬菜呢？在孩子小的时候早一点给孩子吃蔬菜可以避免日后厌食蔬菜。从婴儿期开始，就可以给孩子喂一些用蔬菜挤出的汁或用蔬菜煮的水，如西红柿汁、黄瓜汁、胡萝卜汁、绿叶菜汁等，然后可以给孩子喂些蔬菜泥。到了孩子快1岁的时候就可以给他们吃碎菜了，可以把各种各样的蔬菜剁碎后放入粥、面条中喂孩子吃。对于不喜欢吃炒菜、炖菜的孩子，可给他们吃一些生菜，如凉拌黄瓜、蔬菜沙拉等。

总之一句话，一定要让孩子爱上蔬菜。因为蔬菜是人体重要的营养来源。蔬菜中含有维生素A、B族维生素、维生素C、胡萝卜素、蛋白质、钙、磷、铁、锌、硒等，以及丰富的纤维素。以上营养物质对婴幼儿生长发育尤为重要，绿叶蔬菜中含有大量的维生素C，能防坏血病；维生素A可保护视力和维持呼吸道上皮细胞的正常代谢，减少呼吸道感染；钙是骨骼和牙齿发育的主要物质；铁可促进血色素的合成，刺激红细胞发育。

富含纤维素的蔬菜还是人体的"清道夫"，它们可保持小儿大便通畅，使有害物质迅速排出体外，并能刺激胃液分泌，增加食物与消化液的接触面积，有助于人体消化和吸收。

另外，不爱吃蔬菜的孩子容易发胖，容易生内热，鼻子易出血，脾气易急躁，注意力不集中，这些都是身体内营养不均衡、体内不和谐造成的。

家长不妨试一下这个方法：孩子的共同特点是喜欢听故事，用讲故事的方式向孩子介绍食物的特点，幼儿很容易接受，可以在心理上增加对食物的感情。例如，在给孩子吃萝卜之前，先讲小白兔拔萝卜的故事，然后给孩子看大萝卜的可爱形状，最后将它端上餐桌，孩子可能就会高高兴兴地品尝小白兔的食物了。

总之，让孩子爱上蔬菜是妈妈们当前最需要做的事情，希望还没有意识到这种现象的妈妈们及时行动起来，让你的孩子做一个健康的蔬菜宝宝。

孩子一定要少吃桂圆

现在的父母对孩子是宠爱有加，觉得什么食物对身体好就通通给孩子吃。有的孩子个子瘦小，家长以为桂圆补血，就天天给他吃桂圆，孩子爱吃海鲜，家长就常常买虾。家长也不去了解孩子该不该吃，吃的分量应是多少。

桂圆产于南方。南方多热，七月的夏日骄阳似火，桂圆在那时成熟，得火气，它也必然会增加人体火气，偶尔食用无妨，可天天吃它，体内必然火旺。

桂圆会直接导致孩子内热，所以孩子遇到风寒，或者皮肤的散热功能稍有障碍，身体里的大量内热便无处可泄，就会表现为高烧不退。

遇到这种情况的时候，家长应给孩子吃青菜粥等常规食物，尽量不吃鱼、虾、桂圆、炒制与烤制食物。改变饮食习惯，平衡孩子的体质，一段时间后，孩子自然就不容易发烧了。

"蛮补"的效果无异于"拔苗助长"

现在的家长为了给孩子增加营养，经常是大补特补，恨不得把全天下所有的补品都拿过来给孩子吃，但是"补"的结果却不容乐观。

一位年轻的妈妈因为两岁的孩子经常生病，就用人参炖鸡，想让孩子补一补。没想到，孩子吃下去三小时后开始大哭大闹，还出现呕吐和出鼻血症状，送到医院才知道孩子是人参中毒，抢救了半天才捡回一条命。

一棵小树，因为它长不高就拼命给它施肥，那么它可能连生命都要受到威胁；一粒种子，因为它不能很快发芽就不停地给它浇水，那么它可能因涝而亡；同样，一个孩子，因为体弱、厌食、长不高等原因就给他进补，那么他原本健康的身体可能由此改变。一些家长往往过于迷信补品保健强身、防病治病的作用，擅自给孩子服用滋补品，殊不知，小儿不宜都进补，很多时候，进补反而会让本来健康的孩子出现性早熟等问题。

乐乐今年七岁，是一个不爱吃饭的孩子。父母害怕长期下去孩子会营养不良，于是就给她服用增强食欲的保健品。有一天，乐乐起床后发现床上有血迹，吓得大哭起来，乐乐的父母也吓了一跳，赶紧带孩子去医院。医生告诉乐乐的父母，孩子可能是因为长期服用补药而导致了性早熟。

厌食、挑食、不爱吃饭，很多孩子都有这种情况，作为父母应该从饮食上去调理，而不是从"补"上下手。中医所说的"补"是对"虚"而言的，对于身体健康的儿童来说，则没有进补的必要。

每个孩子都有自己的成长规律，"蛮补"的效果无异于"拔苗助长"。对处于生长期的儿童来说，只要吃得科学，补得合理，就有利于机体和智力的成长发育。但大部分家长还不知道儿童"蛮补"易生一系列病症。

（1）补钙过多易患低血压。缺钙的儿童应该在医生指导下合理补钙，不宜补得过多。

（2）补锌过多易出现锌中毒。儿童补锌必须有医生的检查指导，才能确保安全。因为补锌过量会造成锌中毒，其表现为食欲减退、上腹疼痛、精神不振，甚至于造成急性肾功能衰竭。

（3）吃糖过多易体弱。吃糖过多会引起腹泻腹胀、厌食、呕吐、消化不良、水肿、肥胖症、糖尿病、心血管疾病、龋齿等。

烤红橘，可以治疗孩子咳嗽

橘常与柑一起被统称为柑橘，颜色鲜艳，酸甜可口，是日常生活中最常见的水果之一。

橘子营养价值很高，含有非常丰富的蛋白质、有机酸、维生素以及钙、磷、镁、钠等人体必需的元素，这是其他水果所难以比拟的。橘子不但营养价值高，而且还具有很高的药用价值，其味甘酸、性温，入肺、胃经，具有开胃理气、止咳润肺、清肠利便的功效，主治肺隔结气、呕逆少食、胃阴不足、口中干渴、肺热咳嗽。秋冬季节气温变化大，气候又比较干燥，稍不留神，孩子就很容易感冒，咳嗽不停。因此，秋冬季节吃橘子是再合适不过的了。

孩子一不舒服，最焦虑的就是家长了，怕孩子咳嗽是有了炎症。发炎可不能忽视，说大能大，说小能小，一个不小心，就会种下病灶。吃药又怕对孩子不好，毕竟是药三分毒，能不给孩子吃药的就尽量不吃。除了吃药还有一种不伤身体，而且味道还不错，孩子又喜欢吃的东西。

方法：取一个新鲜的川红橘，不要剥皮，用筷子在橘子顶部把橘皮戳开一个小洞，顺着小洞灌进去一点菜籽油，如果没有菜籽油也可以用花生油代替。再把橘子放到炉火上用明火烧大约半分钟，看到油沸腾，橘皮大部分变成黑色就可以了。然后剥开橘皮，趁热连油带橘肉一起喂孩子吃下。

注意：橘子刚烧好的时候，里边灌的油温度比较高，小心别烫到了孩子。

这样烧出来的橘子甜甜香香的，对小孩子来说，比较苦的药好吃多了，又特别安全平和，家长也不用担心会给孩子造成什么不适。其实，小孩生病，一般都先表现在呼吸道和消化道。只要看到孩子一出现咳嗽、食欲缺乏等早期症状，马上给他吃一个火烧红橘，基本上就可以药到病除了。

那大家可能问了，直接给孩子吃橘子就好了，为什么还要放油呢？加油的原因是油有润燥滑肠的作用，利于润肺止咳和通过大肠排出病毒。为什么加菜籽油最好呢？因为菜籽油不仅润燥，还有一定的散寒解表作用。菜籽油很常见，是家庭常用的食用油。它的特点是耐高温，煎炒烹炸都可以用。如果没有菜籽油，用其他的油也完全没问题，但最好不要用橄榄油或芝麻油，因为这两种油不耐高温。

而放在火上烧烤，是因为橘肉微凉，小孩子胃功能较弱，凉性的东西不宜食用，但烤热食用则不会伤胃。同时，橘皮的部分有效成分经过火烧析出渗入橘肉，也加强了疗效。

市面上橘子的品种很多，如果入药的话，还是以产自四川的川红橘效果最好。如果买不到，用其他品种的橘子代替也是可以的，只是效果相对来说要弱一些。

川红橘很容易辨认，它跟市场上一般的蜜橘、芦柑之类有明显的区别。这种橘子最明显的特征是皮为鲜红色，有核。跟其他品种的橘子相比，它芳香的气味更浓，皮比较松，很好剥开，里面的橘络多而长。

有了椿根皮，小儿腹泻不用愁

椿根皮治腹泻，是民间常用的止泻良方。尤其是在农村，椿树几乎是随处可见，取材方便，治疗效果又好，因此，这个偏方也很受大家的肯定和推广。

椿根皮分为两种，一种是香椿树的根皮，一种是臭椿树的根皮，其中臭椿树的根皮又叫樗白皮。由于二者的主治功能大体相同，因此中医使用中通常不加以区分。中医认为，椿根皮为清热燥湿的药物，它具有收敛固涩作用，故能止带、止泻、止血固经。在临床上用于湿热带下，常与黄檗、白芷、白芍等配合应用；用于治疗湿热痢疾、腹泻等症。

黄英的儿子拉肚子已经两天了，一天能去六七趟洗手间，整个人看上去面色蜡黄，萎靡不振。黄英看着儿子的可怜模样，心里也不是滋味，可是给孩子吃了不少药，效果似乎不大，她真不知道怎么办好了。情急之中，她想到了民间的偏方，她从小是在农村长大的，对农村的那些稀奇古怪的老偏方也有些了解，很多时候，偏方确实能治大病。于是，她给自己的母亲打了电话，把儿子的情况说了一遍。母亲了解女儿的心思，孩子是妈妈的心头肉，有一丁点儿的不舒服，做妈妈的都寝食难安。母亲急忙说："你别急，你去药店买些椿根皮，回家后用小火焙一焙，然后煮水给孩子喝。"黄英按母亲说的方法做了，儿子喝了一次后，去厕所的次数明显减少了，等到第二天，儿子已经可以正常吃饭，胃口也变好了。

其实，椿根皮的临床使用效果是非常好的。椿根皮有收敛的作用，治疗久泻久痢疗效十分显著。一般煎服就可以，取椿根皮6克，加水煎服至一碗，分两次服用就可以。

关于腹泻，民间还有许多偏方，治疗效果也同样不错，下面给大家介绍几种：

（1）鲜桃治腹泻。

如果发现孩子有便溏或腹泻初发的症状，可以给孩子吃鲜桃，鲜桃要饭前吃。然后在吃饭的过程中，吃两瓣大蒜。鲜桃有补益气血的功效，可以促进食欲，而大蒜可以起到杀菌、清肠毒的作用，二者合用，能够使腹泻立止或大为减轻。

（2）吃熟苹果可治腹泻。

酸甜可口的苹果具有收敛的作用，能够止泻，但腹泻的时候可别"吃反了"，因为，吃新鲜苹果有通便的作用，而有良好止泻作用的应是煮熟的苹果。苹果内含有鞣酸和果胶，鞣酸是肠道收敛剂，它能减少肠道分泌而使大便内水分减少，从而起到止泻的作用。而果胶则是个"两面派"，未经加热的生果胶有软化大便、缓解便秘的作用，煮过的果胶却摇身一变，具有收敛、止泻的功效。因此，小儿腹泻初期把洗净的苹果放入碗中隔水蒸软后，去掉果皮给孩子食用，一天可以多吃几次，效果极好。

健脾消积，掐断小儿腹泻的病根

婴儿期腹泻多为水样便或蛋花汤样便，有急性及慢性肠炎之分。婴儿腹泻病因很多，可由肠道内或肠道外感染、饮食不当及气候改变等引起，但重型腹泻多为肠道内感染引起。

短期内禁食，减轻肠道负荷，适用于较重腹泻及有频繁呕吐者。禁食时间6~8小时，营养不良者禁食时间可短些，禁食期间给予静脉输液。禁食后，给予部分母乳及米汤，米汤含有淀粉，易于消化吸收，可供给少量热量，然后给予脱脂奶，7天左右过渡到全脂奶。之后再给予胡萝卜汤，它富有电解质及果胶，有利于大便成形。此外，对于肠道感染引起的腹泻，要注重脾胃功能的调理。下面介绍几款家庭食疗法，对孩子腹泻很有效：

（1）山楂神曲粥。

先选取山楂 30 克，神曲 15 克，粳米 100 克，红糖 6 克。将山楂洗净，神曲捣碎，一起放入砂锅，加水煮半小时，去渣取汁备用。将粳米洗净，放入砂锅，加少量水煮沸，改文火加入药汁煮成粥，加入红糖即可食用。此粥具有健脾胃、消食积的功效，适用于消化不良、小儿腹泻。

（2）山药粥。

取山药 100 克洗净切薄片，小米 100 克洗净后加水适量，旺火煮开，然后文火慢煮至稀粥状，分次给孩子喂食即可。

（3）蛋黄油。

将若干个鸡蛋煮熟，去蛋白取蛋黄，把蛋黄置于小锅内加热翻炒，蛋黄逐渐变焦，变黑，最后渗出蛋黄油，去渣后服用。2 岁以下的孩子每次服 5 毫升，其他年龄的孩子可根据症状酌情加减。

海带，让男孩儿发育得更好

现在，孩子肥胖成了家长很重的心理负担，特别是一些正处在青春期的男孩子。其实，青春期有许多男孩子往往身高迅速增长，体重却没什么变化，所以很多男孩子都长得高高瘦瘦的，看上去已经有几分成年人的样子了，却显得十分单薄。这种现象符合男孩子的发育特点。随着年龄的增长，他们的体形会越来越魁梧。可是，有一些男孩子却出现了横向发展，身高增长慢而体重迅速增加，显得十分肥胖。肥胖对于男孩子的生长发育是不利的，不但让男孩子行动不便、体形不美，还会影响到男孩子正常的生理发育，甚至会导致男孩子出现女性化特点，第二性征消失，而这也正是家长们所担心的问题。要想解决这一难题，最根本的方法就是让孩子减肥。

小伟今年 15 岁，身高 1.64 米，体重却已经达到了 150 多斤，看上去比同龄的孩子胖许多。因为肥胖的缘故，他行动缓慢，而且很容易感到疲劳，动不动就气喘吁吁。特别是在上体育课的时候，同学们都在操场上尽情地玩耍，而他只能站在一边看，因为他一进行剧烈的运动就会变得上气不接下气。

　　小伟的肥胖问题一开始并未引起父母的注意。其实，这也是很多家长的一个通病，认为胖一点的孩子身体好。可是小伟并没有因为肥胖而身体强壮，相反地，他还经常感冒，抵抗力也差，而且一点体力活也干不了。这时，小伟的父母才意识到孩子需要减肥了。为了给小伟减肥，这一家人可是下了大功夫。节食、锻炼、吃减肥药、按摩等，只要一听说有减肥效果，他的父母就一定会尝试。可是一段时间下来，父母倒是清瘦了许多，小伟却一点也不见瘦。后来，小区一位研究中医的老大爷向小伟的父母推荐了一种减肥法，既省钱又放心，小伟的父母就抱着希望让儿子坚持了一段时间。没想到一个月下来，小伟的体重有了明显的降低，这让他的父母信心更足了。

　　其实，老大爷介绍的方子很简单，就是多喝海带汤，多吃海带。

　　中医认为，肥胖是人体肾、脾、肺等脏器功能失调造成的。胖人多虚，也就是说胖人容易出现气虚，脾气虚则运化功能失调，进入体内的水谷精微不能转化为精气被人体利用，而积食难化。而且脾主运化水湿，脾气虚则水液代谢不畅，造成水湿停滞。水湿停滞，津液不行，则会化湿成痰，造成痰湿停滞。肥胖的人之所以常常感觉上气不接下气，就是因为脾、肺气虚造成的。而水谷精微不能转化为精气会造成肾中精气不足，肾气无法充盛就会影响到正常的身体发育。

　　而海带性寒，味咸，有化痰散结、泄热利水、止咳平喘、祛脂降压的功效。肥胖的人多食用海带，能够促进痰湿的化解，其有很好的减肥功效。特别是对于久减不下的肥胖者，收效很好。海带的吃法很多，可以凉拌也可以煮汤，都十分适合肥胖的人食用。还可以用海带和豆腐一起搭配着做汤，这道汤对于青春期的男孩子来说，既美味又可达到减肥的效果。具体做法是：

　　海带100克，豆腐50克，盐适量。把海带洗净泡软，切条，放入开水中烫一下去腥味，捞出浸入冷水。豆腐也放入开水中烫一下，捞出。用适量高汤煮开，放入海带和豆腐，煮开后加入盐调味即可。也可以在汤中加入其他蔬菜，美味又简单。

需要注意的是，有的孩子不适宜大量食用海带。海带本身是偏寒的，所以脾胃虚寒的人，在吃海带的时候不要一次吃太多，或者搭配的时候不要跟一些寒性的物质搭配，否则会引起胃脘不舒服。

最后提醒大家，为了增进海带减肥的功效，青春期的男孩子还要注意多运动，减少食物中的零食和甜品，尽量食用新鲜的蔬菜水果，只有让孩子养成一个良好的饮食习惯，才能够真正意义上让孩子恢复身材，发育得更好。

小儿盗汗，饮食来调理

盗汗是中医的一个病证名，是以入睡后汗出异常，醒后汗泄即止为特征的一种病证。众所周知，"盗"有偷盗的意思，这个名词的解释听来颇有意思。古代医家用盗贼每天在夜里鬼祟活动来形容该病证，比喻每当人们入睡或刚一闭眼而将入睡之时，汗液像盗贼一样偷偷地泄出来。

盗汗有生理性和病理性之分，小孩生理性盗汗的发生率很高，有时弄得家长非常紧张，这就需要掌握如何区分生理性和病理性盗汗。

生理性盗汗：小儿时期，皮肤十分幼嫩，所含水分较多，毛细血管丰富，新陈代谢旺盛，自主神经调节功能尚不健全，活动时容易出汗，若小儿在入睡前活动过多，机体内的各脏器功能代谢活跃，可使机体产热增加，在睡眠时，皮肤血管扩张，汗腺分泌增多，大汗淋漓，以利于散热。其次，睡前进食使胃肠蠕动增强，胃液分泌增多，汗腺的分泌也随之增加，这可造成小儿入睡后出汗较多，尤其是在入睡最初 2 小时之内。此外，若室内温度过高，或者被子盖得过厚，或者使用电热毯时，均可引起睡眠时大量出汗。

病理性盗汗：有些小儿入睡后，出汗以上半夜为主，这往往是血钙偏低引起的，低钙容易使交感神经兴奋性增强，好比打开了汗腺的"水龙头"，这种情况在佝偻病患儿中尤其多见。但盗汗并非佝偻病特有的表现，应根据小儿的喂养情况、室外活动情况等进行综合分析，还要查血钙、血磷及腕骨X线摄片等，以确定小儿是否有活动性佝偻病。

小儿常见的盗汗形式一般都是生理性盗汗以及因缺钙引起的盗汗，对于这两种盗汗，建议家长可以用食疗方法来给孩子治疗，泥鳅鱼汤就是一种很好的食疗方。

制作泥鳅鱼汤的方法和我们平时做鱼汤的方法没有什么差别。取泥鳅鱼一条，重量200~250克，用温水洗去鱼体的黏液，去头尾、内脏；上锅用适量的菜籽油，油热之后放鱼煎至黄色，然后加适量清水，小火慢熬至约有半碗汤，放少许食盐，关火即可。最后给孩子喝汤吃肉。本方治疗因营养不良、自主神经功能紊乱、缺钙、佝偻病等引起的盗汗，效果非常好。

另外，再给大家推荐几种很有功效的食疗方子，以供大家选择：

（1）太子参炖排骨汤。

用猪排骨1000克，加太子参50克炖汤，对治疗小儿盗汗很有效。太子参是中药里面用来滋补的常用药，中医认为，太子参味甘，性温，可用于气虚津伤的肺虚燥咳及心悸不眠、虚热汗多。

（2）核桃芝麻蜜。

需要用到的材料有：核桃肉20克，黑芝麻15克（炒香），蜂蜜30克，先将核桃肉、芝麻研细末，再加入蜂蜜调匀，每日1剂，分2次用开水给孩子送服。从营养方面看，核桃是食疗佳品，无论是配药用，还是单独生吃、水煮、做糖蘸、烧菜，都有补血养气、补心健脑的功效，而且最主要的是核桃还能治疗盗汗，效果显著。

第二节　女人饮食要注重固养气血

激素不可或缺

人体就像一部精密的仪器，每时每刻的运转都需要自身能量系统来供能，以完成各种生命活动。而在这个生命运转的过程中，我们必须感谢一种叫作激素的神奇物质。

激素的名字源于希腊文，是"激活"的意思。它在我们体内的量非常少，但它的作用却远远超乎你的想象。它能够通过调节蛋白质、糖和脂肪等物质的代谢与水盐代谢，维持人体物质代谢的平衡和能量代谢的平衡，从而为你的一举一动、生长发育、情绪变化等各种生理活动提供能量。进入青春期后，女生体内的激素便开始快速运转，促进身体发育，使一个充满稚气的小女孩蜕变成一个女人味十足的魅力女人。到了生孩子的年龄，女生的排卵、受孕及生育整个过程，都离不开激素这位功臣的调节作用。甚至进入更年期以后，激素的起伏变化都影响着女人的健康与衰老。

你可能会问："激素看得见吗？我怎么知道它不够了呢？"没错，我们的肉眼是看不见激素的，但是女人一旦缺乏激素，就会通过身心各方面的非常态变化表现出来。一般来说，激素不足主要表现在四个方面：

（1）失眠头痛。

主要表现：失眠、多梦、疲倦、头痛。晚上催眠的方法都用尽了，两只炯炯有神的大眼睛还是不能"停止工作"。白天注意力不集中，困倦嗜睡，严重影响日常生活。

（2）月经不调。

主要表现："老朋友"总是不按时出现，不是提前就是推后。

（3）皮肤衰老。

主要表现：皮肤出现松弛，白皙的肌肤也日渐粗糙，毛孔也膨胀粗大起来，甚至连色斑也跳出来捣乱，镜子中呈现出来的是标准的"黄脸婆"。

（4）烦躁胸闷。

主要表现：心慌气急、易激动甚至狂躁，会因一件小事与同事或家人争吵，总是摆出一副"不高兴"的样子，有时很难控制自己的情绪；夜间睡觉时会因为胸闷而被憋醒，严重时血压也会升高。

中医指出，在人体的五脏里，与激素分泌关系最密切的就是肾了。肾脏具有调节激素分泌平衡的作用，对身体中出现的一些不良症状，它会首先做出反应。所以想保持体内激素平衡，先要补好肾。除了黑色食物（黑芝麻、黑豆等）益肾外，依据易理，肾为坎卦，坎卦对应水，所以在水中生长的动植物都较多地得了坎水之气，补益人体坎水（肾脏）的效果同样很好。在这里，为大家简单地列举几种补益人体坎水之肾的动物类食物。

坎为水，鱼类生活在水中，得了坎水之气，可以直接补益人体之肾。鱼有多种烹饪方法，你平时可以依据自己的口味烹制，如果是作为保健，用鱼炖汤喝滋补效果最好，番茄鱼片就是一个不错的选择。

草鱼肉 200 克，洋葱 50 克，豌豆 30 克，番茄酱 50 克。再根据个人口味，准备适量的油、料酒、白糖、盐、鸡精、淀粉等配料。做的时候，将洋葱切片；草鱼肉切成厚片，加上料酒、淀粉上浆，放开水锅中汆熟，备用。锅内加适量油烧热，放洋葱煸香，倒入豌豆，加清水和配料焖至八成熟即可。

不过，除了肾脏以外，肝脏和脾脏也对激素的分泌起着重要的调节作用。所以在养肾的同时，也不要忽略对肝、脾的保健。黄色食物（豆腐、南瓜、夏橘、柠檬、玉米、香蕉和鹌鹑蛋等）可以健脾，增强胃肠功能，恢复精力，补充元气，进而缓解女性激素分泌衰弱的症状。绿色食物（菠菜、绿紫苏、白菜、芹菜、生菜、韭菜、西蓝花等）含有对肝脏健康的叶绿素和多种维生素，能清理肠胃防止便秘，女性朋友平时应注意这类食物的摄入。

每天一杯豆浆，补充天然激素

激素对女人的作用是非常大的，尤其是更年期以后，雌激素减少会使女性发生情绪上的波动和一些第二性征的退化，如乳房松弛下垂、阴道干燥、毛发变少、月经停止、皮肤老化等。对女人来说，每一次排卵的过程就是一次激素的代谢，体内激素水平正常的女人，脸色红润细腻有光泽。而代谢不好的女人，脸色是灰黄、毫无生气的，布满斑斑点点，看起来比实际年龄要老很多。

所以说，女人是离不开激素的，要想延缓机体的衰老，就要注意补充激素，但必须是天然激素。人工合成的激素虽然能让你的皮肤变好，但对身体的伤害也是非常大的，严重的还会造成乳腺增生或者乳腺癌，所以一定要注意补充天然激素。

大豆中含有双向调节功能的微量雌激素，可以补充体内雌激素的不足，如果体内激素太多，它还会起到抑制作用，从而保持体内激素水平的正常。

女性一定要坚持每天喝豆浆，当然我们喝的豆浆最好是自己制作的豆浆，因为超市里卖的豆浆加糖太多了。自己制作可以加冰糖，冰糖比白糖清润，还能控制加糖的量。自制豆浆还有其他好处，想补肾可以加点黑豆，想补血可以加花生，还可以做杏仁豆浆，秋天喝可以润肺止咳。

做个暖女人，血液温暖才能流得顺畅

凉是对女人健康和美丽的最大摧残。女人如果受了凉，则会手脚冰凉，血行不畅，导致体内的能量不能润泽皮肤，皮肤就没有生机，面部也会长斑。不仅如此，女人如果是在经期"惹"了寒气，后果会更加严重。经期血液受了寒，就会发生阻、瘀的现象，随之而来的就是月经经常推迟，经期腹部疼痛剧烈，经血颜色深或者带有瘀块，等等。

所以，血液温了流得才顺，经期里，女人一定要"暖"。有些女性朋友为了减肥，只吃青菜和水果，殊不知，青菜、水果性寒凉的居多，很容易使女人受凉。一位纯素食主义的女士，尤其喜欢素食里的寒性果蔬，如香椿、黄瓜、梨等。她说别人告诉她只吃蔬菜和水果是保持苗条身材的最好方法，于是她就开始不吃肉了，坚持了一年多，甚至有时候以黄瓜为饭，蘸着酱吃，其他的就什么都不吃了。结果身材是不胖了，但皮肤却出现了暗沉，而且每次月经都不像以前那样准时了。更让她苦恼的是，每次月经来了，不仅小肚子痛，浑身都感觉不舒服，手脚也冰凉。她怀疑是年龄过了三十体质下降了，其实真正的原因是寒气打破了身体原本平衡的能量系统，侵入血液，导致血流缓慢、受阻，甚至瘀滞。全身血流都不顺畅了，经血又怎么能自然舒缓地流淌呢？

事实上，做个暖女人并不难，从日常饮食入手就可以。平时要多吃"暖性"食物。羊肉、牛肉、鸡肉、鹿肉、虾、鸽、鹌鹑等食物中富含蛋白质及脂肪，能产生较多的热量，有益肾壮阳、温中暖下、补气生血的功能，能够祛除体内的寒气，效果很好。补充富含钙和铁的食物可以提高机体防寒能力。含钙的食物主要包括牛奶、豆制品、海带、紫菜、贝壳、牡蛎、沙丁鱼、虾等；含铁的食物则主要有动物血、蛋黄、猪肝、黄豆、芝麻、木耳、红枣等。海带、紫菜、发菜、海蜇、菠菜、大白菜、玉米等含碘丰富的食物，可促进甲状腺素分泌，甲状腺素能加速体内组织细胞的氧化，提高身体的产热能力。非经期适当吃些辛辣的食物也可以帮助女性防寒。辣椒中含有辣椒素，生姜含有芳香性挥发油，胡椒中含胡椒碱，冬天适当吃一些，不仅可以增进食欲，还能促进血液循环，提高御寒能力。另外，有一点要提醒女士们注意，除了多吃上面的这些食物外，我们还要忌食或少食黏腻、生冷的食物，中医认为此类食物属阴，易使我们脾胃中的阳气受损。

天干物燥，依然能吃出水润容颜

随着寒冬的到来，很多女性经常会有嘴唇干裂、皮肤干痒、头发干枯、咽喉肿痛、鼻子出血等困扰，所以，女人要做好自身的养护工作，更要注意滋阴。其实，冬令时节，只要合理调整饮食，美丽的容颜就可以"吃"出来。

1. 吃大枣、喝蜂蜜，使你"面如桃花"

冬季皮肤干燥，缺水少油，蜂蜜中含有丰富的生物活性物质，能改善皮肤的状态，使皮肤保持细嫩光滑。蜂蜜采百花之精，有女性"美容圣药"之美称，经常食用蜂蜜可使人"面如桃花"。

经测定，红枣中的维生素含量为百果之冠，被人誉为"活维生素丸"。维生素A的重要功能之一是激活和调节表皮细胞的生长，抗角化，所以补充维生素A有助于改进皮肤的水屏障特性，若与维生素E同时使用，可延缓皮肤的衰老。故俗话说得好，"一日吃三枣，终生不显老"。

2. 吃龙眼、嚼胡桃，为你"保湿补水"

将龙眼肉加冰糖熬制成"玉灵膏"，每天早晚冲服一汤匙，简单方便，易于保存。龙眼又名桂圆，味甘性平，有养心安神、滋阴补血的功效，最适合于体弱多病、心悸失眠、面色无华的女性进补之用。

胡桃民间又称长寿果，有强身健脑、养颜益容之功。胡桃中含有丰富的维生素E、不饱和脂肪酸，能延缓衰老、滋补养颜，并迅速补充体力。若将胡桃肉和黑芝麻研碎合用，更是珠联璧合，相得益彰，因为黑芝麻中含有丰富的胱氨酸和B族维生素、维生素E，可增加皮脂分泌，改善皮肤弹性，保持皮肤细腻。用脑过度、神经衰弱、体虚疲乏、皮肤干燥者食用尤佳。

另外，在此特别向大家推荐一种补益气血、滋润肌肤、颐养容颜的食补方——冰糖燕窝乳鸽羹，此羹独具补气润肺、滋养容颜的功效。

取燕窝20克，乳鸽1只，冰糖适量。将燕窝浸发，除去绒毛、杂质；乳鸽宰后去头、足、肠杂，切成肉丝或碎块，然后放入清水锅内，武火煮滚后，改为文火煲至鸽肉烂，加入冰糖，至糖溶化即可。亦可隔水炖之，此量可供1～2人用。可滋阴润肺、补脾益气、美容润肤。

猪蹄黄豆煲，冬天让肌肤不再感冒

寒冷的冬季里，女孩们都裹上了厚厚的棉衣，身上是暖和了，可是面部皮肤还暴露在寒风中，脸蛋、耳朵都冻得红彤彤的。进到温暖的屋里，脸上就开始发烧，尤其是耳朵最热。一次两次还好，如果经常让面部肌肤承受这么大的温差变化，它也会"感冒"的，起皮、发红、脸色暗淡等问题就都出来了，其实这些就是皮肤生病的表现。

所以，冬天里一定要护理好自己的皮肤，否则皮肤"感冒"了影响颜面不说，还很不好治。《本草纲目》中就记载了猪蹄的美容功效，值得我们一试。

猪蹄、猪皮等食物中胶原蛋白很丰富，冬季里煲一锅猪蹄黄豆，美容功效非常好。

先用清水泡黄豆，后把猪蹄洗净，放入水中，加料酒、葱、姜煮40分钟后（此时，汤已变成乳白色），捞出切块。起油锅，加入猪蹄煸炒，加入料酒，盖盖稍焖，然后加入黄豆、生抽、胡椒粉，再加一些煮猪蹄的浓汤，中火炖15分钟后改小火直至猪蹄酥软，撒上葱花即可。

猪蹄富含胶原蛋白，有美容作用，而且还能补血、祛寒热、解药毒，民间一直有"冬食猪蹄胜补药"之说。大豆富含植物雌激素，有防治血脂增高、提高非特异性免疫功能的作用。

茯苓拯救经期里的"瞌睡虫"

女性朋友恐怕多半都有这样的经历：经期来了，无论自己怎么克制，似乎都改变不了昏昏欲睡的状态，而且即便腾出时间来大睡一天，但第二天仍感觉困意绵绵。女性经期嗜睡，它就像女性每个月定了时的"闹钟"，通常会在月经期间及月经来的前两三天，准时给女性带来无法克服的困倦，即便你主观上试图保持清醒，但还是忍不住想睡觉。从根本上讲，导致这种现象的发生是身体的能量系统出了偏颇。具体主要有两大方面原因：气血不足和脾虚湿困。

气血不足的女性，通常身体偏瘦，脸色显得暗黄。到了经期，这类女性通常会有心跳加快和眩晕的感觉，即使不参与任何运动也是如此。同时，她们的月经量较少，经血颜色较淡且稀薄。平时，你可能看不出来，但到了经期，她们仿佛变成了一个纯粹的"瞌睡虫"，每天只想睡觉，尤其在每餐进食后，睡意表现得尤其明显。

属于此类情况的女性，可买些新鲜菠菜和猪肝，将菠菜洗净切段，汆烫后沥干水分；然后将猪肝洗净，切片，加酱油、淀粉，拌匀腌 10 分钟，放入滚水中汆烫，捞出，沥干；最后放入少许姜片及猪肝煮熟，再放入菠菜、盐及鸡精等调味。由于猪肝煮久了易老，所以切片时尽量薄一些，汆烫时要快一些。

至于脾虚湿困所致的经期嗜睡女性，身材多数偏胖，而且脸部会有明显的水肿。她们多半患有贫血，平时常出现大便偏稀，白带和经血的量也较正常人多。这类女性在月经来临前就开始出现昏昏欲睡，她们即使是刚刚睡醒，也会是一副四肢无力、头重脚轻的困倦模样。再有，他们其中很多人还会在经期及前后一两天出现脚部较平时出汗多的现象。

中医里讲，脾主运化，人体的能量代谢，包括能量的吸收与释放，都离不开脾的努力，所以这类女性要想彻底解决经期嗜睡的烦恼，必须从调养脾脏着手。茯苓既可以健脾，又可以化湿，还可以养心安神，与山药一起煮粥，可以很好地调养脾脏。

每次可以准备山药 50 克、茯苓 50 克、粳米 250 克，然后先将粳米炒焦，最后与山药、茯苓一同加水煮粥即可。

一个女人从青春期到绝经期，有 30 多年的时间都在和月经打交道。在这段漫长的时间里，如果天天都拖着一副昏然欲睡的躯体，会错过多少人生的美好时光。所以，如果你在经期是个"瞌睡虫"，那就尽快调理一下吧。

痛经了，这些东西不要碰

从经期饮食的宜忌上来看，有痛经经历的女性，需要避讳的饮食主要有以下三种：

（1）生冷寒凉食物。

妇女平时或经期，如嗜食寒凉生冷食物，血为寒凝，以致血行受阻，不通则痛，可致痛经；且多食此类食物，易伤脾阳，使寒湿不化，伤于下焦，客于胞中，血被寒凝致痛经。所以素体气阳虚者，或女性正值经期或经期前后，应忌食生冷和寒凉性食物。此类食物包括：各类冷饮、生拌凉菜、螃蟹、田螺、蚌肉、蛏子、梨、柿子、西瓜、黄瓜、荸荠、柚子、橙子等。

（2）酸涩食物。

酸涩食物味酸性寒，具有固涩收敛的作用，使血管收缩、血液涩滞，不利于经血的畅行和排出，故痛经者忌食此类食物。酸性食物包括米醋、酸辣菜、泡菜、石榴、青梅、杨梅、草莓、杨桃、樱桃、酸枣、芒果、杏子、李子、柠檬等。

（3）刺激性食物。

有一部分痛经病人，是由于湿热蕴结胞宫所致。如此类病人再食辛辣温热之品，会加重盆腔充血、炎症，或造成子宫肌肉过度收缩，而使痛经加重。辛辣温热之品有辣椒、胡椒、大蒜、葱、姜、韭菜、烟、烈酒及辛辣调味品等，痛经病人应该尽量少接触或者不接触这类食物。

养生米汤，调理生理不适

粥，作为我国传统饮食，在养生调理上发挥了重要的作用。这里推荐给大家几种适合女性经期食用的米粥，帮大家缓解经期不适。

（1）山楂桃仁粥。

这款粥，食材常见，取用方法简单，经常食用可以起到活血化瘀，润燥美肤，消食化滞的作用。血气通则不痛，能有效缓解女性痛经症状，也适用于经行面部痤疮的预防。

取山楂15克，桃仁10克，粟米100克，白糖20克。将桃仁、山楂加水煎2次，取药汁备用。粟米淘洗干净，置于砂锅内，加药汁，小火熬粥，粥成时加入白糖拌匀即成。注意事项：时间掌握在50分钟以上，温火。

（2）当归益母草粥。

这款粥采用中药材为原料，讲究火候和用量。经常食用可以起到补血调血，活血止痛的作用，适用于气血亏损所致的月经先后无定期。

取当归15克，益母草15克，大枣10枚，粟米50克，红糖20克。把当归、益母草除去杂质，洗净放入砂锅或不锈钢锅内，加600毫升水，

浸泡 1 小时；用大火煮沸后改用小火煎 30 分钟，用双层纱布过滤，约得
200 毫升药液，为头煎。药渣加 500 毫升水，煮法同前，得 200 毫升药液，
为二煎。大枣、粟米拣去杂质，淘洗干净，放入锅内，注入头煎、二煎
药液及清水共 500 毫升。将锅置大火上煮沸，再换小火熬至米化汤稠成粥，
加红糖，稍煮即成。

注意事项：每日早晚各一碗，热服。连服一个月左右可以看到明显
的效果。但是，因血热阴虚、湿热蕴结所致的月经不调者不宜服用。

蛋黄疗法，降低经期的痛感

从疼痛的持续方式上讲，经期疼痛属于慢性疼痛的一种，但它又和
其他病症引发的慢性疼痛有着本质上的区别，经期疼痛具有明显的周期
性。前文中我们已经介绍了不少帮助女性朋友缓解痛经的方法，这次的
方法与其他方法最为不同的是，不论是材料还是时间，都是超低成本，
这就是蛋黄抑痛疗法。

据营养学家指出，鱼、蛋黄和人造黄油等食物都富含维生素D，能
保证骨质的健康。女性朋友们应该每天摄取足够的维生素D，以缓解慢
性疼痛。而在众多含有维生素D的食物中，蛋黄中的含量较高而且摄取
方便，所以蛋黄疗法成为不少女性的选择。

一般来说，女性吃鸡蛋不要过多，特别是妊娠期的妇女，每天吃 1
个蛋黄为宜，因为 1 个蛋黄就包含了健康成年人每天应当摄取的胆固醇
数量的 2/3，吃多了可能引起胆结石等症状。专家推荐女性吃蛋黄的最
佳吃法是水煮蛋，但不宜煮得过熟，鸡蛋以沸水煮 5 ~ 7 分钟为宜，还
要注意细嚼慢咽，否则会影响吸收和消化；鸡蛋还可以滋阴养血，若与
益母草同食，能起到活血化瘀、减轻痛经的作用。做法也很简单，先将
益母草择去杂质，清水洗净，用刀切成段，沥干水；把鸡蛋全部放入水
中，逐一清洗净；将益母草、鸡蛋下入锅内，加水同煮，20 分钟后鸡蛋
熟，把外壳去掉，再将蛋放在此汤中煮 15 ~ 20 分钟即成。做好之后，吃
蛋喝汤，是痛经患者的食疗佳品。

此外，经期要保持饮食均衡。少吃过咸的食物，多喝水，必要的时候还可以摄取适量的维生素。在月经前及经期应少食含咖啡因的食物，如浓茶和巧克力。这些东西中所含的咖啡因会使你神经紧张，从而导致经期间的不适。咖啡所含的油脂还会刺激小肠，影响正常进餐时的食欲。

痛经那几天，不妨喝点葡萄酒

对于正在饱受痛经困扰的女性来说，如何在"好朋友"来的那几天让疼痛离自己远一些，是她们最希望实现的生活愿望。其实，从饮食上讲，痛经那几天，不妨喝点儿葡萄酒。从中医角度讲，痛经分为寒凝、湿热、气滞、血虚和血瘀5种，其中除湿热腹痛外，都可以服用葡萄酒缓解疼痛。

葡萄酒味辛、甘，性温，辛能散能行，对寒湿凝滞的痛经症，可以散寒祛湿，活血通经；甘、温能补能缓，对气血虚弱而致的痛经，又能起到温阳补血，缓急止痛的效果。适量饮点葡萄酒能通经活络，扩张血管，使平滑肌松弛。

如经血量不多可适量地饮些葡萄酒，能缓解症状，在一定程度上还能起到治疗作用。葡萄酒含有乙醇，其对人体有兴奋作用，所以情绪抑郁的痛经者也可以适当饮用葡萄酒。这样不仅能疏肝解郁，还可以使人保持好心情。

需要注意的一点是，在经期内饮用葡萄酒时，不要和油腻辛辣的主食搭配进餐，否则不但不会缓解经痛，还可能加重不适感。

多样黑糖，经期佳品

黑糖是甘蔗榨汁后直接熬煮而成，保留了最原始的甘蔗天然风味，不经化学加工，富含维生素及矿物质。黑糖里的糖蜜滋味，还带着一般砂糖所没有的炭烧香气，一般的砂糖、白糖、冰糖都经过纯化，营养价值远不及黑糖。

黑糖中不仅包含人体所需的铁、钙、维生素B_2，还有钠、钾、锰、亚铅、铜等多种微量元素。黑糖有非比寻常的营养价值，所以食用黑糖不仅能尝到甜味和获得热量，而且可以摄取到一定的营养素。

黑糖养生最早起源于日本的冲绳，据说，从前的日本妇女在坐月子时，必须天天食用黑糖，帮助排出恶露。所以，以日本冲绳黑糖为原料制造的黑糖食品种类繁多，占据了大部分的市场份额。最为常见的有普通的黑糖糖块、黑糖姜母茶块、黑糖桂圆糕等几种。只要加上热水冲泡，就是生理期的最佳饮品，可帮助经血加速排出，也可用来代替砂糖，煮些红豆、薏仁等点心。

生理期前后饮用浓稠的黑糖水或用黑糖冲茶，能帮助经血顺利排出，舒缓经期的不适感。因黑糖含有大量的铁质，可补充女性生理期间的耗损，使人保留足够的精力。若你到了经期心情烦躁，不妨喝些黑糖水，可有安神、降低烦躁感的效果。

在选购黑糖时，记得要"选丑不选美"，表面坑坑洞洞、不平滑，越粗越丑的黑糖块，通常是越高级的纯手工黑糖。现在的食物都经过精制，营养专家往往提倡回归自然，食用粗制的食物，而黑糖正好就符合这样的天然概念。还是那句话，越是自然的保养品，对身体的毒副作用越小。对于经期这样特殊的时期，身体更加需要天然的保养。

突然闭经，来点川芎茶

我们通常所说的闭经一般有以下两种类型：第二性征已经发育成熟两年以上，但是仍然未有月经初潮的现象；以往有过月经史，但是不明原因地突然停了好几个月。有以上情形的女性，平日里多会气短、胸闷，心口好像有什么东西堵住，非常难受。下面向大家推荐一种调理闭经的药茶——川芎茶。

川芎具有活血行气、祛风止痛、开郁燥湿等功效，是著名的产后方剂"生化汤"中重要的一味中药。唐朝《日华子本草》中有着很高的评价："治一切风，一切气，一切劳损，一切血，补五劳，行气开郁，活血止痛，对经闭、难产、产后瘀块阻痛等非常有效。"

这种药茶的制作方法很简单，这也是它受到越来越多女性喜欢的一个原因。

川芎3克，茶叶6克，锅中放两碗水，烧开后，将川芎和茶叶一起放进去，转小火焖一会儿，放点冰糖或者蜂蜜调味，就可以了。

这里需要注意的一点是，川芎性味偏于温窜，月经过多、有出血性疾病者及孕妇需谨慎使用；川芎不可以单用，要与补气补血药配伍使用。另外川芎剂量大时常有头晕、欲吐等症状，须加注意。

当归乌骨鸡，防治月经不调

月经不调表现为月经周期或出血量的异常，或是月经前、经期时的腹痛及全身症状，为妇科常见病。但不能因为常见就忽视不见。

中医一般将月经失调称为月经不调，又将月经不调归纳为月经先期、月经后期、月经过多或月经过少。针对不同时期，不同体质的女性，经期不调的原因也千差万别。对于月经不调，中医一向主张以调养为主。古代医学大家李时珍对此有着自己的见解，他认为乌骨鸡对妇科病的疗效十分理想。他在《本草纲目》中记载："乌骨鸡味甘、微温，治女人崩中带下，一切虚损诸病。"现代研究发现，乌骨鸡可强壮机体，提高生理机能，特别是对各种妇科疾病有疗效。常与枸杞子、当归配伍，能够调补肝肾，养血调经，适用于肾气不足、精血亏虚所致的月经后期、月经过少者。下面我们来了解一下这种汤的做法。

先准备当归片20克，枸杞子20克，雌乌骨鸡1只。将乌骨鸡宰后去毛皮及内脏，当归片及枸杞子洗净后放入鸡腹内，用炖盅盛好，加冷开水1碗，炖3小时即成，然后用食盐调味。食鸡饮汤，每日1次。

那些经期内血量过多的女性朋友也可采用相应的保养方。因为这类女性从体质上说多半属于气虚体质。所以，饮食上一定要注意补气，下面几个补气良方，仅做参考：

（1）山药薏仁茶。

取怀山药、薏苡仁各9克。水煎代茶饮。常饮山药薏仁茶可使中气足、精神好、脸色佳。

（2）月季花汤。

取月季花15克，红糖100克，甜酒2匙。将月季花加水煎汤，去渣，调入红糖、甜酒服用。每日1剂，可活血，养血，调经，适用于女性月经先后不定期。

月经量少的女性大都是因为血虚，即我们所说的贫血。血虚的女性，生下来的孩子也会体弱多病，因此女性平时一定要多吃菠菜，因为菠菜可以有效治疗缺铁性贫血。另外，猪血也是补血的佳品。

白带异常，可选食疗

白带不仅是女性的天然屏障，保持阴道的湿润，防止病原体物质的入侵，而且还是健康的一面"镜子"，可以反射出你身体存在的"危险的敌人"。

如果白带呈糊状而且量多，并且伴随有腰痛的症状，提示可能出现了慢性盆腔炎，也有可能是服用雌激素过多。如果白带是豆腐渣样或凝乳状一样的小块，同时出现下体奇痒和灼痛，这就是典型的霉菌性炎症。如果白带呈乳白色泡沫状并伴有外阴部瘙痒者，多为阴道滴虫感染所致。如果白带是黄绿色而且还伴有低热、浑身有气无力的症状，常常是急性阴道炎或宫颈炎的表现。如果白带呈黄色或黄绿色，伴有脓样、臭味，多见于化脓性细菌引起的阴道炎、宫颈炎及子宫内膜炎，淋病球菌引起的感染还伴有小便疼痛。

以下是针对女性白带异常配制的食疗方法，有此类烦恼的女性朋友可以选择食用。

（1）墨鱼100克，瘦猪肉200克，怀山药10克，莲子4克。将墨鱼、猪肉切碎，与山药、莲子同炖。食肉饮汤。适用于阴道炎引起的白带异常。

（2）鲜马齿苋200克，生鸡蛋2个。将马齿苋捣烂滤汁，生鸡蛋去黄，用蛋白和马齿苋汁搅匀，开水冲服，每日 1 次。适用于霉菌性白带异常和白带过多。

（3）冬瓜子 90 克，冰糖 90 克。将冬瓜子捣烂，加入冰糖，开水炖服，早晚各 1 次。适用于细菌性白带异常。

（4）藕汁半碗，红鸡冠花 3 朵，水煎，调入红糖服用，每日 2 次。适用于白带过多。

（5）韭菜根适量，鸡蛋 1 个，红糖 10 克。将韭菜根洗净，水煎，调红糖煮熟后共食用，每日 1 剂，连服 7 天。适用于脾虚和肾虚引起的白带异常。

（6）白扁豆 250 克。将白扁豆炒黄，研末，每日 2 次，每次 6 克，米汤送服。适用于白带过多。

营养方帮你预防子宫肌瘤

子宫是女性孕育新生命的器官，因此其对于女性甚至会人类而言都具有重要的作用。而子宫肌瘤常常会对女性的这一重要生殖器官造成威胁。子宫肌瘤是指由子宫平滑肌细胞增生而形成的良性肿瘤，也是女性生殖器官中常见的肿瘤之一。子宫肌瘤有不同的种类，比如有子宫纤维肌瘤、肌纤维瘤或纤维瘤。其中有少量结缔组织纤维仅作为一种支持组织而存在，所以不能根据结缔组织纤维的多少来判断是何种类。平时我们所称的子宫肌瘤是一个统称，其确切的名称应为子宫平滑肌瘤。

虽然子宫肌瘤是良性肿瘤，但是它也会给女性朋友带来很大的痛苦，主要症状有：贫血、眼圈发黑、面黄肌瘦、乳房胀痛、小腹部有隐痛、月经量增多或淋漓不尽、子宫出血、邻近器官的压迫、白带增多、肛门有下坠感、腰部酸痛、面部有色素沉淀或黄褐斑、心脏功能障碍、子宫体增大和质硬，严重的甚至会造成不孕。子宫肌瘤可导致很多严重的后果，所以在日常生活中要对其加以预防。下面就为女性朋友们介绍几个预防子宫肌瘤的方案。

1. 宜食和慎食的食物

预防子宫肌瘤，在饮食方面应当注意以清淡为主，以新鲜蔬菜及高蛋白、低脂肪的食物为主，坚持每天吃一定量的水果（比如苹果），蔬菜和水果中的植物纤维对人体有很大的好处，其中含有的大量维生素还可以提高人体对于肿瘤的抵抗力。此外还要多吃鸡蛋、鹌鹑蛋、瘦肉、动物肝脏、谷类、豆类及其制品、海带、白菜、香菇等。

除多吃上述食物外，还要注意少吃以下食物：忌食辣椒等辛辣刺激性食物；忌食虾、蟹等海鲜发物；忌食大枣、桂圆、蜂王浆等热性、凝血性和含激素成分的食物。

2. 两种预防子宫肌瘤的菜品

桃红鳝鱼汤具有活血化瘀，补肾养血的作用。对于子宫肌瘤、月经不畅者具有很好的疗效。具体的做法是：

取鳝鱼丝250克，桃仁12克，红花6克，盐、味精、料酒、姜片、葱段、高汤各适量。将桃仁、红花加清水煎约30分钟，去渣取汁。姜片、葱段入热油锅中爆香，加鳝鱼丝和料酒略爆炒后，加高汤及桃仁、红花煎汁同煮，熟后加盐和味精调味即可。

核桃仁粥具有破瘀行血，通络消瘀的功效，适用于子宫肌瘤证属气滞血瘀，腹中瘀滞疼痛，月经量不多者。具体的做法是：

取粳米100克，核桃仁15克，鸡内金12克。将核桃仁、鸡内金捣成粉，加清水研汁去渣，同淘洗干净的粳米煮粥食用。分顿食用，连服10天。

女性朋友要时刻注意自己子宫的健康。尤其是在行经期间，更要注意保护自己的身体，以免伤及子宫。如果子宫出现了问题，一定要及时治疗，以免贻误时机。尤其是对于准备生育的女性而言，一定要保证自己的子宫健康。

补对维生素，愉快度过月经期

据统计，有近80%的女性在来月经前都会感到这样或那样的不适：

腹痛、胸闷、烦躁、长痘痘……各种讨厌的症状群起而攻，叫人不胜烦恼。这种情况下，不妨去找维生素帮帮忙。

维生素是人体营养需求中必不可少的一个部分，它在人体能量代谢中起催化剂的作用，是人体维持正常活动所必需的物质之一。尽管需要量少，但它们在机体的代谢生长发育过程中起着重要作用。很多营养专家都曾指出，经前不适与营养素的缺乏有关，只要补充相应的维生素，女性朋友就能轻松愉快地度过这段时间。维生素多存在于食物中，人体自身不能合成，所以需要通过外在途径进行补充。下面，根据具体的问题为大家介绍一下各类维生素的神奇功效。

有的女性朋友每次月经前都会变得喜怒无常，容易哭泣、抑郁，情绪波动很大，有时连自己都不明白为什么会这样。研究表明，那些摄入了足够B族维生素的女性，在经前则能够保持情绪的稳定，这是因为B族维生素能帮助合成提升情绪的神经传递素。如果和镁制剂一起服用的话，B族维生素还能缓解经前焦虑。所以，女性朋友经期可以多吃些含B族维生素较高的食物，如菜花、胡萝卜等。

有的女性朋友一临近经期，就会发现自己的胸部变硬，乳房胀痛到一点都不能碰。其实这也是经前综合征的常见症状之一，表明你体内缺乏维生素E了。这种营养物质能减少前列腺素的产生，而前列腺素是一种能引发一系列经前疼痛的物质。维生素E还能缓解腹痛。对此，女性朋友可以在经期多吃些植物油、菠菜、谷物等富含维生素E的食物。

总之，作为一名女性，维生素摄入得全面均衡，经期就可以避免很多不必要的痛苦。

预防卵巢功能早衰的中医药膳方

卵巢对于女性一生的健康有着至关重要的作用。如果卵巢发生病变，势必会影响到其功能的正常发挥。这其中最为常见，带给女性痛苦最多的就是卵巢功能早衰了。那么，造成卵巢功能早衰的原因有哪些呢？

首先，女性朋友们在平日里不要随便服用具有消炎效果的药物。

其次，免疫方面的疾病也可能会引发卵巢功能早衰。常见的免疫方面的疾病有风湿性关节炎、甲状腺疾病等。这些疾病本身会导致卵巢功能早衰，治疗这些疾病所使用的药物的某些副作用也会导致卵巢功能早衰。

再次，卵巢功能早衰还与生育状况有关。女性的年龄、哺乳时间、口服避孕药时间都会影响卵巢功能。最近的研究还发现流产次数过多，也是导致卵巢功能早衰的重要原因。

最后就是心理原因。造成女性卵巢功能早衰，过早出现更年期症状的原因多半是由于心理压力过大。这一现象在都市女性中出现的频率极高。

中医认为，卵巢功能的正常与否，关系到肾、肝、脾三脏，而肾在其中又起着举足轻重的作用。若肾阴不足，肝失涵养，则疏泄失职；肾阳不足，导致精血气虚，子宫失养，易引发卵巢功能早衰。预防卵巢功能早衰的中医药膳法有以下几种：

（1）鱼鳔瘦肉汤。

取鱼鳔50克、猪瘦肉100克、枸杞子20克、西洋参30克、生地黄15克，将鱼鳔用清水泡软切成小条状，猪瘦肉洗净切丝，其余用料洗净。将全部用料放锅内，加清水适量，文火煮1～2小时，加食盐调味。饮汤吃鱼鳔、枸杞子及猪瘦肉，一天之内服完。此汤具有滋阴降火的功效。

（2）甲鱼玫瑰汤。

取200～300克重的甲鱼1只、枸杞子30克、玫瑰花5克，姜、葱、糖、料酒等适量，甲鱼去内脏，腹内填入枸杞子、玫瑰花及姜、葱、糖、料酒等作料，清蒸至肉熟。连汤服食，每晚服1次。此汤具有补益肝肾、解郁的作用。

（3）二仙羊肉汤。

取仙茅15克、仙灵脾（淫羊藿）15克、生姜15克、羊肉250克，盐、食油、味精少许，先将羊肉切片放砂锅内，倒入清水适量，再将用纱布包裹的仙茅、淫羊藿、生姜放入锅内，文火烧羊肉至烂熟，入作料即成。

食时去药包，食肉饮汤。此汤具有滋肾调冲的功效。

（4）人参鹿肉汤。

取人参、黄芪、熟地黄、肉苁蓉各10克，鹿肉250克，生姜2克，先将上述中药煎汤，去渣取汁，再加入经洗净切块加工后的鹿肉，适量加入葱、酒、盐等调料和水，以文火炖煮2～3小时，待鹿肉熟烂后即成。

怀孕初期的食养保胎技巧

怀孕早期如何保胎，这应该是所有孕期女性都非常关心的问题，其实，保胎首先要注意的一点就是生活的规律性。

怀孕的女性应当做到起居以平和为上，早睡早起，多呼吸新鲜空气，适当地活动，在条件允许的情况下可午睡。劳逸结合，千万不能动气伤神，以免导致伤胎流产。养成每日定时大便的习惯，保证大便通畅。

要想安全地度过怀孕初期，还要有合适的饮食来配合。薏米、山楂、螃蟹、甲鱼不宜多吃，宜选食富含各种维生素及矿物质的食物，如各种蔬菜、水果、豆类、蛋类、肉类等。

多吃一些胡萝卜、豆芽、西红柿、油菜、海带、卷心菜、瘦肉、动物肝脏等富含维生素A、维生素C和蛋白质的食物。

此外，怀孕早期女性还要注意个人卫生。多换衣，勤洗澡，但不宜盆浴。因为脏水和细菌会进入阴道引发感染，对胎儿造成威胁。而且，特别要注意阴部清洁，平日里的衣着应宽大，腰带不宜束紧。为了宝宝的健康，暂时不要佩戴过多的个人饰品，还要穿舒适的鞋子以有效避免腿脚疲劳。

最后，需要提醒女性朋友的是，对有自然流产史的准妈妈来说，妊娠3个月以内、7个月以后应避免房事，习惯性流产者此时应严禁房事。对于孕期女性而言，周围环境也十分重要，如果家里有成员生病一定要及早治疗，以免耽误治疗的最佳时机，传染给孕期女性，这样就会间接威胁到胎儿的健康，是十分危险的事。

更年期脏躁，离不了甘麦大枣汤

有一位女性患者，她是位家庭主妇，平时照顾老人和孩子。亲戚朋友普遍认为她是一个贤妻良母，但最近她却总是做出一些反常的举动。据她的家人反映，有几天她不停地说冰箱里有脏东西，要扔掉，不扔掉就哭。没办法，她丈夫当着她的面，找来一个收废品的把冰箱抬走了。可第二天，她又问冰箱去哪了，非要找回来，不找回来又哭。好不容易劝住了，她又开始唠叨着想要到隔壁邻居家当保姆，不让去又闹。她丈夫说都快被她逼疯了，再这样下去只能离婚了。后来，她丈夫陪她去医院，经医生诊断，这位女性患了更年期脏躁症。

中医理论认为，妇女精神忧郁，烦躁不宁，无故悲泣，哭笑无常，喜怒无定，呵欠频作，不能自控者，称脏躁。如果发生在妊娠期，称为"孕悲"；发生在产后，则称"产后脏躁"；发生在更年期，自然称为"更年期脏躁"，实际上就相当于我们平常所说的更年期综合征。对于这种病，严重了，很多人会认为她得精神病了，但实际上就是气郁的一种。

关于脏躁一词，最早见于《金匮要略·妇人杂病篇》："妇人脏躁，喜悲伤欲哭，象如神灵所作，数欠伸，甘麦大枣汤主之。"甘麦大枣汤的具体做法如下：

取适量淮小麦、大枣、炙甘草。水煮炙甘草，取汁。用炙甘草水煮小麦、大枣，先用武火煮，沸后用文火煨至小麦烂熟成稀粥即可。每日1剂，早晚空腹各服1碗或者代茶随意饮用。

为什么甘麦大枣汤能治脏躁呢？方中小麦性平味甘，入心经，善心气、养心神，能够除热解渴；甘草可补中益气，甘缓和中；大枣甘平，补中益气。三味合煎汤饮用，则有养心安神、和中缓急的作用。

孕妇水肿，饮食帮忙

营养不良性低蛋白血症、贫血和妊娠中毒症都是孕妇水肿的常见原因，可通过合理的饮食加以治疗。

冬瓜富含碳水化合物、蛋白质、脂肪、胡萝卜素、钙、磷、铁以及多种维生素等。其肉质细嫩，水分丰富，性寒味甘，有利尿消肿，祛湿解闷，解毒化痰，生津止渴之功效，对妊娠水肿及各种原因引起的肝炎、肾炎的食疗效果非常好。可取鲜冬瓜 500 克，活鲤鱼 1 条，加水煮成冬瓜鲜鱼汤，味道鲜美，可治妊娠水肿及小便短赤。

西瓜瓤多汁甜，有"瓜果之王"的美称。它富含水分、果糖、维生素C、钾盐、苹果酸等营养成分，具有清热解毒、利尿消肿的作用。

鸭肉性平和而不热，脂肪高而不腻。它富含蛋白质、脂肪、铁、钾、糖等多种营养素，有清热凉血，祛病健身之功效。不同品种的鸭肉，功效也不同。其中青头鸭肉通利小便，补肾固本，常吃可利尿消肿，对于各种水肿，尤其是妊娠水肿有很好的治疗作用。

荸荠富含碳水化合物、蛋白质、脂肪、钙及多种维生素等营养成分。它鲜食当水果，胜似生梨；煮熟成佳肴，荤素皆宜。中医认为，荸荠性甘味寒，入肺、心、胃三经，有清心泻火，润肺凉肝，消食化痰，利尿明目之功效。孕妇常吃荸荠，可以防治妊娠水肿、妊娠期间并发的急慢性肾炎、妊娠合并肝炎等。

第三节　男人饮食养生就是养阳气

十全大补汤，让男人全身气血畅行无阻

现在生活好了，工作环境也改善了，很多人都是在办公室里坐着办公。可是不健康的人却越来越多了，三十出头年轻力壮的年轻人却总是喊"累"。这些人大多过着单位、家两点一线的生活，不锻炼身体，工作又不费体力，但是伤脑筋，心理压力大。慢慢地，气血流动就慢了，随着年龄的增长，新陈代谢缓慢，就形成了一种不健康的状态，也就是我们常说的亚健康。这种状况跟气血也有很大的关系。因为日常久坐，

气血流通缓慢、瘀滞，造成了血对身体需求的供不应求，疾病也就不请自来了。

对于气血不畅引起的健康问题，要想调理，就得先找出病源，抓住要害，治疗的时候才能取得好的效果。朱丹溪是滋阴养血派的鼻祖，对养气血有很好的研究。他推崇的十全大补汤就很不错，尤其养男人。十全大补汤具有气血双补的作用，适用于血气俱虚或久病体虚、面色萎黄、精神倦怠、腰膝乏力的人。下面就教你如何在家熬制十全大补汤。

取党参、炙黄芪、炒白术、酒白芍、茯苓各10克，肉桂3克，熟地、当归各15克，炒川芎、炙甘草各6克，墨鱼、猪肚各50克，猪肉500克，生姜30克，猪杂骨、葱、料酒、花椒、食盐、味精各适量。

将以上中药装入洁净纱布袋内，扎紧备用。将猪肉、墨鱼、猪肚洗净；猪杂骨洗净，捶破；生姜拍破备用。将猪肉、墨鱼、猪肚、猪杂骨、药袋放入锅内，加水适量，放入葱、生姜、花椒、料酒、食盐，置武火上烧沸；后用文火煨炖，待猪肉、猪肚熟烂时，捞起切条，再放入汤中。捞出药袋不用。服用时将汤和肉装入碗内后，加少许味精，食肉喝汤。早晚各吃1碗，每天2次，全部服完后，隔5天再服。

十全大补汤虽好，但风寒感冒者不宜食用。另外，一定要注意时间间隔，不能频繁地使用十全大补汤。有人太心急，连着喝了很长一段时间的汤，结果出现发烧、流鼻血等症状。所以，汤水再好，也不能过量。

淫羊藿：一只公羊带来的启示

淫羊藿又名仙灵脾、三枝九叶草、弃杖草、千两金等，它的来历非常有趣。

传说南北朝时，医学家陶弘景出去采药，恰好遇到一位老羊倌对旁人说他家的公羊吃了一种很奇怪的草以后，阴茎极易勃起，公羊老是赶着母羊进行交配，一天十来次，还有一只公羊一天之内竟然击败了24个对手，非常厉害。陶弘景听了就过去与老羊倌攀谈，得知那种奇怪的草生长在树林灌木丛中，叶青，状似杏叶，一根数茎，高达一两尺。陶弘景暗想：这很可能就是一味还没被发掘的补肾良药。后来，经过反复验证，果然证实这种野草有很强的补肾壮阳的作用，后将此药载入药典，命名"淫羊藿"。

淫羊藿可促进激素分泌，提高男女性欲，有壮阳、增进性功能的效果。《开宝本草》记载淫羊藿："味辛，寒，无毒。坚筋骨，消瘰疬、赤痈，下部有疮洗出虫。丈夫久服，令人有子。"《本草纲目》中论述淫羊藿："仙灵脾（淫羊藿）、千两金、放杖、刚前，皆言其功力也。"中医认为，淫羊藿味辛、甘，性温，入肝、肾二经，可作为强精、强壮药用，有补肝肾、强筋骨、助阳益精、兴奋性功能、祛风寒湿、降血压、抗病毒的功效，主治阳痿、遗精、尿频、腰膝冷痛、腰膝痿弱、筋骨挛急、半身不遂、神经衰弱、健忘症、风湿痹痛、高血压等病症，还可治疗健忘症。

现代病理研究认为，淫羊藿的功效主要为增强性功能、抗衰老、对机体免疫系统进行双向调节、调节心血管系统、镇咳祛痰平喘等。

淫羊藿是临床上治肾阳不足的常用药物。根据临床实践，本品性较温和，但感冒发烧、口干舌燥、皮肤干痒、大便干硬者不宜服用。

推荐食谱：

（1）二仙粥。

材料：淫羊藿 9 克，仙茅 4 克，粳米 100 克，冰糖 20 克。

做法：将淫羊藿、仙茅加水煎煮，先后煎、滤两次，将两次药液兑在一起，放入锅内，再加粳米、清水，武火烧浑后，转为文火慢煮，待米烂后加入冰糖，几分钟后即成。

功效：温肾阳、补骨精、泻肾火。适用于肾阳不足而致的阳痿、早泄、腰酸膝冷等症，但阴虚火旺者不宜食用。

（2）淫羊藿山药面。

材料：干面条适量，淫羊藿 10 克，山药 20 克，龙眼肉 20 克，料酒、酱油各适量。

做法：将淫羊藿洗净，煎煮取汁，药汁加水、山药、龙眼肉煎煮20分钟后，下面条，面条熟后加料酒和酱油即可。每日1次，连服1周。

功效：补肾益血，增强记忆，安神定志，养颜美肤。

从赵匡胤大赞羊肉泡馍说起

相传，赵匡胤早年贫困潦倒，流落于长安街头。一日，他饥寒交迫，求羊肉铺施舍一碗滚烫的羊肉汤泡馍，结果吃后精神百倍，饥寒全消。十年后，赵匡胤已是宋朝的开国皇帝。一次，他出巡长安，又来到这家羊肉铺，命店主做一碗羊肉汤泡馍。店主连忙让妻子烙饼，然后将饼掰碎，精心配好调料，浇上汤又煮了煮，还放上几大片羊肉端上。没想到皇帝吃后大加赞赏，当即给店主赏银百两。此事很快传遍长安，来吃这种羊肉汤泡馍的人越来越多。由于生意兴隆，店小二来不及给客人掰馍，于是改为客人自己掰馍，此法一直流传至今。

现在，羊肉仍然是我国居民食用的主要肉类之一，其肉质细嫩，脂肪及胆固醇的含量要比猪肉和牛肉低，并且具有丰富的营养价值。因此，它历来被人们当作冬季进补佳品。

《本草纲目》中记载，羊肉"性温，味甘；益气补虚"。中医认为，羊肉具有补虚祛寒、温补气血、益肾补衰、开胃健脾、补益产妇、通乳治带、助元益精的功效，主治肾虚腰疼、阳痿精衰、病后虚寒、产妇产后火虚或腹痛、产后出血、产后无乳等症。寒冬常食羊肉可益气补虚、祛寒暖身，促进血液循环，增强御寒能力。

羊肉还可保护胃壁，帮助消化，体虚胃寒者尤宜食用；羊肉含钙、铁较多，对防治肺结核、气管炎、哮喘、贫血等病症很有帮助；羊肉还有安心止惊和抗衰老作用。但羊肉属大热之品，故夏秋季节气候热燥，不宜多吃羊肉。另有发热、牙痛、口舌生疮、咳吐黄痰等上火症状的人也应该少吃羊肉，以免加重病情。还有些人不喜欢羊肉的膻味，所以吃羊肉时喜欢配食醋作为调味品，其实这种吃法是不科学的。羊肉与食醋搭配会削弱两者的食疗作用，并可产生对人体有害的物质。夏季有很多人喜欢一边吃着香喷喷的烤羊肉串，一边喝扎啤，感觉很爽，不过这种吃法对身体也不好，烧烤的羊肉很容易产生致癌物，还是少吃为妙。

虾，带给肾阳亏者的福音

虾主要分为淡水虾和海水虾。我们常见的青虾、河虾、草虾、小龙虾等都是淡水虾；对虾、明虾、琵琶虾、龙虾等都是海水虾。虾的肉质肥嫩鲜美，因此虾老幼皆宜，备受青睐。

虾的补益与药用价值极高。《本草纲目》中称"虾，性温，味甘，有补肾、壮阳和通乳的功效"。由此可见，虾为补肾壮阳的佳品，对肾虚阳痿、早泄遗精、腰膝酸软、四肢无力、产后缺乳、皮肤溃疡、疮痈肿毒等症有很好的防治作用。因此，凡是久病体虚、气短乏力、不思饮食的人，都可以将其作为滋补珍品，经常食用可以强身健体。虾皮也是儿童保健食品之一。

现代营养学家一致认为，虾营养价值丰富，脂肪、矿物质（磷、锌、钙、铁等）和氨基酸含量甚多，但有一点需要注意：虾无疑对肾阳亏者有效，但阴虚阳亢者不宜多吃，急性炎症和皮肤疥癣及体质过敏者也应忌食。

吃虾时，要注意虾背上的虾线，这是虾未排泄完的废物，若吃到嘴里，会有泥腥味，影响食欲，所以应去掉；变质的虾不可食，色发红、身软、掉头的虾不新鲜，尽量不吃。虾皮补钙效果最佳，凡骨质疏松症患者、各种缺钙者特别是孕妇、老人及小孩更适宜经常食用虾皮。

吃虾时，还有很多禁忌：吃海虾后，1小时内不要食用冷饮、西瓜等食物；食用海虾时，最好不要饮用大量啤酒，否则会产生过多的尿酸，从而引发痛风。

下面给大家推荐几款食谱：

（1）茄酱对虾。

材料：对虾500克，番茄酱、黄油各适量，熟精制植物油、麻油各适量，白糖、味精各适量。

做法：先洗净对虾，然后将对虾的长须剪掉。把对虾排列在盘中，加调味料番茄酱、黄油、熟精制植物油、白糖、味精，然后放于微波炉中以高功率档加热，5分钟后取出，最后淋上麻油即可。

功效：滋阴壮阳、益气通乳。

（2）清蒸龙虾。

材料：龙虾600克，香菜、黄酒、麻油各适量，芥末酱、盐、味精各适量。

做法：龙虾洗净去须、头、尾后切段。将龙虾段放在碗中，头、尾、须放上面，然后加黄酒、盐、少量味精隔水蒸。蒸好后，将龙虾段摆在盘中，洗净的香菜放在盘中两旁，最后淋上麻油即可。食用时可蘸芥末酱。

功效：养心补肾、滋阴壮阳。

利尿通闭是治疗前列腺增生的王道

很多男性在慢慢步入老年的时候，都要受到前列腺增生的困扰。据报道，50岁以上的老年男性前列腺增生症，在我国发病率约为50%，欧美国家高达75%。前列腺增生是随着男性年龄的增长，自然发生的退化行为。当男性过了35岁后，多多少少前列腺都会出现增生的现象，只要没有外在的尿频、尿急等症状，一般不需要治疗。不过，在发现此症时就应避免久坐、抽烟、喝酒、多食辛辣之物的恶习，以免使前列腺继续增大。

宋老伯已经72岁了，5年前，他起夜就开始变得频繁，先是一晚上三四趟厕所，那时还没有太注意，想着人老了，正常。可是后来次数慢慢却增加了，最多的时候需要去10次，每次都要在厕所站上半天才尿得出来。宋老伯每次起夜，老伴也得跟着醒，老两口根本没法睡觉了。一向爱干净的宋老伯，最受不了的就是每次上完厕所，未净的尿液都会滴到裤子上。到医院检查，结果查出了前列腺增生的毛病。

医生说需要开刀治疗，他说开就开呗。可他的老伴不愿意，认为年纪一大把了，怎么也不让宋老伯开刀。但是不开刀不等于放弃治疗，而且尿长时间地憋在膀胱里，最后可能还会导致尿潴留。

后来，宋老伯的老伴经多方打听找到一个既能治疗前列腺增生，又不用动手术的方法。

取黄芪 20 克，莪术 15 克，泽泻 15 克，肉苁蓉 15 克，熟地 15 克，当归 15 克，盐知母 12 克，盐黄柏 12 克，淫羊藿 12 克，木通 9 克，肉桂 9 克，地龙 9 克。水煎服，每日 1 剂，日服 2 次。

另外，我国民间有吃什么补什么的说法。

买猪肾 1 只，洗净、剖开，洗净切成小片，沸水中浸泡 10 分钟，去浮沫，再用沸水煮开 1 分钟，调入白醋 20 毫升，再加入适量葱、姜，拌匀即食。此菜鲜香脆嫩，可温肾利尿，尤其适合怕冷肢寒者食用。

第四节　老年人饮食养生固守精气神

固守精气神，是中老年健康长寿的秘诀

古人认为，天有三宝"日、月、星"，地有三宝"水、火、风"，人有三宝"精、气、神"。养生，主要养的就是人的"精、气、神"。古代养生家遵循正确的修炼方法，往往能够获得健康和高寿。中医有"精脱者死""气脱者死""失神者亦死"的说法，可见"精、气、神"三者，是人体生命存亡的关键所在。只要人能保持精足、气充、神全，自然会祛病延年。《灵枢·本藏篇》云："人之血气精神者，所以养生而周于性命者也。"（人体血气精神的相互为用，是奉养形体，维护生命的根本。）可见古人对这三方面的调护、摄养极为重视。那么，精、气、神到底是什么呢？"精"就是食物的精华，说明养生首要在于良好的饮食、充沛的营养；"气"可以当作是外在之气，如"地气""清气"等，代表了人们生存的外在环境，"气"还可以当作是人体的元气；而"神"则代表了人的思想、心灵、精神和灵魂及其表现。

精、气、神是构成中国传统养生和生命学说的重要部分。那么，我们如何来养护我们的精、气、神呢？可以说方法有很多种，而食补则是其中极为重要的一环。

所谓"食补"，就是根据身体的需要，调整膳食结构，科学配餐，注重蛋白质、碳水化合物、脂肪、矿物质、维生素、水、膳食纤维等营养素的比例，以及粮食、果蔬和动物性食物的合理搭配。"五谷宜为养，失豆则不良，五畜适为益，过则害非浅，五菜常为充，新鲜绿黄红，五果当为助，力求少而数，气味合则服，尤当忌偏独，饮食贵有节，切切勿使过。"这是中华民族对传统膳食结构的精辟论述。

此外，膳食应结合四时气候、环境等情况，做出适当的调整。比如，夏季暑热兼湿，肌腠开泄，出汗亦多，因此，炎暑之季，宜食甘寒、利湿清暑、少油之品，如西瓜、冬瓜、白兰瓜等，常饮绿豆汤，并以灯芯草、竹叶、石膏、酸梅、冰糖煎水代茶饮，取其清热、解暑利湿、养阴益气之功。盛夏季节，平素为阳虚体质，常服人参、鹿茸、附子等温补之品的人，也应减少服用或暂停服用。

人到中年后常常感觉人生好像进入了一个不断失去的过程，身体机能的退化、子女的成家、婚姻的琐事、时代的变迁，都使得中年人心情长期处于郁闷状态，感到灰心，这也会影响健康。中年人要保住健康，就要有个良好的心态。

长寿饮食 11 点

人到老年，体内会发生一系列的变化，各种内脏器官的机能下降，免疫力也随之降低，此时健康合理的饮食至关重要。

因为老年人消化功能降低，心血管系统及其他器官都有不同程度的变化，因此对老年人的饮食应有特殊的要求。为保持身体健康，应注意以下十一个方面：

1. 饭菜要香

老年人味觉、食欲较差，吃东西常觉得缺滋少味。因此，为老年人做饭要注意色、香、味俱全。

2. 质量要好

老年人体内代谢以分解代谢为主，需用较多的蛋白质来补偿组织蛋白的消耗，如多吃些鸡肉、鱼肉、兔肉、羊肉、牛肉以及豆类制品，这些食物所含蛋白质均属优质蛋白，营养丰富，容易消化。

3. 数量要少

研究表明，过分饱食对健康有害，老年人每餐应以八九分饱为宜，尤其是晚餐。

4. 蔬菜要多

新鲜蔬菜是老年人健康的朋友，它不仅含有丰富的维生素 C 和矿物质，还有较多的纤维素，对保护心血管和防癌防便秘有重要作用，每天的蔬菜摄入量应不少于 250 克。

5. 食物要杂

蛋白质、脂肪、糖类、维生素、矿物质和水是人体所必需的六大营养素，这些营养素广泛存在于各种食物中。为平衡吸收营养，保持身体健康，各种食物都要吃一点，如有可能，每天的主副食应保持 10 种左右。

6. 菜肴要淡

有些老年人口重，殊不知，盐吃多了会给心脏、肾脏增加负担，易引起血压增高。为了健康，老年人每天吃盐应以 5 克为宜。

7. 饭菜要烂

老年人牙齿常有松动和脱落，咀嚼肌变弱，消化液和消化酶分泌量减少，胃肠消化功能降低。因此，饭菜要做得软一些、烂一些。

8. 水果要吃

各种水果含有丰富的水溶性维生素和金属微量元素，这些营养成分对于维持体液的酸碱度平衡有很大的作用。为保持健康，每餐饭后应吃些水果。

9. 饮食要热

老年人对寒冷的抵抗力差，如吃冷食可引起胃壁血管收缩，供血减少，并反射性引起其他内脏血循环量减少，不利于健康。因此，老年人的饮食应稍热一些，以适合进食为宜。

10. 吃时要慢

有些老年人习惯于吃快食，不完全咀嚼便吞咽下去，久而久之对健康不利。老年人应细嚼慢咽，以减轻胃肠负担促进消化。另外，吃得慢些也容易产生饱腹感，防止进食过多，影响身体健康。

11. 晚餐早一点

"胃不和，夜不安"，晚餐吃得太晚，不仅影响睡眠，囤积热量，而且容易引起尿路结石。人体排钙高峰期是在进餐后的 4～5 小时。晚餐吃得过晚或经常吃夜宵，排钙高峰期到来时老人已经睡了。老年人晚餐的时间应在下午六七点，最好不要吃夜宵。

老人食不香，可能缺锌了

经常有老人说自己没有食欲，即便再想吃的饭，到了嘴边也吃不了两口。其实使胃口变差的罪魁祸首很可能是缺锌。

现代医学研究表明，动物性食物的含锌量比植物性食物的含锌量高。然而，现在不少老人都主张吃素，自然而然，锌的摄入量就少了。

那么该怎么补锌呢？我们没有必要非得吃含有锌元素的营养品，完全可以从食物中得到。也许有人觉得，通过饮食什么时候才能补足，而服用含锌的药物很快就能补上来。这种想法可是大错特错了。要知道，即便是医生，也只能检查出您是否缺锌，却不能判断出您到底缺多少锌，而这就出现了一个问题，吃多少锌才算够量，是两片还是一瓶？每个人缺锌的量不同，自然吃的标准也就不同了。而食物大多含有多种维生素和微量元素，人体会有目标地吸收选取身体所需的营养成分，从而保持身体的平衡。

吃纯含锌的药物很可能一不小心把锌给补多了，以致身体不能吸收而将其当成垃圾堆积在体内。所以，对于补锌，还是从食物中摄取比较好。海产品、牛奶、花生、芝麻、莲子、核桃、杏仁、芹菜等含锌都比较丰富。

食疗有法宝，老年痴呆症"束手就擒"

老年痴呆症与脑萎缩密切相关。人到老年，全身各器官都有不同程度的退化性萎缩改变，大脑尤其明显。80岁老人的脑重与青壮年相比可减少6.6%～11%。老年痴呆的症状主要表现为：最初多从健忘开始，严重的记忆力减退是其主要症状，如迷路、不识家人、不能进行简单计算等智力下降现象；然后出现精神症状和性格改变，如自私、性情暴躁、吵吵闹闹、打骂别人、毁弃衣物等反常行为；最后发展到缄默、痴呆、生活不能自理，以致卧床不起。

针对老年痴呆症患者，要让他们多进食含维生素C、维生素E、胡萝卜素和富含微量元素硒的抗氧化食物，含维生素C较多的食物，如柑橘、柚子、鲜枣、香瓜、西蓝花、草莓等；含维生素E较多的食品，如麦芽制品、葵花子油、甜杏仁等；含有胡萝卜素的食物，如胡萝卜、甘蓝、菠菜等；含硒较多的食物，如洋葱、卷心菜、海鲜等。鲜豌豆、豇豆、紫苜蓿嫩芽等，都含有较多的过氧化物酶，也能对抗自由基。此外，一些发酵食物，如发面馒头、酿造醋中均含氧化酶较多，也有益于延缓脑衰老。

老年痴呆症患者还要多进食能合成胆碱的食物，从而加强神经细胞功能，有益于老年痴呆症的防治，故宜多食豆制品。人体缺铜可引起贫血、皮肤毛发异常（如白癜风）、骨质疏松，也可引起脑萎缩。故缺铜者宜适当补充含铜丰富的食物，如坚果类、叶菜类、甲壳类水产品。如病人胆固醇不高，也可进食动物肝、肾等肉类食物。同时多补充维生素B₁₂和叶酸，多吃豆类、奶类和蔬菜，增强免疫球蛋白生成率和抗病毒能力，避免对神经细胞的损伤，缓解病情。

患有老年痴呆症的患者应忌甜食过量，因过量的甜食会降低食欲，损害胃口，从而减少对蛋白质和多种维生素的摄入，进而导致机体营养不良，影响大脑细胞的营养与生存；忌食含铝食物，比如油条等加铝的膨化食物；忌嗜酒，嗜酒会极大损害身体，加快脑萎缩。

下面为这类患者推荐一些保健作用比较好的食物：

核桃：含丰富的不饱和脂肪酸——亚油酸，吸收后成为脑细胞组成物质。

芝麻：补肾益脑、养阴润燥，对肝肾精气不足、肠燥便秘者最宜。

莲子：养心安神，益智健脑，补脾健胃，益肾固精。

花生：常食可延缓脑功能衰退，抑制血小板凝聚，防止血栓形成，降低胆固醇，预防动脉硬化。

大枣：养血安神，补养心脾，对气血两虚的痴呆病人较为适宜。

桑葚：补肾益肝，养心健脾，对肝肾亏损、心脾两虚的痴呆病人尤为适宜。

松子：补肾益肝，滋阴润肺，对肠燥便秘、干咳少痰的早老性痴呆病人尤为适宜。

山楂：活血化瘀，富含维生素C，适于早老性痴呆及高脂血症、糖尿病、痰浊壅塞、气滞血瘀患者。

鱼：痴呆病人脑部的DHA不饱和脂肪酸水平偏低，而鱼肉中这种脂肪酸含量较高。

此外，桂圆、荔枝、葡萄、木耳、山药、蘑菇、海参等，对痴呆症患者均有益。

除了饮食外，防治老年痴呆症，老年人可以试试"九个一分钟"养生法。

（1）手指梳头一分钟。

用双手手指由前额至后脑勺，依次梳理，增强头部的血液循环，增加脑部血流量，可防脑血管疾病，且可使发黑又有光泽。

（2）轻揉耳轮一分钟。

用双手手指轻揉左右耳轮至发热舒适。这是因为耳朵布满了穴位，这些穴位通向全身。这样做可使经络疏通，尤其对耳鸣、目眩、健忘等症，有防治之功效。

（3）转动眼睛一分钟。

眼球可顺时针和逆时针运转，能锻炼眼肌，提神醒目。

（4）叩齿卷舌一分钟。

轻叩牙齿和卷舌，可使牙根和牙龈活血并健齿。卷舌可使舌活动自如且增加其灵敏度。

（5）伸屈四肢一分钟。

通过伸屈运动，使血液迅速回流到全身，供给心脑系统足够的氧和血，可防急慢性心、脑血管疾病，增强四肢关节的灵活性。

（6）轻摩肚脐一分钟。

用双手掌心交替轻摩肚脐，因肚脐上下是神阙、关元、气海、中脘等各穴位所在位置，尤其是神阙能预防和治疗中风。轻摩也有提神补气之功效。

（7）收腹提肛一分钟。

反复收缩，使肛门上提，可增强肛门括约肌收缩力，促使血液循环，预防痔疮的发生。

（8）蹬摩脚心一分钟。

仰卧以双足足跟交替蹬摩脚心，使脚心感到温热。蹬摩脚心后可促进全身血液循环，有活经络、健脾胃、安心神等功效。

（9）左右翻身一分钟。

在床上轻轻翻身，以活动脊柱大关节和腰部肌肉。

如皋老人长寿膳食四字诀：淡、杂、鲜、野

分析如皋长寿老人的膳食习惯，综合起来有四个原则：淡、杂、鲜、野。不要小看这简单的几个字，里面蕴含的养生之道值得我们好好思考。

（1）淡。

如皋人的饮食习惯是粗茶淡饭，以素为主，拒绝大鱼大肉、重油重糖，拒绝大吃大喝、暴饮暴食。青菜、萝卜、豆腐是如皋人的当家菜、家常菜，通过采访如皋100位百岁寿星，发现他们爱吃的蔬菜依次是青菜、韭菜、菠菜。如皋人无论多忙，天天都要有个"下锅菜"，鱼、肉不一定天天有，但绿叶蔬菜则是一天不缺的。其实，自古人们就提倡清淡饮食，现代医学更明确指出：酸辛太过，会诱发或加重溃疡病；食用糖过多，与心血管疾病、糖尿病、肥胖病、近视、龋齿都有关系；食用盐过多，是引起冠心病、高血压、动脉硬化等心血管病的重要原因。多吃肉特别是肥肉，容易引起心血管系统的疾病；而少吃肉，多吃些蔬菜、水果是很有益的。如皋俗谚道："鱼上火，肉生痰，豆腐青菜保平安。""冬吃萝卜夏吃蒜，生姜四季保平安。""大麦糁儿加把米，吃了活到九十几。""青菜清火，豆腐定心，萝卜化痰，芹菜生津。"如皋人将这些谚语身体力行，真正形成了自己的健康饮食特色。

（2）杂。

如皋人的饮食非常丰富，什么都吃，不单一，因此摄入营养比较全面、均衡，能够满足身体各部位的需要。如皋百岁寿星93%以上既吃大米、面粉等细粮，又食玉米、大麦等粗粮；他们吃的稀粥主要是粳米、玉米面、大麦糁。粗粮、细粮、蔬菜、水果、花生、白果等，既有正餐，又有小吃，还有零食。花生、蚕豆之类的炒货，人们口袋里往往不缺，随时取食。"样样都吃不拣嘴"是如皋寿星的长寿之道。

（3）鲜。

如皋地区田畴平旷，河港交错，是新鲜食物的天然仓库，如皋人吃

东西讲究个"出水鲜"。所以，肉要当天宰的，虾要当天捞的，鱼要活蹦乱跳的，文蛤要现劈的，蔬菜要带露的，毛豆要早上剥的，豇豆要早上摘的，芋头要当场刮的，豆腐、茶干绝对要当天做的！这样原汁原味的新鲜食物营养成分破坏的才最少，也许如皋人并不明白太多关于膳食营养方面的科学知识，但是他们祖祖辈辈传下来的就是最健康的最令人羡慕的科学膳食之道。

（4）野。

俗谚说："如皋人，生得怪，有菜不吃吃野菜。"其实这是大自然为如皋人采吃野菜、回归自然提供的优越条件。如皋滨江临海，四季分明，气候湿润，日照充足，无霜期长，适宜野菜生长，所以如皋人饭桌上一年四季都有新鲜的野菜佐餐。春天的香椿头、枸杞头、榆树头、马齿苋、野苋菜，夏天的芦笋、小蒜，秋天、冬天采之不尽、食之不竭的胡萝卜缨、荠菜、毛老虎、鹅儿头、紫花草、家灰条等，都是如皋人的自然美味。

特别受如皋人欢迎的黄花（苜蓿），炒则碧绿碧绿，腌则金黄金黄，吃起来极富营养。黄花富含氨基酸，吃起来鲜而且香。它含有蛋白质、碳水化合物及各种维生素。如皋人还喜欢吃蕈子，它是一种黑褐色的"土蘑菇"，一丛丛地生长在老树根、草丛里，不仅口感上比人工培育的蕈子好吃，营养也丰富，除含蛋白质、脂肪、钙、铁、烟酸、维生素C外，磷的含量尤其充沛，每100克含量可达66毫克，可谓是补脑健身的美食佳品。

归纳如皋人的膳食四字诀，我们可以体会到如皋人亲近自然、舒适惬意的生活状态和悠然自得的心境，这是最可贵的，也是最能让人贴近健康的生活方式。

人老腿先老，养好双腿人不老

俗话说"人老腿先老"，指的是人一进入老年，腿部的运动机能较之手臂早衰，常表现为腿的行为不利索，发软无力。那为什么"人老腿先老"呢？因为人开始步入老年以后，腿部肌肉就开始减少，骨质逐渐疏松、软化，弹性韧性降低，如果再不注意锻炼，很多器官就会加快退化，迅速衰老。还有专家认为：腿部肌肉紧实的人必然也有颗强壮的心脏。所以，如果腿脚很利落，走路很稳健，这样的老人必然高寿。那么，老年人怎样来养腿呢？饮食、运动、保暖缺一不可。

饮食上要注意清淡，尤其是盐不要多吃，平时多吃一些茎菜（如芹菜）、蒿子秆和瓜菜（如西葫芦、丝瓜）等。在这里，向大家介绍几款强健双腿的食疗方：

（1）羊肝炒韭菜。

取熟羊肝 100 克，春韭菜 200 克。将羊肝切成片；韭菜去杂质，洗净，沥干水，切成段。炒锅内加植物油适量，烧热，将羊肝与韭菜一起入锅，炒熟，加精盐调味即成。

（2）海参木耳炒鱼片。

取海参 30 克，木耳 10 克，黄花鱼 1 条（约 250 克），料酒、生姜、精盐、胡椒粉各适量。将海参、木耳泡发好，洗净，海参切块，木耳撕成小片；黄鱼去头和内脏，洗净，鱼肉切成片；炒锅加适量植物油烧热，将海参和鱼片一起入锅煸炒，再加入木耳、姜片、料酒、精盐、胡椒粉，同炒至熟即可。每日或隔日 1 次，佐餐食用。

要想养护好双腿，还要禁忌久坐。人老了，腿脚不利索了，人就不爱动弹。气血本来就不畅，再加上久坐，就更不通了。这里给大家介绍几种老年人养腿的运动方法：

（1）扭膝。

两足平行靠拢，屈膝微向下蹲，双手放在膝盖上，顺时针扭动数 10 次，然后再逆时针扭动。此法能疏通血脉，治下肢乏力、膝关节疼痛等症。

（2）揉腿肚。

以两手掌紧扶小腿，旋转揉动，每次揉动 20～30 次，两腿交换揉动 6 次。此法可以疏通血脉、加强腿的力量，防止腿脚酸痛和乏力。

（3）甩腿。

手扶树或扶墙，先向前甩动小腿，使脚尖向前向上翘起，然后向后甩动，将脚尖用力向后，脚面绷直，腿亦伸直，两条腿轮换甩动，每次甩80~100下为宜。此法可防半身不遂、下肢萎缩、小腿抽筋等症。

（4）蹬腿。

晚上入睡前，可平躺在床上，双手紧抱后脑勺，由缓到急进行蹬腿运动，每次可持续3分钟，然后再换另一条腿，反复8次。这样可使腿部血液畅通，使人尽快入眠。

（5）按摩腿。

用双手紧抱一侧大腿根，稍用力从大腿根向下按摩直至足踝，再从足踝往回按摩至大腿根。用同样的方法再按摩另一条腿，重复10~20遍。这样可使关节灵活，腿肌力增强，也可预防小腿静脉曲张、下肢水肿及肌肉萎缩等。

（6）搓脚。

将两手掌搓热，然后搓两脚各100次。经常搓脚，可滋肾水、降虚火、舒肝明目，还可防治高血压、眩晕、耳鸣、失眠、足部萎缩酸疼、麻木水肿等。

（7）暖足。

暖足就是每晚用热水泡脚，可使全身血液流通，利于身心健康，还可有效预防心绞痛。

第六章 常见疾病的食疗妙方

第一节 内科疾病食疗妙方

高血压病

高血压病又称原发性高血压，是以动脉血压升高，尤其是舒张压持续升高为特点的全身性疾病。若成人收缩压 ≥ 140 毫米汞柱，舒张压 ≥ 90毫米汞柱，排除继发性高血压，并伴有头痛、头晕、耳鸣、健忘、失眠、心悸等症状即可确诊。本病晚期可导致心、肾、脑等器官病变。现代医学认为，本病与中枢神经系统及内分泌、体液调节功能紊乱有关。另外，年龄、职业、环境、肥胖、高脂质、高钠饮食、嗜酒、吸烟等因素，也可促使高血压病发生。

中医学认为，本病属"头痛""眩晕"范畴，其病因病机为情志失调、饮食不节或内伤虚损，使肝阳上亢、肝风上扰所致。

食疗妙方

妙方 1 桑叶菊花汁

【配方】霜桑叶 30 克，黄菊花 10 克。

【用法】桑叶、菊花洗净入砂锅，加水适量，文火煎煮，去渣取汁。口服，每日 2 次。

【功效】可治高血压、头昏、头痛。

妙方 2 三宝茶

【配方】普洱茶、菊花、罗汉果各 60 克。

【用法】三药共制成粗末，用纱布袋（最好是滤泡纸袋）分装，每袋 20 克。每日 1 次，用上药 1 袋，以沸水冲泡 10 分钟，候温频频饮服。

【功效】养肝益肾，主治高血压。

妙方 3 栀子茶

【配方】芽茶 30 克，栀子 30 克。

【用法】上 2 味加水适量（800~1000 毫升），煎浓汁 1 碗（400~500 毫升）。每日 1 剂，分上、下午 2 次温服。

【功效】主治高血压。

妙方 4 枸杞汁

【配方】枸杞的茎、叶 500 克。

【用法】将枸杞茎、叶加适量的水煮，煮好后喝其汁液。

【功效】枸杞既能镇定肝风，又能补精益气，是高血压患者的食疗佳品，尤其是对老年患者更为适用。

妙方 5 连壳毛豆茶

【配方】连壳毛豆适量。

【用法】连壳毛豆煮水，当茶饮用，每日 1 次，常服。

【功效】软化血管，治疗高血压。

妙方 6 葛粉菊花茶

【配方】菊花茶 25 克，葛粉 50 克，蜂蜜适量。

【用法】菊花茶焙干研末加入沸葛粉糊中，再调入蜂蜜，每日 1 次，常服。

【功效】主治高血压。

妙方7 玉兰花饮

【配方】大花玉兰花（干品）。

【用法】大花玉兰花每日 3~6 克，以开水冲泡，也可加些白糖，用来代茶饮。若用鲜品，需 12~18 克，以水煎服。

【功效】主治高血压患者因血管痉挛引发的头痛，本方对此颇为有效。

妙方8 玉米穗决明饮

【配方】玉米穗 60 克，决明子 10 克，甘菊花 6 克。

【用法】上 3 味一起加水煮，将残渣除去，汁液分 2 次喝完。

【功效】利尿消肿，对肾性高血压功效尤佳。

妙方9 糖醋大蒜

【配方】糖醋大蒜 1~2 球。

【用法】每日早晨空腹食用，连带喝些糖醋汁，连吃 10~15 日。

【功效】该法能使血压比较持久地下降，对于哮喘和慢性气管炎导致的顽固咳喘也很有效。

妙方10 石决明粥

【配方】石决明 30 克，大米 100 克。

【用法】将石决明打碎，入砂锅中，加清水 500 毫升，武火先煎 1 小时，去渣取汁，入大米，再加清水 400 毫升，文火煮成稀粥。早晚温热服食，7 日为 1 个疗程。

【功效】主治高血压。

妙方11 旱菜汁

【配方】旱菜 250 克。

【用法】旱菜磨碎绞汁后，加适量白糖饮用。

【功效】旱菜能镇定肝风，对高血压疗效颇佳。

妙方 12 葫芦汁

【配方】鲜葫芦适量。

【用法】鲜葫芦捣烂绞汁，以蜂蜜调服，每次服用半杯至一杯，每日服 2 次，或煮水服用。

【功效】主治高血压引起的烦热口渴，对尿路结石也很有效。

妙方 13 茼蒿汁

【配方】鲜茼蒿 500 克。

【用法】鲜茼蒿洗净切碎，绞汁，每次服 60 毫升，温开水冲服，每日 2 次，连服 3 ~ 5 日。

【功效】主治高血压引起的头痛等症。

妙方 14 赤小豆丝瓜汁

【配方】丝瓜络 20 克，赤小豆 20 克。

【用法】上药放入砂锅中，加水适量，煎 30 ~ 40 分钟，滤汁，分早晚 2 次空腹服。

【功效】主治高血压。

妙方 15 海蜇马蹄菜汁

【配方】海蜇皮 30 克，马蹄菜 500 克。

【用法】海蜇皮切片，与马蹄菜一起入锅，加适量水煮，饮其汁液。

【功效】主治高血压引起的头痛头晕。

妙方 16 山楂茶

【配方】山楂 10 克。

【用法】山楂置于大茶杯中，用沸水冲泡，代茶饮用，每日 1 次，长服有效。

【功效】山楂可消积食、降血脂、软化血管，对高血压引起的血管硬化有治疗作用。

偏方17 萝卜荸荠汁

【配方】白萝卜750克，荸荠500克，蜂蜜50克。

【用法】前2味切碎捣烂，置消毒纱布中拧汁，去渣，加入蜂蜜，1日内分2~3次服完。

【功效】主治原发性高血压。

妙方18 苹果皮蜜茶

【配方】绿茶1克，苹果皮50克，蜂蜜25克。

【用法】苹果皮洗净，加清水至450毫升，煮沸5分钟，加入蜂蜜绿茶即可。分3次温服，每日服1剂。

【功效】主治高血压。

妙方19 蓬蒿蛋白饮

【配方】鲜蓬蒿250克，鸡蛋清3个，香油、盐、味精各适量。

【用法】鲜蓬蒿洗净，放清水中煎煮，将熟时加入鸡蛋清再煮片刻，加香油、盐、味精调味即可。

【功效】本方清热安神，常服可治高血压引起的头眩少寐。

【注意】泄泻者忌服。

妙方20 双耳汤

【配方】木耳10克，银耳10克。

【用法】木耳、银耳洗净浸软，加冰糖，放碗内蒸1小时后顿服，每日1次。

【功效】补脑养心，凉血止血，降低胆固醇。常服可治血管硬化、高血压以及高血压引起的眼底出血等。

【注意】木耳润肠，故大便溏薄者忌用。

高脂血症

随着生活质量的提高，高脂肪、高胆固醇饮食随之增多，加上运动量减少，血中过多的脂质不能被代谢或消耗，从而导致高脂血症，其症状主要表现为头痛眩晕、胸闷气短、急躁易怒、肢体麻木、精神不振、倦怠乏力、少气懒言等。

高脂血症是动脉粥样硬化产生的原因之一，而全身的重要器官都要依靠动脉供血供氧，所以一旦动脉被粥样斑块堵塞，就会产生连锁反应，导致众多相关疾病的发生，人类的致命性疾病——冠心病、心肌梗死就在其中。

🍵食疗妙方

妙方 1 决明子茶

【配方】决明子 20 克，绿茶 6 克。

【用法】绿茶、决明子用开水冲沏，经常饮用。

【功效】主治大便干燥之高脂血症。

妙方 2 五宝乌龙茶

【配方】乌龙茶 3 克，槐角 18 克，何首乌 30 克，冬瓜皮 18 克，山楂肉 15 克。

【用法】水煎后 4 味，去渣取汁，以之冲泡乌龙茶，当茶饮。

【功效】本方清热化瘀、通利血脉，可增强血管弹性，主治高脂血症。

妙方 3 山楂荷叶茶

【配方】山楂 15 克，荷叶 12 克。

【用法】将上 2 味共切细，加水煎或以沸水冲泡，取浓汁即可。每日 1 剂，代茶饮，不拘时。

【功效】主治高脂血症。

妙方 4 柿叶山楂茶

【配方】柿叶 10 克，山楂 12 克，茶叶 3 克。

【用法】上 3 味以沸水浸泡 15 分钟即可。每日 1 剂，频频饮服，不拘时。

【功效】主治高脂血症。

妙方 5 花生草茶

【配方】花生全草（整株干品）50 克。

【用法】将花生全草切成小段，泡洗干净，加水煎汤，代茶饮。每日 1 剂，不拘时饮服。

【功效】本方养肝益肾，主治高脂血症。

妙方 6 山楂红枣酒

【配方】山楂片 300 克，红枣、红糖各 30 克，米酒 1000 毫升。

【用法】山楂片、红枣、红糖入酒中浸 10 天，每日摇动 1 次，以利药味浸出。每晚睡前取 30 ~ 60 克饮服。

【功效】主治高脂血症。

【注意】实热便秘者忌用。

妙方 7 芝麻桑葚粥

【配方】黑芝麻、桑葚各 60 克，大米 30 克，白糖 10 克。

【用法】将黑芝麻、桑葚、大米分别洗净后同放入瓷罐中捣烂。砂锅中先放清水 1000 毫升，煮沸后入白糖，水再沸后，徐徐将捣烂的碎末加入沸汤中，不断搅动，煮至成粥糊样即可。可常服之。

【功效】本方滋阴清热，降血脂，主治高脂血症。

妙方 8 决明菊花粥

【配方】决明子 10 ~ 15 克，白菊花 10 克，大米 100 克。

【用法】先将决明子放入锅内炒至微有香气，取出，与白菊花同煎取汁，去渣，放入大米煮粥，加少量调味品，每日服食 1 次，5 ~ 7 次为 1 个疗程。

【功效】主治高脂血症。

妙方 9 海带绿豆汤

【配方】海带、绿豆、红糖各 150 克。

【用法】将海带发好后洗净，切成条状，绿豆淘洗干净，共入锅内，加水炖煮，至豆烂为止。用红糖调服，每日 2 次。

【功效】本方清热养血，主治高脂血症。

妙方 10 大藕点心

【配方】绿豆 200 克，胡萝卜 120 克，藕 4 节。

【用法】将绿豆洗净水泡半日，滤干；胡萝卜洗净，切碎捣泥，二物加适量白糖调匀待用。将藕洗净，在靠近藕节的一端用刀切下，切下的部分留好。将调匀的绿豆萝卜泥塞入藕洞内，塞满塞实为止。再将切下的部分盖好，用竹签或线绳插牢或绑好，上锅水蒸熟，可当点心吃。

【功效】经常食用，可降低血脂，软化血管，主治高脂血症。

妙方 11 猕猴桃汁

【配方】鲜猕猴桃 2 ~ 3 个。

【用法】将鲜猕猴桃洗净剥皮，榨汁饮用。也可洗净剥皮后直接食用。每日 1 次，常服有效。

【功效】本方主治高脂血症，并有防癌作用。

糖尿病

糖尿病是一种以糖代谢紊乱为主的慢性内分泌疾病。早期可无症状，发展到症状期，可出现多尿、多饮、多食、疲乏消瘦，即"三多一少"症状和空腹血糖高于正常及尿糖阳性，久病可引起多系统损害，导致眼、肾、神经、心脏、血管等组织的慢性进行性病变。病情严重或应激时可出现酮症酸中毒、昏迷，甚至死亡。

中医称本病为"消渴"，因五志过极、偏嗜甘肥酒辛、恣情纵欲等，导致阴伤、燥热而发病，其病变涉及肺、脾、肾三脏，并分别称为上消（多饮）、中消（多食）和下消（多尿）。

🍲食疗妙方

妙方 1 降糖饮

【配方】白芍、山药、甘草各等份。

【用法】上药研成末，每次用 3 克，开水送服，每日早、中、晚饭前各吃 1 次，一般一个星期就可见效。

【功效】上消型糖尿病口渴而饮水不止者适用。

妙方 2 茅根饮

【配方】生白茅根 60~90 克。

【用法】白茅根水煎当茶饮，一日内服完。连服 10 余日即可见效。

【功效】消胃泻火，养阴润燥，主治糖尿病。

妙方 3 蛋液醋蜜饮

【配方】生鸡蛋 5 个（打散），醋 400 毫升，蜂蜜 250 毫升。

【用法】生鸡蛋与醋 150 毫升混合，泡约 36 小时，再用醋、蜜各 250 毫升与之混合，和匀后服，早晚各服 15 毫升。

【功效】主治糖尿病。

妙方 4 瓜皮汁

【配方】西瓜皮、冬瓜皮各 15 克，天花粉 10 克。

【用法】上药同入砂锅，加水适量，文火煎煮取汁去渣，口服，每日 2~3 次。

【功效】本方清热养阴润燥，主治口渴多饮、尿液混浊之糖尿病。

妙方 5 泥鳅荷叶散

【配方】泥鳅 10 条，干荷叶适量。

【用法】泥鳅在清水中浸泡 3~5 天，使其吐净肚内泥沙，每日换 1 次水。洗净，去头尾焙干，与干荷叶共为末，每次服 6 克，凉开水送服，每日 3 次。

【功效】适用于糖尿病。

妙方 6 马齿苋汤

【配方】干马齿苋 100 克。

【用法】每日 1 剂，水煎 2 次，早晚分服。

【功效】本方适用于阴虚燥热型糖尿病，特别是对起病不久的患者疗效显著。

妙方 7 山药黄连汁

【配方】山药 30 克，黄连 10 克。

【用法】上药水煎，共 2 次，将 1、2 煎混匀，分早晚 2 次服用，每日 1 剂，连用 10 日。

【功效】本方清热祛湿、补益脾胃，主治糖尿病口渴、尿多、易饥。

妙方 8 玉竹粥

【配方】鲜玉竹、大米各适量。

【用法】将鲜玉竹洗净切碎，加大米煮成药粥，可常食用。

【功效】本方养阴、生津、止渴，主治糖尿病。

妙方 9 五汁饮

【配方】鲜芦根、雪梨（去皮）、荸荠（去皮）、鲜藕各 500 克，鲜麦冬 1000 克。

【用法】榨汁混合，冷服或温服，每日数次。

【功效】主治烦渴多饮、口干舌燥之糖尿病。

妙方 10 菠菜银耳汤

【配方】菠菜（留根）100 克，水发银耳 50 克，味精、盐少许。

【用法】将菠菜洗净，银耳泡发煮烂，放入菠菜、盐、味精煮成汤。

【功效】滋阴润燥，生津止渴。适用于脾胃阴虚为主的糖尿病。

妙方 11 枸杞鸡蛋糕

【配方】枸杞子 10 克，鸡蛋 2 个，味精、盐少许。

【用法】把蛋去壳打入碗内，放入洗净的枸杞子和适量的水及味精、盐少许，用力搅匀，隔水蒸熟。

【功效】补肾滋阴，益肝明目。适用于肾阴虚为主的糖尿病。

妙方 12 枸杞百合粥

【配方】枸杞、百合、糯米各 30 克，红枣 5 枚。

【用法】百合用温水泡发，糯米、枸杞、红枣分别洗净，红枣去核切片；将上述材料下锅，加水，用小火煮熟，每日 3 次食之（以上为 1 日量），连服 1 个月为 1 个疗程。

【功效】养阴润燥，滋补肝肾，用于糖尿病人的饮食调养。

妙方 13 田螺汤

【配方】田螺 10～20 个，黄酒 50 毫升。

【用法】田螺放清水中 3 ~ 5 天，使其吐去沙泥，取出田螺肉，加黄酒拌和，用清水炖熟，食肉、饮汤，每日 1 次。

【功效】主治糖尿病。

妙方 14 猪脾菠菜蛋汤

【配方】猪脾 1 具，鸡蛋 3 个，菠菜 60 克。

【用法】先将猪脾切片煮熟，再打鸡蛋加菠菜再煮沸，吃肉喝汤，每日 1 次。

【功效】本方可滋益精气、固摄下元，用于精气亏耗型糖尿病的治疗。

妙方 15 药芪炖母鸡

【配方】生黄芪 30 克，山药 30 克，母鸡 1 只，料酒、酱油少许。

【用法】母鸡洗净，放入黄芪，加酒及酱油，煮到八成烂，再放山药煮烂。去黄芪，吃山药和鸡肉。

【功效】补肾滋阴，益肝明目。适用于肾阴虚为主的糖尿病。

妙方 16 芡实老鸭汤

【配方】老鸭 1 只，芡实 100 ~ 200 克。

【用法】老鸭去毛和内脏洗净，将芡实放入鸭腹中，置瓦罐内，加清水适量，文火煮 2 小时左右，加盐少许，调味服食。

【功效】主治精气亏耗、下元失固型糖尿病。

妙方 17 山药炖猪脾

【配方】山药 120 克，猪脾 100 克。

【用法】山药切片，猪脾切成小块。先将山药炖熟，然后将猪脾放入，熟后趁热吃，猪脾和汤须吃完，山药可以不吃，若要吃则须细嚼，方可咽下，此方每日早晨吃 1 次。

【功效】辅助治疗糖尿病。

妙方18 绿茶蒸鲫鱼

【配方】活鲫鱼500克，绿茶10克。

【用法】将鱼去内脏洗净，再把绿茶塞入鱼腹内，置盘中上锅清蒸，不加盐。每日1次。

【功效】本方可消胃泻火、养阴润燥，主治胃火炽盛型糖尿病。

妙方19 炒苦瓜

【配方】鲜苦瓜60克。

【用法】将苦瓜剖开去籽，洗净切丝，加油盐炒，当菜吃，每日2次，可经常食用。

【功效】清热生津。主治口干烦渴、小便频数之糖尿病。

妙方20 猪脾薏苡仁汤

【配方】猪脾1具，薏苡仁30克。

【用法】猪脾、薏苡仁一起水煎，连药带汤全服，每日1次，10次即可见效。

【功效】主治糖尿病症见口渴多饮，大便燥结者。

肝硬化

肝硬化是一种常见的慢性进行性肝病，是由一种或多种病因长期反复损伤肝细胞，引起肝脏弥漫性损害，使肝脏逐渐变形、质地变硬而形成的。目前，在我国以病毒性肝炎所致的肝硬化比较常见，在国外，特别是北美和欧洲，则以酒精性肝硬化为主。我国肝硬化患者多见于中老年男性，这可能与传染性肝炎及某些地区寄生虫感染有关。

肝硬化早期，胃肠道分泌和吸收机能下降，会有食欲缺乏、腹胀、恶心、呕吐、大便秘结或泄泻等表现。此病后期会出现腹部膨胀、腹壁静脉怒张、下肢浮肿、腹水等症状。

大量临床及实验研究提示，肝硬化患者的饮食应为高热量、高蛋白质、高碳水化合物、高维生素饮食，这类食物能防止肝细胞进一步变性，亦可使损害不太严重的组织得以再生。由于肝硬化病人的食欲下降，消化功能较差，因而其饮食的品种宜多样化，且要求味美新鲜。绝对禁忌饮酒，不喝一切含酒精成分的饮料，忌用一切辛辣刺激性食物和油炸食品，各种含有铅及添加剂的罐头食品，应尽量少吃或不吃。

🍴食疗妙方

妙方1 陈皮柚汁饮

【配方】柚子1个，陈皮9克，红糖适量。

【用法】柚子去皮核绞汁，陈皮洗净，加红糖兑水同煎饮服。每日1剂。

【功效】补中缓肝，理气消食，活血化瘀。适用于肝硬化脘闷痞满、食少口臭者。

【注意】凡内热者红糖宜少放，或改用白糖。

妙方2 李子蜜茶

【配方】鲜李子100克，蜂蜜25克，绿茶2克。

【用法】鲜李子剖开，加水1杯煮沸3分钟，加入绿茶、蜂蜜即可。每日1剂，分早、中、晚3次饮服。

【功效】舒肝止痛，健脾生津，消食利水。适用于肝硬化脘闷厌食、肝区隐痛、口渴乏力者。

【注意】饮茶弃李子，因多食李子易伤脾胃，致腹泻。

妙方3 冬瓜皮姜汤

【配方】冬瓜皮15～30克，生姜片20克。

【用法】将冬瓜皮、生姜片洗净，加适量水煎煮。当汤饮用。

【功效】主治肝硬化。

妙方 4 猪肚粥

【配方】猪肚 100 克，大米 100 克，葱花、姜丝、盐适量。

【用法】猪肚洗净，加水适量，煮七成熟，捞出，改刀切成细丝备用。再以大米、猪肚丝、猪肚汤（去油）适量煮成粥，加入调料后食用。

【功效】本方具有健脾解郁、活血化瘀之功，主治肝硬化。

妙方 5 泥鳅炖豆腐

【配方】泥鳅 500 克，豆腐 250 克。

【用法】泥鳅去鳃及内脏，洗净，加盐少许（腹水明显者不加），加水适量，清炖至五成熟，加入豆腐，再炖至泥鳅熟烂即可，吃泥鳅、豆腐，喝汤，分顿食用。

【功效】主治肝郁脾虚型肝硬化，症见肝区疼痛、食欲缺乏、倦怠乏力等。

妙方 6 赤小豆肉汤

【配方】猪前小腿肉 250 克，赤小豆 120 克。

【用法】猪小腿去骨，与赤小豆同煮 2 小时，喝汤吃小豆，每日服 1 次。

【功效】主治肝硬化，一般 2 个月之内可见效。

【注意】如肝硬化腹水已使肚脐凸出，则本方无效。

妙方 7 瓜豆鲫鱼汤

【配方】活鲫鱼 1 尾，冬瓜 1 个，赤小豆 30 克，姜、葱、黄酒各适量。

【用法】鲫鱼去肠不去鳞，冬瓜切开一头，去内瓤及子，将鲫鱼放入，略加姜、葱、黄酒，再加入赤豆，用切开之盖盖好，以竹签钉牢，放入砂锅，加水炖 3～5 小时，喝汤，吃鱼及瓜，最好淡吃，或略加糖醋，每日 1 剂，连吃或隔日吃 1 剂，7 剂为 1 个疗程。

【功效】主治肝硬化。

妙方 8 枸杞荷包蛋

【配方】枸杞子 30 克，红枣 10 个，鸡蛋 2 个。

【用法】将枸杞子、红枣加水适量，文火炖 1 小时，将鸡蛋敲开放入，候片刻使之成为荷包蛋。每日 2 次，吃蛋喝汤。

【功效】主治肝硬化。

冠心病

冠心病即冠状动脉粥样硬化使血管腔狭窄，导致心肌缺血、缺氧而引起的心脏病，最常见的两种类型为心绞痛和心肌梗死，以心前区疼痛为典型症状，常发生于劳累或情绪激动时。常见致病因素有高血压、高脂血症、肥胖、吸烟、遗传、饮食不当等。

冠心病的患病率一般男性高于女性，男：女＝（2~5）：1，但女性在 50 岁以后由于绝经后雌激素减少，冠心病的患病率明显上升。吸烟、工作竞争性强、精神紧张、脑力劳动者易患此病。尽管目前在医学上仍把冠心病放在老年病的范畴进行研究，而且的确 40 岁以后冠心病的发病率开始升高，几乎每 10 岁增加 1 倍，但事实上，当病人出现冠心病的临床症状时，其冠状动脉的粥样硬化病变和管腔狭窄的程度已到了中晚期。有资料表明，动脉粥样硬化自患者幼年即有发生，所以预防必须自患者幼年开始，常年保养。

冠心病患者应重视精神、情志调养，避免精神刺激和过分的情绪激动，还应尽量戒除烟酒嗜好，少饮浓茶、咖啡。本病与身体状况有一定关系，所以平时应注意劳逸结合，避免过度疲劳，应做到生活有节，起居有时，饮食勿过饥过饱，并坚持身体锻炼，这对冠心病的治疗也有重要意义。

食疗妙方

妙方 1 葱头汁

【配方】大葱头（隔年者佳）7 根，香油适量。

【用法】将大葱头洗净去掉外皮，切碎捣汁，也可略加些凉开水捣汁，再入香油调匀灌服。

【功效】本方温阳通脉，主治突然发作心绞痛，疼痛难忍者。

妙方 2 双仁糊

【配方】核桃仁、桃仁各 250 克，红糖 1000 克。

【用法】先将前 2 味加少量水煎煮至软，然后捣烂，再与红糖混合调匀成稠糊状。每次服 50 克，每日服 3 次，温开水送服。

【功效】本方具有益气养血之功效，主治气血两虚为主的胸闷心痛。

妙方 3 香蕉蜜茶

【配方】茶叶 10 克，香蕉 50 克，蜂蜜少许。

【用法】先用沸水 1 杯冲泡茶叶，然后将香蕉去皮研碎，加蜜调入茶水中，当茶饮，每日 1 剂。

【功效】主治冠心病。

妙方 4 山楂香橙露

【配方】山楂肉 30 克，香橙 2 枚，荸荠粉 10 克，白糖 60 克。

【用法】先将山楂肉放入砂锅，加水适量，煎煮 10 分钟，去渣留汁备用。香橙捣烂，用纱布绞汁。两汁调匀，在铁锅内煮沸。加入白糖，待溶化后，用和好的荸荠粉汁打芡成糊状，即成山楂香橙露。饭后适量饮用。

【功效】本方对高脂血症、冠心病均有较好疗效。

妙方 5 茶树根酒

【配方】老茶树根粗壮者 30 ~ 60 克，糯米酒适量。

【用法】老茶树根和糯米酒放入瓦罐中，加水，用文火煎 2 次，取浓汁于晚睡前服，徐徐服完，30 日为 1 个疗程。可连用 4 ~ 5 个疗程。

【功效】主治冠心病、心功能不全等。

【说明】本方切勿加糖，否则疗效不明显。

妙方 6 干姜酒

【配方】干姜末 15 克，清酒 100 毫升。

【用法】温酒，酒热后下姜末。每次 30 克，每日 1 次。

【功效】主治胸闷憋气、阵发性心痛心悸、面色苍白、倦怠无力等。

妙方 7 醋浸花生仁

【配方】花生仁、米醋适量。

【用法】将花生仁浸醋里 24 小时，每日起床后取 10~15 粒服用。或每晚服用醋浸花生仁 10~15 粒，第二天早晨连醋一起服。

【功效】主治冠心病。

妙方 8 杏梅枣泥

【配方】乌梅 1 个，杏仁 7 粒，红枣 2 枚。

【用法】上 3 味洗净，乌梅、红枣去核，同杏仁一起捣烂，男子用黄酒送服，女子用醋送服。

【功效】温中化痰止痛。主治心绞痛。

妙方 9 湖茶

【配方】龙井茶 6 克，米醋适量。

【用法】龙井茶加水，煎汤（不宜久煎，以稍沸即止为好），和米醋即成。每日 1 ~ 2 次。

【功效】本方调补阴阳、益气养血，主治阴阳两虚型冠心病，症见胸闷心痛、心悸气短、头晕耳鸣、食少倦怠等。

妙方 10 芭蕉花煮猪心

【配方】猪心1具，芭蕉花250克。

【用法】先将猪心洗净，和芭蕉花共入水中，煎煮至猪心熟透即可。吃猪心饮汤，可经常服用。

【功效】本方调补阴阳，活血化瘀。主治阴阳两虚型心绞痛。

妙方 11 淡菜冬瓜汤

【配方】淡菜30克，冬瓜250克，盐、味精各适量。

【用法】淡菜洗净，冬瓜洗净切块，二者同煮汤，加入少许盐、味精，1日分几次喝尽。

【功效】本方具有降脂、降压、利水之功，主治冠心病。

【说明】淡菜性温，味甘、咸，其功能可降血脂、降血压。冬瓜性微寒，味甘、淡，可利水解毒、清热消痰，含钠量较低，是冠心病的食疗佳蔬。

妙方 12 香蕉糯米粥

【配方】香蕉3只，冰糖60克，糯米60克。

【用法】糯米淘洗干净，入锅加清水适量烧开，文火煎煮待米熟时，加入去皮、切块的香蕉和冰糖，熬成稀粥。每日1次，连续服用。

【功效】防治冠心病。

妙方 13 桃仁粥

【配方】桃仁10克，大米50克，糖适量。

【用法】先把桃仁洗净，捣烂如泥，用布包，入大米，加水同煮为粥，少加糖调味。食粥，顿服，每日1料。

【功效】本方活血通经、祛瘀止痛，适用于冠心病、心绞痛、心肌梗死恢复期病人。

【说明】桃仁性平，味甘、苦，其可破血行瘀、润肠。大米性平，味甘，可益气和胃。

妙方 14 海参红枣汤

【配方】泡发海参 40 克，红枣 5 枚，冰糖适量。

【用法】先将海参煮烂，再加入红枣、冰糖，炖煮 15～20 分钟。每日早晨空腹服食。

【功效】主治气阴两虚型冠心病。

妙方 15 山楂双豆粥

【配方】山楂 30 克，白扁豆 20 克，韭豆 30 克，红糖 40 克。

【用法】诸物分别洗净，同入砂锅，文火煎煮，豆烂后，放红糖调味即可，每日 1 剂。

【功效】经常服用可防治冠心病。

附：外敷外用方

妙方 16 敷脐部方

【配方】檀香、细辛各等份。

【用法】将上 2 味研粉，用酒调成糊状敷在脐部。

【功效】主治冠心病、心绞痛。

感　冒

感冒俗称"伤风"，由病毒或细菌感染引起，是最常见的疾病之一。感冒可分为普通感冒和流行性感冒两种，普通感冒是由病毒引起的上呼吸道感染。若感冒病情较重，并在一个时期内广泛流行，症状多相类似者为流行性感冒，它是由流感病毒引起的呼吸道传染病，中医称为"时行感冒"。

感冒的症状为发热、头痛、鼻塞、流涕、咳嗽、打喷嚏、咽部干痒作痛等，伴有四肢倦怠、肌肉酸痛、胸部憋闷、咽痛或有异物感。

感冒患者注意事项：

①感冒时独居一室，保持环境安静，空气清新，如此不致将病菌传染给别人，并应充分休息，增强抵抗力。

②饮食应以清淡为宜，不吃油腻，可吃生大蒜。因为清淡的饮食较容易消化，大蒜又有杀菌功能。

③保持身心愉快，有助病情缓解。

🍲食疗妙方

妙方1 薄荷姜汁茶

【配方】细茶叶6克，薄荷叶3克，生姜汁半匙，白糖半匙。

【用法】先用开水大半碗，泡入薄荷叶、茶叶，再放入姜汁、白糖和匀。每日1~2次，连服3日。

【功效】本方有辛温解表之功效，主治风寒感冒。

妙方2 淡竹叶茶

【配方】绿茶15克，淡竹叶50克。

【用法】上2味加水1000毫升，先煮淡竹叶，煮沸5分钟，加绿茶略泡即可。每日1剂，分4次服完。

【功效】主治风热型感冒，症见头痛、自汗、鼻塞无涕、咽喉肿痛、咳嗽等。

妙方3 菜根红糖饮

【配方】干白菜根1块，姜3片，红糖50克。

【用法】将白菜根、姜洗净，切片，放入锅内，加清水适量，用武火烧沸后，转用文火煮15~20分钟，去渣留汁即成。每日饮1~2次，连饮1周。

【功效】本方能解表散寒，主治发热恶寒较为明显的感冒。

妙方4 金银花茶

【配方】茶叶2克，干金银花1克。

【用法】上2味同放杯中，用沸水冲泡6分钟后饮用。饭后饮1杯。

【功效】本方具有辛凉解表之功效，主治风热感冒。

妙方5 钩藤蜜茶

【配方】绿茶1克，钩藤、蜂蜜各15克。

【用法】钩藤加水500毫升，煮沸3分钟，去渣，加入绿茶与蜂蜜即可。分3次温服，日服1剂。

【功效】防治流行性感冒。

妙方6 三根汤

【配方】大白菜根3个，大葱根7个，芦根15克。

【用法】上料用水煎服，每日1次，连服2~3日。

【功效】本方具有辛凉解表之功效，主治风热感冒。

妙方7 藿香饮

【配方】鲜藿香叶10克，白糖适量。

【用法】将鲜藿香叶和白糖煎水，经常饮用。

【功效】主治重感冒，症见神疲体倦、心烦口渴、小便短黄等。

妙方8 梅肉红茶

【配方】梅干1粒，红茶1大匙。

【用法】先将梅干去核切细，与红茶一起放入杯中，用沸水 200 毫升冲泡 10 分钟，不拘时温服。

【功效】本方散寒、止咳、开胃，用于防治感冒。

妙方 9 五神汤

【配方】荆芥 10 克，苏叶 10 克，茶叶 6 克，生姜 10 克，红糖 30 克。

【用法】将荆芥、苏叶用清水冲洗、过滤，与茶叶、生姜一并放入锅内，加清水约 500 毫升，用文火煎沸。另将红糖加水适量，置另一锅内煮沸，令其溶解。然后将煎好的药汁加红糖溶液即成。温热服用，分 3 次服完。

【功效】本方具有辛温解表、宣肺散寒之功效，主治外感风寒型感冒。

妙方 10 银花山楂饮

【配方】金银花 30 克，山楂 10 克，蜂蜜 250 克。

【用法】将金银花、山楂放入锅内，加清水适量，用武火烧沸 3 分钟后，将汁水滗入盆内，再加清水煎熬 3 分钟，滗出汁水。将两次药汁一起放入锅内，烧沸后，加蜂蜜，搅匀即成。可代茶饮。

【功效】辛凉解表。主治外感风热型感冒。

妙方 11 绿豆茶饮

【配方】绿茶 5 克（布包），绿豆 20 克。

【用法】上 2 味加水 300 毫升，文火煮至 150 毫升，去茶叶包，一次或几次服。

【功效】主治风热感冒。

妙方 12 葱姜核桃茶

【配方】茶叶 15 克，核桃仁、葱白和生姜各 25 克。

【用法】将核桃仁、葱白和生姜捣烂，同茶叶一起放入砂锅内，加水一碗半煎煮，去渣，一次服下，盖棉被卧床，注意避风。

【功效】主治风寒感冒，症见头痛、无汗、鼻塞严重、打喷嚏、咳嗽等。

妙方 13 辣茶方

【配方】茶叶 10 克，辣椒 500 克，胡椒、盐各适量。

【用法】将上 4 味共研末，拌和均匀，放入瓷瓶内，封口，静置半月。每次取 3 克，开水冲泡 5 分钟，温服，每日 2 次。

【功效】本方具有驱寒解表、开胃之功，用于防治风寒感冒。

【注意】患有哮喘、心脏病者禁用。

妙方 14 姜蒜红糖方

【配方】生姜 20 克，大蒜 5 瓣，红糖适量。

【用法】上料用水煎服，每日 2 次。

【功效】主治流行性感冒初起，头痛，怕冷发热，无汗，伴有恶心。

妙方 15 生姜红糖水

【配方】老生姜 10 克，红糖 15 克。

【用法】先将生姜洗净，切丝，放入大茶杯内，冲入开水，盖上盖，泡 5 分钟，然后放入红糖，趁热服下。服后盖被卧床，出微汗即可。每日 1 次，连服 2～3 日。

【功效】主治风寒初起，症见头痛、耳痛、无汗、骨节酸痛等。

妙方 16 葡萄酒蛋花汤

【配方】红葡萄酒 1 小杯（30 毫升），鸡蛋 1 个。

【用法】葡萄酒加热，打入鸡蛋搅拌一下后，即停止加热，待温服用。

【功效】主治感冒。

妙方 17 芝麻姜茶

【配方】生芝麻 30 克，茶叶 5 克，生姜 5 克。

【用法】生芝麻嚼食，生姜茶叶煎汤冲服，盖被取微汗。

【功效】主治感冒初起。

妙方 18 苦参桔梗酒

【配方】苦参 3 克，桔梗 1 克，白酒 250 毫升。

【用法】前 2 味捣碎后用布包，同白酒入锅，文火煮 10～20 分钟取出，连药包一起放入大口瓶备用。春秋季及流感流行期间，每日用棉棒蘸药酒 5 毫升擦洗鼻孔、咽部，每日 2～4 次，且每次用 5 毫升药酒加温水 100 毫升漱口。

【功效】防治流行性感冒。

妙方 19 菊花枸杞酒

【配方】菊花、枸杞子各 6 克，黄酒 200 毫升。

【用法】菊花、枸杞子用黄酒浸泡 10～20 天，去渣，加蜂蜜少许，每天早晚各饮 1 小杯。

【功效】主治风寒感冒头痛。

妙方 20 甘草瓜蒌酒

【配方】生甘草 30 克，生姜 4 片，瓜蒌（去子，置于碗内）1 颗。

【用法】先将生姜、甘草用酒 2 大杯煎取 6 成，去渣，趁热装入有瓜蒌的碗中，绞取汁，候温，分 2 次服。

【功效】辛凉解表，主治风热感冒。

妙方 21 侧柏椒酒

【用法】花椒 50 粒，侧柏叶 15 克，白酒 50 毫升。

【用法】前 2 味捣碎，同白酒一起入瓶浸半月，在呼吸道及消化道传染病流行季节，每晨空腹温服 5～10 毫升。

【功效】防治流行性感冒。

妙方 22 竹叶茅根饮

【配方】桑叶、菊花各 6 克，竹叶、白茅根各 30 克，薄荷 3 克。

【用法】上料共放茶壶内，用沸水冲泡，温浸 10 分钟，频频饮用。亦可放冷后作饮料，大量饮用。连服 2～3 日。

【功效】主治风热型感冒，症见头痛、自汗、鼻塞、咽喉肿痛、咳嗽等。

妙方 23 山蜡梅茶

【配方】山蜡梅叶 6 克。

【用法】开水冲闷 5 分钟，代茶饮用。每日 3 次。

【功效】清热解毒，祛风解表。适用于感冒及流行性感冒的预防和治疗。

妙方 24 白芥子酒

【配方】白芥子 150 克，白酒 250 毫升。

【用法】白芥子用布包，倒入白酒煮沸，趁热用白芥子包熨颈项周围，冷时再热，每日 2～4 次，内服酒液，每次 5 毫升，每日 2～3 次。

【功效】防治流行性感冒。

【注意】皮肤过敏者忌用。

咳　嗽

咳嗽是肺系疾患的一个常见症状。古代医学文献中将无痰而有声者称为咳，无声而有痰者称为嗽，既有痰又有声者称为咳嗽。而在临床上很难将两者截然分开，故一般均通称为咳嗽。

在临床上，许多呼吸系统的疾病都伴有咳嗽，如感冒，急、慢性支气管炎，支气管哮喘，支气管扩张，各种类型的肺炎等。

咳嗽患者注意事项：

①及早治疗，不要拖延。

②要注重休息。

③多喝水，多吃营养食品，忌烟、酒、辛辣物、冷饮等。

④保持居室空气新鲜。

🍵食疗妙方

妙方1 银杏露

【配方】金银花30克，杏仁30克，蜂蜜30克。

【用法】将金银花、杏仁洗净，加水500毫升，煎汁去渣，冷却后加蜂蜜调匀。分次服完。

【功效】清热宣肺，化痰止咳。主治风热咳嗽。

妙方2 白果蜂蜜饮

【配方】白果仁10克，蜂蜜适量。

【用法】白果炒后去壳，煮熟，以蜂蜜调服。

【功效】主治咳嗽，症见痰黄黏稠、口苦、胸闷、尿黄等。

妙方3 麦竹汁

【配方】新鲜麦竹适量。

【用法】将麦竹两节之间约30厘米的部分砍下，一头用火烤，另一头就会流出澄清的水来，以杯子接住此水，每日早、晚及饭前饮用。

【功效】治疗久咳。

妙方4 润肺饮

【配方】荸荠、鲜藕、梨各100克，鲜芦根50克，玉竹20克，冰糖

30 克。

【用法】荸荠、鲜藕、梨洗净绞汁待用，玉竹、鲜芦根加水 500 毫升煎汁去渣，再加入上汁与冰糖调匀即可。代茶饮用。

【功效】本方润肺生津化痰，主治肺燥咳嗽。

妙方 5 桑菊饮

【配方】桑叶 9 克，杏仁 9 克，菊花 6 克，梨皮 15 克，冰糖 10 克。

【用法】桑叶、杏仁、菊花、梨皮洗净，煎水去渣，加入冰糖，代茶饮。

【功效】祛风清热，止咳化痰。主治风热感冒伴咳嗽。

妙方 6 银菊清肺茶

【配方】金银花 20 克，菊花 9 克，桑叶 9 克，杏仁 10 克，芦根 30 克，蜂蜜 30 克。

【用法】金银花、菊花、桑叶、杏仁、芦根洗净，煎汁去渣，加入蜂蜜调匀，代茶饮。

【功效】主治咳嗽伴胸闷、便干、尿黄等。

妙方 7 核桃酒

【配方】干核桃 1 枚，黄酒 15 毫升。

【用法】核桃焙干后研末，以黄酒送服，每日 2 次。

【功效】主治风寒感冒伴咳嗽，症见咽痒咳嗽、痰稀色白、鼻塞、流清涕等。

妙方 8 猪肝黑枣酒

【配方】猪肝 3 具，黑枣 100 枚，米酒 2500 毫升。

【用法】猪肝、黑枣同浸米酒中 1 个月，去渣过滤，每次饮 2 匙，每日 2 次。

【功效】主治咳嗽反复难愈，伴痰清稀、肢体沉重、小便不利等。

妙方9 瓜枣丸

【配方】丝瓜、红枣、白酒各适量。

【用法】丝瓜烧灰存性，与枣肉和丸如弹子大，每日1丸，温酒送下。

【功效】主治痰喘咳嗽。

妙方10 芝麻生姜瓜蒌方

【配方】黑芝麻50克，生姜30克，瓜蒌1颗。

【用法】上3味共捣为糊，水煎服取汗。

【功效】主治咳嗽。

妙方11 菠菜籽方

【配方】菠菜籽适量。

【用法】菠菜籽用文火炒黄，研成细末，每次5克，温水送服，每日2次。

【功效】主治咳嗽气喘。

妙方12 桃仁止咳方

【配方】桃仁200克，白酒2500毫升。

【用法】桃仁煮至外皮微皱后捞出，浸入凉水，搓去皮尖，晒干，装袋入酒中浸1周，每日服1次，每次1小杯。

【功效】主治暴咳难止。

妙方13 梨豆蜜

【配方】大雪梨4个，老姜120克，蜂蜜120克，黑豆500克。

【用法】梨、老姜同捣取汁，豆研末，同和匀，七蒸七晒，不拘时服。

【功效】主治久咳不愈，伴头晕乏力、肢体沉重等。

妙方 14 阿胶鸡蛋酒

【配方】鸡蛋 4 个，阿胶 40 克，米酒 500 毫升，盐适量。

【用法】米酒用文火煮沸，入阿胶，溶化后再下蛋黄及盐，搅匀，再煮数沸，待凉入净容器内。每日早晚服，随量温饮。

【功效】主治虚劳咳嗽。

妙方 15 烤柑橘

【配方】未完全熟透的柑橘 1 个，盐 10 克。

【用法】柑橘去蒂，以筷子刺 1 个洞，塞入盐，放于炉下慢烤，塞盐的洞口避免沾到灰。烤熟时，在塞盐的洞口处，果汁会沸滚，约 5 分钟后，取出橘子剥皮食之。

【功效】本方止咳功用颇佳。

妙方 16 苏杏止咳粥

【配方】苏叶 9 克，杏仁 12 克，生姜 2 片，红枣 7 枚，大米 50 克。

【用法】将杏仁、苏叶水煎去渣，加入大米、红枣共煮粥。粥将成时加入生姜、冰糖少许。分顿服用。

【功效】疏风宣肺，止咳化痰，主治风寒咳嗽。

妙方 17 银花桔梗粥

【配方】金银花 50 克，桔梗 12 克，大米 50 克。

【用法】将金银花、桔梗入砂锅内，加水 300 毫升，浸透，煎 10 分钟，去渣取汁备用。大米煮成粥，兑入药汁，煮开即成。每日 3 次，温服。

【功效】本方疏风宣肺、清热解毒，适用于肺炎初期。

妙方 18 补肺止咳粥

【配方】山药、核桃、黄芪各 30 克，杏仁 15 克，大米 100 克。

【用法】杏仁、黄芪加水煎汁去渣，加入山药、大米煮粥，粥成后加入核桃、冰糖适量。分次服用。

【功效】本方肺肾双补、化痰止咳，主治阳虚咳嗽，伴见头晕乏力、心悸、畏寒等。

妙方 19 杏仁橘皮粥

【配方】橘皮 15 克，杏仁 10 克，大米 50 克。

【用法】杏仁、橘皮洗净煎汁去渣，加入大米煮粥。顿服。

【功效】本方健脾化湿、理气止咳，主治咳嗽，伴痰黄黏稠、身热、面赤、口干等。

妙方 20 薄荷芦根粥

【配方】薄荷 6 克，芦根 30 克，杏仁 12 克，大米 50 克，冰糖适量。

【用法】前 3 味洗净，煎汁去渣待用。大米煮粥，粥成时加入上汁共煮，再入冰糖。分次服用。

【功效】本方具有祛风解表、清肺止咳之功，主治风热咳嗽。

妙方 21 梨橘银耳羹

【配方】银耳 60 克，梨 100 克，鲜橘 100 克，冰糖适量。

【用法】银耳洗净，加水用文火煮熟。将梨切成小块，橘子切小块，加入银耳汤中，煮沸后加冰糖适量。分顿服用。

【功效】本方滋阴清热、化痰止咳，主治阴虚咳嗽。

妙方 22 百合养肺羹

【配方】薏苡仁 30 克，百合、白扁豆、莲心各 15 克，冰糖适量。

【用法】百合、薏苡仁、白扁豆、莲心洗净加水共煮。先用武火煮沸，再用文火煮1~2小时，然后加入冰糖适量。分顿服食。

【功效】健脾养肺，化痰止咳。主治痰湿咳嗽。

肺　炎

　　肺炎是多种原因引起的肺实质炎症的统称，其中最常见、症状最典型的为细菌性肺炎，约占全部肺炎患者的80%。细菌性肺炎好发于冬春季节，临床表现为突然高热、恶寒或寒战、咳嗽、胸痛、咳黄脓痰或铁锈色痰、呼吸急促等，是一种急性感染性疾病。细菌性肺炎的主要致病菌为肺炎球菌，链球菌、葡萄球菌等也可致病。正常人的上呼吸道一般都存在着这些细菌，因为呼吸道有防御功能，所以不会发病。当病毒损伤了支气管黏膜，或者因受寒、饥饿、疲劳等各种各样的原因削弱了全身的抵抗力时，这些细菌就会通过呼吸道黏膜进入肺，并迅速生长繁殖，再通过呼吸将细菌吸入肺泡，细菌到达肺泡，在肺泡内繁殖，顺着细支气管在肺组织内蔓延开来，就形成了肺炎。肺炎使肺泡内充满细菌、炎性分泌物以及赶来消灭细菌的白细胞、单核细菌等吞噬细胞，肺部变实，所以X光摄片和胸透可以看见阴影。

　　由于肺炎发病急，病情重，变化快，所以除了要及时予以治疗外，护理调养也很重要。发作期要卧床休息，既要注意保暖，被褥又不能盖得过厚。住处要保持空气新鲜，要多喝水，热盛期应吃流质饮食。

食疗妙方

妙方1　清肺汁

【配方】大梨3个，藕1节，荷梗1米，橘络3克，甘草2.5克，生姜3片，莲子心2克，玄参6克。

【用法】梨、藕及姜分别去皮捣汁，荷梗切碎，玄参切片，与橘络、甘草、莲心一起加水共煎半小时，放温，滤过药汁，与梨、藕、姜汁混合即可饮用。

【功效】主治肺炎。

妙方 2 银芦薄荷饮

【配方】金银花 30 克，鲜芦根 60 克，薄荷 10 克，白糖适量。

【用法】将金银花、芦根入锅，加水 500 毫升，煮 15 分钟，后下薄荷煎 3 分钟，滤汁加白糖温服。

【功效】本方具有清肺散热之功效，主治肺炎，症见发热，恶寒或寒战，头痛，咳嗽等。

妙方 3 银花蜂蜜饮

【配方】金银花、蜂蜜各 30 克。

【用法】金银花加水 500 毫升，煎汁去渣，冷却后加蜂蜜调匀即可。

【功效】主治肺炎。

妙方 4 鳗鱼油

【配方】大鳗鱼数尾，盐适量。

【用法】大鳗鱼用清水洗净，先将水烧开，再将活鳗投入，加盖煮 2~3 小时，鳗油即浮于水面。取油加盐少许，每次吃半匙，一天吃 2 次，饭后服用。

【功效】主治慢性肺炎。

妙方 5 桑白皮粥

【配方】桑白皮 15 克，大米 50 克，冰糖适量。

【用法】桑白皮入锅，加水 200 毫升，煎至 100 毫升，去渣，入大米，加冰糖，再加水 400 毫升煮成粥。每日 2 次，温服。

【功效】本方具有清泻肺热之功效，适用于高热不退、口燥咽干之肺炎。

妙方6 百合杏仁粥

【配方】鲜百合100克，杏仁10克，大米50克，白糖适量。

【用法】米将煮熟时，放入百合、杏仁（去皮尖），煮成粥，加糖，温服，每日2次。

【功效】本方具有润肺、止咳、清热之功效，适用于肺炎恢复期。

妙方7 鱼腥草拌莴笋

【配方】鲜鱼腥草50克，莴笋250克，盐、酱油、醋、味精、香油各适量。

【用法】鱼腥草去杂质洗净，沸水略焯捞出，加盐腌渍备用。莴笋去皮洗净，切成粗丝，加盐腌渍，沥出水，与鱼腥草同入盘，拌调味品即成。佐餐。

【功效】本方清热解毒、止咳化痰，适用于高热不退、咳嗽之肺炎。

支气管炎

支气管炎是发生在气管、支气管黏膜及其周围组织的炎症，可分为急性和慢性两类，一般是由感染病毒、细菌或因过敏、大气污染、气候变化、吸烟等物理、化学刺激所致。

急性支气管炎常以感冒症状起病，表现为咳嗽、咳痰、胸部不适、轻微发热以及咽喉痛等，重者可发生气道阻塞，出现呼吸困难，通常在咳嗽后可闻及哮鸣音。

慢性支气管炎多见于老年人，由急性支气管炎反复发作所致，病程较长，其主要特点是：反复发作咳嗽、咳痰，咯吐大量黏液泡沫状痰，特别在每天清晨和傍晚时较多，有的病人伴气急。秋冬季节症状加重，夏季好转。气候突然变化，或者受凉感冒后，都会引起急性发作。慢性支气管炎后期可导致肺心病。

患者平时应尽量保持室内的温度和湿度适宜，随气候变化及时增减衣服，防止感冒。从夏天开始，早上用冷水洗脸，冷毛巾拧干后擦背、胸至皮肤发红，冬天仍坚持下去，以增强对寒冷的适应能力。戒烟，改善环境，清除有害气体对呼吸道的影响。加强体育锻炼，如做广播操、打太极拳等小运动量的活动。忌吃辛辣刺激性食物。

🍵食疗妙方

妙方1 南瓜汁

【配方】南瓜蓬茎适量。

【用法】秋季南瓜败蓬时离根2尺剪断，把南瓜蓬茎插入干净的玻璃瓶中，任茎中汁液流入瓶内，从傍晚到第二天早晨可收取自然汁一大瓶，隔水蒸过，每次服30～50毫升，一日2次。

【功效】主治慢性支气管炎，症见咳痰黏稠、咳出不爽、舌干舌红等。

妙方2 芦根甘草茶

【配方】芦根40克，甘草5克，绿茶2克。

【用法】用1000毫升水先煮芦根和甘草，煮沸10分钟，去渣，加入绿茶即可。少量多次饮。

【功效】本方清肺化痰，主治慢性支气管炎。

妙方3 柿叶茶

【配方】绿茶2克，柿叶10克。

【用法】上2物加开水400～500毫升，浸泡5分钟。分3次饭后温服，日服1剂。

【功效】主治支气管炎，症见咳嗽痰多、口淡无味、不思饮食等。

【说明】9～10月采集的柿叶最佳。把采来的柿叶切碎，蒸30分钟，烘干后备用。

妙方 4 煨梨方

【配方】黄梨 1 个，蜀椒、面粉各适量。

【用法】将黄梨刺 50 个小孔，每孔放入蜀椒 1 粒，再以面粉裹梨，放在炉灰中煨熟，空腹服。

【功效】本方具有温肺化痰之功，主治寒痰型支气管炎。

妙方 5 甘草蜜醋茶

【配方】甘草 6 克，蜂蜜 30 克，醋 10 克。

【用法】上 3 物用沸水冲泡，代茶饮，早、晚各 1 次。

【功效】主治慢性支气管炎。

妙方 6 柿蒂茶

【配方】柿蒂 3～5 枚，冰糖适量。

【用法】柿蒂、冰糖同放入茶杯中，沸水冲泡，代茶饮。

【功效】主治慢性支气管炎。

妙方 7 葱枣茶饮

【配方】葱须 25 克，红枣 25 克，甘草 5 克，绿茶 1 克。

【用法】后 2 味加水 400 毫升先煎 15 分钟，再加入葱须、绿茶煎 1 分钟即可。分 3～6 次温饮，每日 1 剂。

【功效】本方具有温肺化痰之功，对咳嗽痰多、形体消瘦之支气管炎颇具疗效。

妙方 8 核桃川贝杏仁膏

【配方】核桃仁 120 克，川贝母 30 克，杏仁、冰糖各 60 克。

【用法】诸物共捣烂成膏，每次服 1 匙，每日服 2 次，白开水送服。

【功效】主治慢性支气管炎。

妙方9 茄干茶

【配方】绿茶1克，茄子茎根（干）10~20克。

【用法】9~10月间茄子茎叶枯萎时，连根拔出，取根及粗茎，晒干，切碎，装瓶备用。用时同绿茶冲泡，10分钟后饮用。

【功效】适用于慢性支气管炎、痰稠带血者。

妙方10 姜糖饮

【配方】生姜汁150毫升，白糖120克。

【用法】鲜生姜榨取汁，与白糖相和，微火煮沸。每次取半匙含口中，慢慢咽下。

【功效】祛风散寒，消痰止咳。适用于急性支气管炎，症见咳嗽喘息、恶寒发热、头痛鼻塞等。

妙方11 红颜酒

【配方】核桃仁（捣碎）、红枣（捣碎）各120克，杏仁（泡去皮尖煮4~5沸，晒干捣碎）30克，白蜜100克，酥油70毫升，白酒1000毫升。

【用法】先将蜜、油溶于酒，后将前3味药入酒内浸7日即可。每早、晚空腹服2~3盅。

【功效】本方具有补肾定喘之功，主治肾虚型支气管炎。

妙方12 西洋参酒

【配方】西洋参30克，米酒500毫升。

【用法】将西洋参装入净瓶内，用酒浸之，7日后即可取用。每次空腹饮1小杯，每日2次。

【功效】主治肺阴虚型慢性支气管炎。

妙方13 川贝茶

【配方】川贝母10克，茶叶3克，冰糖15克。

【用法】诸物共研细末，早晚 2 次开水冲服。

【功效】主治慢性支气管炎。

妙方 14 甜瓜茶

【配方】甜瓜 250 克，绿茶 2 克，冰糖 25 克。

【用法】甜瓜去蒂后切片，与冰糖一起加水 500 毫升，煮沸 3 分钟，加入绿茶即可，分 2 次服，每日 1 剂。

【功效】主治慢性支气管炎。

妙方 15 蓬蒿菜饮

【配方】鲜蓬蒿菜 90 克，冰糖适量。

【用法】蓬蒿菜水煎去渣，加冰糖适量，分 2 次饮服。

【功效】清肺化痰。主治慢性支气管炎。

妙方 16 苦杏鸭梨饮

【配方】苦杏仁 10 克，大鸭梨 1 个，冰糖少许。

【用法】先将杏仁去皮尖，打碎。鸭梨去核，切块，加适量水同煎。梨熟入冰糖令溶。代茶饮用，不拘时。

【功效】主治燥热型急性支气管炎。

妙方 17 阿胶酒

【配方】阿胶 400 克，黄酒 1500 毫升。

【用法】阿胶文火酒煮，令其溶化，煎至 1000 毫升。分 4 次服，每日 1 次。

【功效】主治肺阴虚型支气管炎，症见咳嗽痰多、畏风自汗、动则气短等。

胃 痛

胃痛又称胃脘痛，是以上腹胃脘部近心窝处经常发生疼痛为主症的疾患，俗称"心口疼"。主要是由于受凉、饮食不节、情志刺激、精神紧张、劳累等因素所致。常见于急、慢性胃炎，胃及十二指肠溃疡，胃癌，胃肠功能紊乱等疾病，症状为胃脘部疼痛反复发作或骤然疼痛，可有胀痛、冷痛、热痛、隐痛、刀割样剧痛等不同类型，常伴有痞闷、泛酸、恶心、呕吐等症。

胃痛患者的注意事项：少吃滞气闷塞、坚硬不化的食物，如糯米、花生、豆类、腰果等。平日多进行运动，如打太极拳等。最主要的是消除心中的郁闷和气恼，保持平和、乐观的心态。

🍵食疗妙方

妙方 1 葱白汁
【配方】葱白少许，香油适量。
【用法】葱白捣烂，以勺送入口中，香油灌服后，口紧闭。
【功效】主治急性胃痛。

妙方 2 山楂蜂蜜饮
【配方】山楂、山楂叶各 15 克，蜂蜜适量。
【用法】山楂、山楂叶水煎，蜂蜜调服。
【功效】主治伤食胃痛。

妙方 3 姜醋红糖饮
【配方】生姜 60 克，醋及红糖各适量。
【用法】姜入醋中浸泡 24 小时，取姜加红糖开水冲泡。
【功效】主治胃痛。

妙方4 小茴香酒

【配方】小茴香50克，白酒500毫升。

【用法】小茴香浸于酒中，密封7天，酌量饮酒。

【功效】主治胃痛。

妙方5 青核桃泡酒

【配方】青核桃3000克，白酒5000毫升。

【用法】青核桃放酒中浸泡20天，待酒变成黑褐色，去渣过滤备用。胃痛时每次饮用10～15毫升。

【功效】主治寒性胃痛。

妙方6 酱油煮茶

【配方】茶叶9克，酱油30毫升。

【用法】茶叶以水1杯煮开，加酱油再煮即成。每日3次，顿服。

【功效】主治胃痛。

妙方7 醋煮大蒜

【配方】大蒜、米醋各适量。

【用法】醋煮大蒜，佐餐食。

【功效】主治胃痛。

妙方8 双姜粥

【配方】干姜、高良姜各30克，大米适量。

【用法】干姜、高良姜切碎，与大米同煮粥，分3次服。

【功效】主治虚寒胃痛。

妙方9 柚子蒸童子鸡

【配方】柚子1个，童子鸡1只，黄酒、红糖各适量。

【用法】柚子切碎，童子鸡去内脏，放于锅中，加入黄酒、红糖，蒸至烂熟，1～2日吃完。

【功效】主治寒性胃痛。

妙方10 酒煮鸡蛋

【配方】鸡蛋500克，冰糖500克，黄酒500毫升。

【用法】鸡蛋搅匀，加糖和酒煮成黄色，饭前服1勺。

【功效】主治胃痉挛导致的胃痛。

妙方11 煎羊心

【配方】羊心1个，白胡椒20粒，香油适量。

【用法】羊心洗净钻小洞，纳入白胡椒。羊心放入平底锅中，用香油煎，煎到里外皆熟即可。睡前食用。

【功效】主治寒性胃痛。

妙方12 冲泡咖啡

【配方】咖啡粉3克。

【用法】咖啡粉放入杯中，开水冲泡饮用。

【功效】主治消化不良引起的胃痛。

【说明】咖啡粉有排除食积的作用，可用来治胃痛，但胃、十二指肠溃疡患者不宜用。

妙方13 鱼鳔猪肉汤

【配方】鱼鳔30克，猪瘦肉60克，冰糖15克。

【用法】鱼鳔、猪瘦肉、冰糖同放锅中，加适量水，煮熟后食用。

【功效】主治胃痛。

妙方 14 姜椒炖鲫鱼

【配方】生姜 30 克，陈皮 10 克，胡椒 30 克，鲜鲫鱼 250 克。

【用法】前 3 物用布包入鱼腹，炖熟，食鱼肉。

【功效】主治胃痛。

妙方 15 炭火烤鸡

【配方】黄母鸡 1 只，盐、酱、醋、茴香、胡椒粉等各适量。

【用法】黄母鸡收拾干净，将调料拌匀，刷于鸡上，用炭火烘烤，空腹食用。

【功效】主治心胃刺痛、脾虚下利等。

附：外敷外用方

妙方 16 姜粉蛋清贴方

【配方】生姜 120 克，面粉 30 克，蛋清 2 个。

【用法】生姜捣烂，与面粉、蛋清调匀贴痛处。

【功效】主治胃痛。

妙方 17 葱姜茴香熨帖方

【配方】小茴香 60 克，生姜 50 克，葱头数根，盐 1 碗。

【用法】上物同捣烂，布包熨痛处。

【功效】主治胃痛。

慢性胃炎

慢性胃炎是一种胃黏膜的慢性炎症，病程迁延，疼痛发作无规律，食后尤甚。部分患者可无任何临床表现，但大多数可有程度不同的消化不良症状，特别是胆汁反流存在时，常表现为脘腹胀满不适，并伴有泛酸、呕吐、恶心等症。

慢性胃炎多与饮食失调有关，故应注意饮食卫生，避免吃刺激性食物，油腻食物也应少吃，进食应定时、定量，不能过饥、过饱，宜吃一些容易消化吸收的食物。同时，应戒烟，禁烈酒，保证足够的睡眠，更要保持心情舒畅，避免情绪波动。

🌐 食疗妙方

妙方 1 生姜橘皮煎

【配方】生姜、橘皮各 20 克。

【用法】水煎服，每日 2 ~ 3 次。

【功效】主治肝胃气滞型胃炎，症见胃脘胀痛、饱闷不适。

妙方 2 薏仁山药煎

【配方】薏苡仁、山药、白扁豆各 30 克，佛手柑 9 克。

【用法】水煎服，每日 1 剂，连服 7 ~ 10 日。

【功效】本方健脾清热化湿，主治湿热型慢性胃炎。

妙方 3 蒲公英煎剂

【配方】干蒲公英根 2 克（鲜品 6 克）。

【用法】加水 2 碗，熬至 1 碗。餐后服用，不可间断。

【功效】主治慢性胃炎。

【说明】蒲公英根有健胃、解热、发汗、强壮的效果，是民间常用的健胃药。

妙方 4 玫瑰佛手茶

【配方】玫瑰花 6 克，佛手柑 10 克。

【用法】上 2 味用沸水冲泡 5 分钟，代茶饮。每日 1 剂，不拘时温服。

【功效】本方具有理气解郁、和胃止痛之功，主治慢性胃炎。

妙方 5 金橘酒

【配方】金橘 250 克，黄酒 500 毫升。

【用法】金橘浸入黄酒中，封口 2 周即可。每次饮酒 10 毫升，每日 2 次。

【功效】本方清热健胃消食，主治胃热不和、食滞不化型胃痛。

【说明】黄酒性温味甘苦辛，能增强药力，活络理气，可使金橘的有效成分析出，且黄酒本身亦有健运脾胃的功效。

妙方 6 石菖蒲茉莉花茶

【配方】茉莉花、石菖蒲各 6 克，青茶 10 克。

【用法】上药共为细末，开水冲泡，随意饮用。

【功效】主治慢性胃炎。

妙方 7 木瓜姜汤

【配方】木瓜 500 克，生姜 30 克，米醋 500 克。

【用法】3 物共放瓦锅中加水煮汤，分 2～3 次吃完，每隔 2～3 天吃 1 剂，可常吃。

【功效】主治慢性胃炎。

妙方 8 赤小豆山药粥

【配方】赤小豆 50 克，生山药（鲜者良）30 克，白糖适量。

【用法】先煮赤小豆至半熟，放入山药（去皮切片）煮至粥成，加糖，晨起作早餐食用。

【功效】主治湿热型慢性胃炎，症见上腹刺痛或绞痛、口臭、大便干结或溏薄等。

妙方 9 姜丝炒鸡蛋

【配方】生姜 100 克，棉籽油 50 克，鸡蛋 2 个。

【用法】棉籽油放锅内，文火煎至烟尽为度。姜切成丝，放油锅内炸黄，再把鸡蛋打入锅内，炒熟即可。早晨空腹1次服下，每日1次。

【功效】主治慢性胃炎。

妙方10 生姜炖猪肚

【配方】猪肚1具，生姜250克。

【用法】猪肚洗净，生姜洗净切片填入猪肚内，两端扎紧，炖烂。弃姜，分食猪肚和汤。

【功效】温中健脾，适用于脾胃虚寒型胃痛、泛酸。

妙方11 土豆西红柿汁

【配方】西红柿汁、土豆汁各100毫升。

【用法】西红柿汁、土豆汁混合后服下，早、晚各1次。

【功效】本方健脾理气和中，对胃炎、胃溃疡有一定疗效。

胆、肾结石

胆结石是胆汁因为种种原因无法保持液体状态，结成颗粒状晶体，沉淀在胆囊及胆管而成的。结石形成后，易引起炎症，表现为右上腹疼痛，可向右肩背部放射，伴恶心、呕吐、厌油腻等。

肾结石又称肾石病，系指肾脏内有结石形成。临床表现为阵发性腰部或上腹部疼痛和血尿，本病多见于中年男性。此病初起，小便滴沥不畅，继而小腹发胀，不能坐立，只能躺卧，严重者可引起尿路梗阻和继发性感染，最终导致肾功能不全。

结石症患者，应根据病情适当限制高钙食物、高草酸食物、高嘌呤食物等。多饮水以稀释尿液是重要的防治措施。一天进水量需2500毫升以上，分次于餐间与睡前饮用，且尿量应维持在2000毫升/日以上。

对于结石症，西医一般主张用手术治疗，而中医的一些偏方则能以药物化之，使结石消于无形，故可佐证参考。

◉食疗妙方

妙方 1 芥菜马蹄菜汁

【配方】芥菜 1000 克，马蹄菜 500 克，冬瓜皮 60 克。

【用法】3 物共切，放入锅中，加水适量，煮好后沥出残渣，喝其汁液。

【功效】主治尿道结石。

妙方 2 金钱草茶

【配方】大叶金钱草 10 克，绿茶 1 克。

【用法】沸水冲泡，加盖，5 分钟后可饮。每日饭后饮服，杯中略留余汁，再泡再饮，直至色淡为止。

【功效】主治肾结石。

妙方 3 大黄鸡蛋方

【配方】大黄 12 克（研末），鸡蛋 1 个。

【用法】将鸡蛋一端破开小孔，去清留黄，装入 6 克大黄末，然后用纸将口封固，置饭锅内蒸熟，揭去蛋壳一次吃完。另用大黄末 6 克，泡水一壶同时喝完。以后每日用大黄末 6 克，泡水一壶喝尽，不必再用鸡蛋。

【功效】本方具有清热利湿、通淋排石的功效，主治肾结石。

【注意】年老体弱者应慎用。

妙方 4 核桃仁饮

【配方】核桃仁、冰糖、香油各 120 克。

【用法】先将核桃仁用香油炸酥，和冰糖混合研为末，开水冲服。成人每日分 2 次服完，小儿可分 4 次服，连续服用。

【功效】本方理气导滞、化瘀通络，适用于肾结石属气滞血瘀者。

妙方 5 钱草玉米须茶

【配方】玉米须 40 克，金钱草 30 克，绿茶 5 克。

【用法】上 3 味加水没过药物，煮沸 10～15 分钟即可（先后煎 2 次，药汁混合在一起）；或上 3 味制粗末，置茶壶内浸泡 20 分钟。每日 1 剂，不拘时，频频饮之。

【功效】本方健脾补肾、利水排石，主治肾结石。

腹 痛

腹痛是泛指胃脘以下、耻骨联合以上部位的疼痛。临床上极为常见，可伴发于多种脏腑疾病。腹痛的原因很多、范围很广，常见的主要有外感、内伤、饮食、情志及虫积等。

现代医学认为，急慢性肝、胆、胰腺炎症和胃肠痉挛，胃肠急慢性炎症，腹膜炎，盆腔疾患，寄生虫病等均可引起腹痛。

🍲食疗妙方

妙方 1 当归姜糖煎

【配方】当归 10 克，生姜 12 克，红糖 30 克。

【用法】水煎服，每日 1 剂。

【功效】主治虚寒腹痛。

妙方 2 红枣胡椒方

【配方】红枣 7 枚（去核），胡椒 9 粒，黄酒适量。

【用法】红枣、胡椒共捣烂，黄酒送服。

【功效】主治腹痛、胃痛。

妙方 3 生姜豆蔻粥

【配方】生姜、肉豆蔻各 6 克，大米适量。

【用法】前 2 味捣烂，大米煮粥，待煮开，加入前 2 物，粥成即可。

【功效】主治虚寒腹痛。

附：外敷外用方

妙方 4 茱萸茴香贴

【配方】吴茱萸、小茴香各等份。

【用法】上 2 味研细末，装瓶备用。成人每次取 0.2～0.5 克，热酒调和，干湿适度，纳脐中，上用纱布覆盖，胶布固定，每日 1 次，以痛解为度。

【功效】主治虚寒性腹痛。

妙方 5 芷麦止痛方

【配方】生白芷 60 克（研碎），小麦粉 15 克，醋适量。

【用法】上 2 味和匀，醋调糊状，敷脐眼约碗口大，用稍大的碗盖上，经过 1～2 小时即出汗，疼痛可除。

【功效】主治脐周绞疼。

妙方 6 莱菔子艾叶方

【配方】莱菔子、艾叶各 30 克，盐 10 克。

【用法】上方共炒热，以布包裹，熨脐腹部，痛止为度。

【功效】主治腹痛。

妙方 7 辛皂药条

【配方】细辛、皂角各等份，蜂蜜适量。

【用法】前 2 味为末，蜂蜜熬稠，掺入药粉，按 3∶7 混匀，制成条状，塞入肛门。

【功效】主治虫积腹痛。

妙方 8 莱菔子葱姜方

【配方】莱菔子 120 克，生姜 60 克，连须葱白 500 克。

【用法】上方共捣烂，加酒炒，布包熨腹部。

【功效】主治气滞腹痛。

腹　泻

　　腹泻，又称泄泻，是指排便次数增多，粪便稀薄，甚至如水样。患者大便次数增多，每日 5～6 次，多者可达 10 次以上。腹泻多由湿邪所伤和内伤食滞引起，其病变主要在肠、胃、脾。本病一年四季均可发生，多见于夏秋季节。胃肠、肝胆等脏器的某些疾患，如急慢性肠炎、肠结核、胃肠功能紊乱以及食物中毒等均可引起腹泻。

　　对于腹泻患者来说，坚硬、寒凉、不易消化的东西宜少吃，应以肉汤、米粥等清淡益脾胃的食物为主。特别是中老年人，尤其应加以注意。

🍵食疗妙方

妙方 1 鱼腥草煎

【配方】鱼腥草 200 克。

【用法】鱼腥草用冷开水洗净捣烂，以温开水（可加白糖调味）送服。每 6 小时服 1 剂，连服 3 剂。

【功效】清热解毒，利湿止泻。主治湿热腹泻。

妙方 2 红枣荔枝汤

【配方】红枣 5 枚，荔枝干果 7 个。

【用法】上方用水煎成汤，持续服用，至愈为度。

【功效】主治腹泻。

妙方 3 山楂止泻茶

【配方】焦山楂 10 克，石榴皮、茶叶各 8 克。

【用法】水煎服，每日 1 次。

【功效】主治腹泻。

妙方 4 无花果叶汤

【配方】无花果鲜叶 60 克，红糖适量。

【用法】无花果鲜叶切碎，加入红糖同炒研末，以开水送服，一次喝下。

【功效】主治腹泻经年不愈。

妙方 5 马齿苋大蒜汁

【配方】马齿苋 30 克，大蒜（捣烂）10 克。

【用法】先用马齿苋煎水 1 碗，冲入蒜泥，过滤其汁，每日 2 次分服。

【功效】主治腹泻。

妙方 6 茄子叶汤

【配方】茄子叶 10 片。

【用法】茄子叶洗净，加水煎 20 分钟，去渣饮汤，每日 3 次。

【功效】收敛止泻。主治急性胃肠炎之腹泻不止。

妙方 7 萝卜饮

【配方】萝卜 500 克。

【用法】将萝卜洗净，切片晒干，每取 50 克，加水 2 碗，煎至 1 碗。温服，每日 2 次。

【功效】本方行气健胃止泻，主治腹泻腹胀。

妙方8 生熟麦糖汤

【配方】小麦300克，红糖50克。

【用法】将小麦放入铁锅中摊匀不翻动，用文火烫小麦至下半部分变黑，加水800毫升煎沸，将红糖放入碗内，把煎沸之生熟麦水倒入碗内搅匀，温服。

【功效】主治慢性腹泻。

妙方9 葛粉方

【配方】葛粉30克，白糖适量。

【用法】葛粉水煎，入少许白糖调服，每日1次。

【功效】治疗感冒腹泻、肠胃炎腹泻。

妙方10 米醋大蒜泥

【配方】大蒜10头，米醋250毫升。

【用法】大蒜洗净，捣烂如泥，和米醋徐徐咽下，每次约1头，每日3次。

【功效】消炎止泻。主治急性肠炎腹泻、水样便。

妙方11 白扁豆方

【配方】白扁豆适量。

【用法】白扁豆研成粉，温水送服，每次12克，每日服3~4次。也可取扁豆30~60克，煮成汁液，分2~3次饮服。

【功效】治急性胃肠炎引起的上吐下泻。

妙方12 荷梗方

【配方】荷梗（或荷叶蒂）30~60克，麦芽糖1~2匙。

【用法】荷梗用水煎，以麦芽糖调化送服。

【功效】主治久泻久痢引起的肠风下血等症。

妙方 13 烤大蒜

【配方】大蒜 2 头。

【用法】大蒜放火上烤，至表皮变黑时取下，放入适量的水煮，饮其汁液即可。

【功效】主治腹泻便臭者。

妙方 14 番石榴叶方

【配方】番石榴叶。

【用法】采番石榴的嫩叶，捣碎，用纱布挤出汁液，加少许盐服下。或者将番石榴叶洗净，放入嘴里生嚼，20 ~ 30 片即可。

【功效】主治腹泻。

消化不良

消化不良为一组消化吸收障碍性疾病的综合表现。多因饮食不节、过饥过饱或过食生冷油腻不洁之物，损伤脾胃，使食物不易被消化吸收所致。临床表现为食欲缺乏、腹胀、腹痛、嗳气、恶心、呕吐、胃灼热、泛酸、大便溏泄如水，或夹有未消化食物，有酸臭或奇臭等。

消化不良患者应远离油腻、刺激性的食物和饮料，少吃甜品、冰激凌，以清淡食物为主。如果仅是偶尔出现的消化不良，可采用饭后散步、腹部按摩、小偏方等方法予以消除。排除各种精神上的负担，可有效缓解各种功能性消化不良。

🍲食疗妙方

妙方 1 陈茶胡椒方

【配方】陈茶叶一撮，胡椒 10 粒（捣烂），盐适量。

【用法】沸水冲服，每日 1 ~ 2 次。

【功效】温中散寒。主治虚寒性消化不良。

妙方 2 绿茶干橘方

【配方】蜜橘 1 个，绿茶 10 克。

【用法】蜜橘挖孔，塞入茶叶，晒干后食用。成人每次 1 个，小儿酌减。

【功效】理气解郁。主治肝气不舒所致的消化不良。

妙方 3 陈皮酒

【配方】陈皮 50 克，白酒 500 毫升。

【用法】陈皮泡白酒中，7 日后饮服。每次 1 小杯，每日 3 次。

【功效】主治消化不良。

妙方 4 内金橘皮粥

【配方】鸡内金 6 克，干橘皮 3 克，砂仁 2 克，大米 30 克，白糖适量。

【用法】先将鸡内金、干橘皮、砂仁共研成细末，再将米煮成粥，粥成入三物粉末，加适量白糖调服。

【功效】消积导滞，醒脾和胃。主治食积消化不良。

妙方 5 高粱米粥

【配方】高粱米 50 克，白糖少许。

【用法】高粱米洗净，加水煮粥至熟烂，加少许白糖食用。

【功效】健脾益中。主治消化不良。

妙方 6 豆蔻粥

【配方】肉豆蔻 5 克，生姜 2 片，大米 50 克。

【用法】先把肉豆蔻捣碎研为细末，用大米煮粥，待煮沸后加入肉豆蔻末及生姜，同煮为粥。早、晚温热服，3～5日为1个疗程。

【功效】本方开胃消食、温中下气，适用于宿食不消、呕吐泄泻、脘腹隐痛等症。

【注意】肉豆蔻的用量不宜过大，量大则对胃肠有抑制作用。本粥适合虚寒病人，实热证或阴虚火旺体质者不宜选用。

妙方7 白术猪肚粥

【配方】猪肚1具，白术30克，槟榔10克，大米60克，生姜少许。

【用法】猪肚洗净，切成小块，同白术、槟榔、生姜一起煎煮，取汁去渣，用汁同米煮粥。猪肚可取出蘸香油助餐，早晚餐温热服食，3～5日作1个疗程，停3日再吃，病愈后即可停服。

【功效】本方补中益气、健脾和胃，适用于脾胃气弱、消化不良、腹部虚胀者。

【注意】由于槟榔属破气之品，所以用量不宜过大。

便　秘

便秘即大便秘结不通，就是排便困难。有的人大便并不干燥，但排便很费力；有的人并非每天有便意，要好几天才大便一次，由于粪便在肠腔内滞留时间过长，水分被肠壁吸收，引起粪便干燥、坚硬，更加不易解出。以上即是便秘的表现。

引起便秘的原因有功能性与器质性两类。器质性原因有由肿瘤、肠粘连等引起的肠道梗阻，卵巢囊肿、子宫肌瘤、腹水等引起的肠道受压，肠炎、肛裂、痔疮等引起的排便障碍。功能性原因有多次妊娠、过度肥胖、年老体弱等造成的腹肌松弛，排便无力。有的患者在发热性疾病过程中，因发热造成体液大量流失，致使粪便干燥难解。还有些便秘与生活习惯有关，如饮食中缺乏纤维素、饮水太少、缺乏定时排便的习惯等。

便秘患者应注意饮食调理，多进食纤维素含量丰富的食物，如蔬菜、水果，多饮水。养成定时排便的习惯，即使无便意，也应坚持定时去蹲坐 10 分钟左右。

🍵食疗妙方

妙方 1 醋饮

【配方】食醋 1 勺，白开水 2 杯。

【用法】每日清晨饮 1 杯加入 1 勺醋的温开水，然后再饮 1 杯不加醋的温开水，室外活动半小时左右，中午即可有便意。长期坚持服用效果更佳。

【功效】本方生津通便，主治习惯性便秘或老年性便秘。

妙方 2 黑芝麻人参饮

【配方】黑芝麻 25 克，人参 5～10 克，白糖适量。

【用法】黑芝麻捣烂备用。水煎人参，去渣留汁。加入黑芝麻及白糖，煮沸后食用。

【功效】本方益气润肠、滋养肝肾，适用于气虚便秘。

妙方 3 芝麻黄芪蜜

【配方】黑芝麻 60 克，黄芪 18 克，蜂蜜 60 克。

【用法】将芝麻捣烂，磨成糊状，煮熟后调蜂蜜，用黄芪煎汤冲服，分 2 次服完。每日 1 剂，连服数剂。

【功效】本方具有益气润肠之功效，适用于排便无力、汗出气短者。

妙方 4 决明润肠茶

【配方】草决明 30 克。

【用法】将草决明炒至适度，碾碎，沸水冲泡 5～10 分钟，代茶饮。

每日1剂，不拘时温服。

【功效】本方顺气行滞，主治便秘、胸胁满闷。

妙方5 香蜜茶

【配方】蜂蜜65克，香油35毫升。

【用法】将香油兑入蜂蜜中，加沸水调服即可。每日早、晚各服1次。

【功效】主治血虚便秘，症见大便干燥、努挣难下、面色无华等。

妙方6 葱白阿胶饮

【配方】葱白2根，阿胶10克。

【用法】水煎葱白，待熟后入阿胶烊化温服。每日1次，连服数日。

【功效】主治便秘，症见腹痛、大便艰涩难以排出等。

妙方7 葛根大黄汤

【配方】猪油50克，葛根30克，大黄20克。

【用法】用水2大碗，煮葛根、大黄，去渣取汁1碗半，加猪油煮至1碗。分2次服食，每日1剂，连服数剂。

【功效】本方有清热润肠之功效，主治便秘属热性者。

妙方8 芦根蜂蜜膏

【配方】芦根500克，蜂蜜750克。

【用法】将芦根放入药锅中，加水6000毫升浸泡4小时，慢火煎煮2小时后去渣，得药液1000毫升，浓缩至750毫升，然后加入蜂蜜煎熬收膏。饭前服，每日3次，每次30毫升，儿童酌减。

【功效】主治便秘。

妙方9 土豆蜜汁

【配方】新鲜土豆、蜂蜜各适量。

【用法】将土豆洗净切碎后，加开水捣烂，用洁净纱布绞汁，加蜂蜜。每日早晚空腹服下半茶杯，连服 15～20 天。

【功效】本方益气润肠，可治气虚型便秘。

妙方 10 芦荟叶方

【配方】芦荟鲜叶 3～5 克。

【用法】饭后生食，或根据个人爱好煎服、泡茶、榨汁兑饮料、泡酒等。每日 3 次。

【功效】芦荟鲜叶内含有大量的大黄素甙，可健胃、通便、消炎。

【注意】芦荟叶一次服用不宜超过 9 克，否则可能中毒。

妙方 11 蔗浆粥

【配方】蔗浆汁 100 毫升，大米 50 克。

【用法】大米加水 400 毫升，煮至米开花时，兑入蔗浆汁，煮粥食。每日早、晚温热服食。

【功效】清热生津，润燥通便。

妙方 12 芝麻杏仁粥

【配方】黑芝麻 60 克，大米 50 克，杏仁 15 克。

【用法】将三者入清水浸泡 1 天后，捣成糊状，煮熟加糖搅匀，一次服下。

【功效】润肺化痰，通利大肠。主治便秘。

妙方 13 发菜牡蛎粥

【配方】牡蛎肉 60 克，猪肉丸 60 克，发菜 3 克，大米适量。

【用法】将发菜、牡蛎肉加适量清水煮沸，放入大米，同煮至大米开花为度，再放猪肉丸煮熟，食肉饮粥。

【功效】防治便秘。

妙方 14 菠菜猪血汤

【配方】猪血 150 克，菠菜 100 克，盐少许。

【用法】菠菜洗净，连根切段，猪血洗净切块，二者加水同煮 15～20 分钟，加盐后饮汤汁。每日 1～2 次，宜空腹服。

【功效】本方具有润肠通便之功效，主治习惯性便秘。

妙方 15 红薯粥

【配方】红薯 300～500 克，生姜 2 片，白糖适量。

【用法】红薯削皮，切成小块，加清水适量煎煮，待红薯熟透变软后，加入白糖、生姜，再煮片刻即可服食。

【功效】本方益气润肠，主治气虚便秘，症见无力排便、便后疲乏等。

疟 疾

疟疾是以疟蚊为媒介进行传播的一种传染病，可分为间日疟、三日疟、恶性疟和卵形疟等几类。其传播途径主要是通过蚊虫叮咬，少数可因输血传播。

部分疟疾病人发作有规律：先有全身不适、怕冷、头痛，后见高热、面红、恶心、呕吐、全身疼痛、乏力、烦躁，最后汗出降温，身体即感舒畅。疟疾如经常发作，可使身体日渐衰弱，引发贫血。

⊛食疗妙方

妙方 1 桃叶煎

【配方】鲜桃叶 60 克。

【用法】水煎服，每日 1 次，5 日为 1 个疗程。

【功效】本方清热疏表，主治疟疾，症见汗出不畅、头痛、骨节酸痛、大便秘结等。

妙方2 蛋清酒

【配方】鸡蛋清1个，白酒20毫升。

【用法】将鸡蛋清与白酒调匀，顿服。若用作预防，可7日服1次，连服2~3次。若用作治疗，上方用量加倍，可在发作前2小时顿服。

【功效】主治疟疾，症见寒则身战，寒去则内外皆热，头痛如裂等。

妙方3 胡椒酒

【配方】白胡椒20粒，米酒60毫升。

【用法】将白胡椒砸烂，水煎，加米酒温服。每日1次，连服数剂。

【功效】主治疟疾，症见口淡不渴，胸胁闷满，神疲肢倦等。

妙方4 鳖甲酒

【配方】醋炙鳖甲、黄酒适量。

【用法】鳖甲研末，每次3~9克，每日3次，调黄酒服下，连服2~3日。

【功效】主治疟疾，热多寒少，汗出不畅，口渴。

妙方5 独头蒜酒

【配方】独头蒜7个，米酒适量。

【用法】蒜捣烂，用热酒冲服，每日2次，连服数日。

【功效】主治疟疾，热少寒多，口不渴，神疲体倦。

妙方6 青蒿酒

【配方】鲜青蒿、大米、酒曲各适量。

【用法】前二物捣汁煎过，和酒曲同酿，酒成即可。

【功效】本方清热疏表，主治疟疾。

妙方 7 姜豆鲤鱼汤

【配方】鲤鱼 1 条，红小豆 150 克，生姜 50 克，红枣 1 枚，陈皮 1 片，食用油、盐各适量。

【用法】将鲤鱼去鳞及内脏，洗净，与后 4 味加水煮至鱼烂，加油、盐调味，每日 1 剂。

【功效】主治疟疾，症见寒战、头痛、面红、烦渴等。

妙方 8 猪脾馄饨方

【配方】胡椒、吴茱萸、高良姜各 6 克，猪脾 1 具。

【用法】将前 3 味研末，把猪脾切细炒熟，取一半和药，另一半不拌药，分别做馄饨煮熟。有药的馄饨吞服，无药的馄饨细嚼。

【功效】本方辛温达邪，主治疟疾。

妙方 9 燕窝姜汤

【配方】燕窝 9 克，冰糖 9 克，生姜适量。

【用法】燕窝、冰糖先一日炖起备用，至病发前 2 小时，加生姜煮沸 3 次，取出姜后食用。

【功效】适用于久疟不愈者。

妙方 10 苏叶鲫鱼汤

【配方】鲫鱼 150 克，苏叶 6 克，菖蒲、陈皮各 3 克。

【用法】将鱼去内脏洗净，同后 3 味煮汤服食。每日 1 剂，连服数剂。

【功效】本方清热解毒、辟秽化浊，主治疟疾。

妙方 11 姜枣鸭汤

【配方】鸭子 1 只，生姜、红枣各 15 克，油、盐、酒各适量。

【用法】将鸭子去毛和内脏，入姜、枣，加少量油、盐和酒，炖汤服食。每日 1 次，连食 2 ~ 3 日。

【功效】主治瘴疟，症见面目尽赤、烦渴喜冷饮、胸闷呕吐、肢节酸痛等。

附：外敷外用方

妙方12 药贴膝眼

【配方】生姜 120 克。

【用法】姜捣烂，做 4 个小饼，在疟发前一日晚，将药饼敷贴在 4 个膝眼上（或敷寸口），外面加一油纸（菜叶亦可），用布包上，至半夜药性渗透时，便觉其热如烘，全身出汗，等汗出后，即将药除去。

【功效】主治疟疾。

【说明】只热不寒的疟疾患者忌用。

中　风

中风亦称"卒中"，是一种常见于中老年人的急性脑血管病变，多与高血压和动脉硬化有关。主要表现为半身不遂，活动受限，肢体麻木，口角歪斜，言语障碍，气短少言或不语。它主要包括现代医学的脑出血、脑血栓形成、脑栓塞、脑血管痉挛等。本病发病急骤，变化迅速，病情多危重，故在急性期应及时到医院诊治，以防延误病情。当病情稳定进入恢复或后遗症期，可参考下列方法进行自疗。

🍲食疗妙方

妙方1 黄芪赤小豆汤

【配方】生黄芪、赤小豆各 30 克，黄精、当归、山萸肉各 15 克。

【用法】上药加水煎 2 次，分次过滤去渣。分 2 ~ 3 次服，每日 1 剂。

【功效】本方益气养血、补肾填精，主治中风，症见声嘶气促、舌短面青、自汗淋漓等。

妙方 2 芝麻蜜丸

【配方】黑芝麻 500 克，蜂蜜、黄酒各少许。

【用法】将芝麻洗净，上锅蒸 3 次，每次约 20 分钟，晒干后炒熟研成细末，加蜂蜜少许，做成约 10 克重的丸药，用温黄酒送下，每服 1 丸，日服 3 次。

【功效】养血祛风。主治中风后偏瘫，半身不遂。

妙方 3 橘皮银花饮

【配方】鲜橘皮 30 克，金银花 25 克，山楂 10 克，蜂蜜 250 克。

【用法】将橘皮、金银花、山楂放入锅内，加清水适量，用武火烧沸 3 分钟后，将药汁滗入盆内，再加清水煎熬 3 分钟，滗出药汁。将两次药汁一起放入锅内，烧沸后加蜂蜜，搅匀即可。可代茶饮。

【功效】清热化痰，活血通便。适用于中风，颜面潮红，呼吸气粗者。

妙方 4 黄豆独活酒

【配方】黄豆 500 克，独活 40 克，黄酒 1500 毫升。

【用法】独活以黄酒煎取 1000 毫升，黄豆另炒，乘热放入药酒中，浸 1～3 日，去渣，适量温服。

【功效】主治中风，舌强不语。

妙方 5 牛肉冻

【配方】嫩黄牛肉 10 千克。

【用法】牛肉洗净，水煮成肉糜，去渣取液，再熬成琥珀色收膏。冬天温服，每次 1 小杯，逐渐可加量，久服有效。

【功效】补肾填精，活血通络。主治肾虚中风，半身不遂，耳鸣目眩等。

妙方 6 萝卜粥

【配方】鲜白萝卜适量（或鲜萝卜汁 100 毫升），大米 100 克。

【用法】白萝卜洗净切成薄片，捣汁，与大米一起加水如常法煮成稀粥。早、晚温热服食。

【功效】本方理气祛痰、消食行滞，可用于痰热内结型中风的治疗。

妙方 7 冰糖蹄筋

【配方】猪蹄筋 30 克，冰糖 10 克。

【用法】将温油发过的猪蹄筋加水适量，文火慢煮至极烂，加冰糖调味。以上为 1 日量，代餐食用，隔日 1 次，1 个月为 1 个疗程。

【功效】补肝肾，强筋骨。适用于中风后遗症及老年关节不利、腰膝疼痛等症。

妙方 8 淡菜皮蛋粥

【配方】淡菜 10 克，皮蛋 1 个，大米 50 克。

【用法】大米洗净，加淡菜和水如常法煮粥，粥将成时加入皮蛋（切成小块），加盐及味精少许，调匀后服食。

【功效】本方滋阴清火、清肝除烦，主治中风、躁扰不宁、咽干口燥等。

妙方 9 天麻炖猪脑

【配方】天麻 15 克，猪脑 1 具。

【用法】将天麻洗净，与猪脑同入瓷罐内，隔水炖 1 小时，熟透为止。隔日 1 次，食猪脑饮汁。

【功效】镇肝熄风。主治脑血管意外引起的半身不遂及血管硬化、高血压等症。

妙方 10 芹菜粥

【配方】 新鲜芹菜 60 克，大米 100 克。

【用法】 芹菜洗净切碎，与大米同放砂锅内，加水（最好是井水）如常法煮粥。每日早、晚温热服食。

【功效】 本方清热平肝降火，主治中风属肝火炽盛者。

【注意】 本品应现煮现吃，不宜久放。

附：外敷外用方

妙方 11 芥末敷面方

【配方】 老醋、芥末粉各适量。

【用法】 将二者调匀为糊状，敷在歪斜一侧的脸上，只留出眼睛，每日 1 次。

【功效】 本方活血化瘀，主治中风引起的口眼歪斜。

妙方 12 头部穴位刮痧法

【配方】 刮痧用的刮板 1 个。

【用法】 患者取坐姿，医者在患者头发上面用刮板边缘或刮板角部刮拭全头，以百会穴为中心，呈放射状向发际处刮拭。每个部位刮 30 次左右，以头皮发热为度。手法宜采用平补平泻法。

【功效】 改善头部血液循环，疏通全身经气，防治中风及中风后遗症。

妙方 13 鲜苍耳熏洗方

【配方】 鲜苍耳根 60 克。

【用法】 加水 2500 毫升，煮沸，熏洗患肢，每日 1 次，7 次为 1 个疗程。

【功效】 主治中风肢肿。

神经衰弱

神经衰弱是神经症中最常见的一种，是指精神容易兴奋和脑力容易疲乏，并常伴有一些心理上的障碍。病前可有持久的情绪紧张和精神压力史，中老年为高发人群。

神经衰弱的表现异常复杂，常有多种精神和躯体症状，如疲劳、头痛、失眠、多梦、记忆力减退、头昏乏力、急躁易怒、焦虑不安等。治疗要注意培补元气，使患者元气充沛，精力旺盛，各种神经衰弱的症状才能灭于无形。加强预防可以有效减少或避免本病的发生，具体措施为：提高心理素质，增强机体的自我防御能力；培养兴趣爱好，增强大脑功能；保持积极、乐观的情绪；注意睡眠卫生，养成良好的睡眠习惯；加强体育锻炼，注意劳逸结合。

🍲食疗妙方

妙方 1 竹叶宁心茶

【配方】鲜竹叶 60 克。

【用法】加水浓煎，取汁代茶饮。每日 1 剂，分上、下午两次饮服。

【功效】主治神经衰弱属阴虚火旺者，症见心烦不寐、口舌生疮等。

妙方 2 鸡肝蜜汁

【配方】蜂蜜 200 毫升，新鲜鸡肝 3 具。

【用法】鸡肝洗净，白布包好，压出汁入蜜内。分 3 日服，每日 3 次，饭前服。

【功效】主治神经衰弱。

妙方 3 桂圆枣仁芡实汤

【配方】桂圆肉、酸枣仁各 9 克，芡实 15 克。

【用法】上药共炖汤，睡前服。

【功效】本方补肾助阳，主治神经衰弱引起的头昏眼花、精神萎靡、记忆力减退等。

妙方 4　芡实合欢皮茶

【配方】芡实 25 克，合欢皮 15 克，甘草 3 克，红茶 1 克，红糖 25 克。

【用法】合欢皮、芡实、甘草加水 1000 毫升，煮沸 30 分钟，去合欢皮和甘草渣，加入红糖，再煎至 300 毫升，后加红茶即可。分 3 次温服，日服 1 剂。

【功效】主治神经衰弱，症见目眩失眠、倦怠疲乏、胸闷不舒等。

妙方 5　桂枸桑葚饮

【配方】桂圆肉 30 克，枸杞子 15 克，桑葚子 15 克。

【用法】上药共入砂锅中，加水 500 毫升，煮约 40 分钟，滤汁加水再煎 20 分钟。将两次的药汁混合，分早、晚 2 次服下，每日 1 剂。

【功效】主治阴虚型神经衰弱。

妙方 6　浮小麦红枣汤

【配方】浮小麦 30～60 克，红枣 15～20 克，甘草、百合各 9～12 克。

【用法】水煎服，每日 1 次，连服数日。

【功效】主治神经衰弱属肝肾阴虚者，症见头晕头痛、心悸失眠等。

妙方 7　桑葚蜂蜜膏

【配方】鲜桑葚 1000 克（干品 500 克），蜂蜜 300 克。

【用法】将桑葚洗净，加水适量煎煮，每 30 分钟取煎液 1 次，加水再煮，共取煎液 2 次；合并煎液，再以文火煎熬浓缩，至较黏稠时加蜂蜜，至沸停火，待冷装瓶备用。每次 1 汤匙，以沸水冲服，每日 2 次，连服 6～7 日。

【功效】滋阴清热。主治阴虚火旺型神经衰弱。

妙方 8 枣仁黄花饮

【配方】酸枣仁 20 粒，黄花菜 20 根。

【用法】上 2 物共炒至半熟，捣碎研成细末，温水冲服，睡前 1 次服完，连服 10～15 日。

【功效】舒肝解郁，健脾理气。主治神经衰弱引起的精神抑郁、倦怠疲乏等症。

妙方 9 葱白红枣汤

【配方】红枣 250 克，葱白 7 根。

【用法】将红枣洗净，用水泡发，煮 20 分钟；再将葱白洗净加入，文火煮 10 分钟，吃枣喝汤。每日 1 次，连服数日。

【功效】主治神经衰弱。

妙方 10 白人参酒

【配方】白人参 50 克（切碎），60 度白酒 500 毫升。

【用法】白人参浸酒中密封 15 日以上，每日振摇 1 次。每日晚餐饮用 5～10 毫升。

【功效】主治神经衰弱。

妙方 11 虫草酒

【配方】冬虫夏草 15～30 克，白酒 500 毫升。

【用法】虫草入酒中泡 7 天后服，每次 10～20 毫升，每日 2～3 次。

【功效】本方滋下清上、宁志安神，主治神经衰弱。

妙方 12 核桃仁酒

【配方】核桃仁 10 克，白糖 20 克，黄酒 50 毫升。

【用法】前 2 味共捣如泥，加入黄酒，文火煮 10 分钟，每日食用 2 次。

【功效】主治神经衰弱。

妙方 13 核桃芝麻桑叶丸

【配方】核桃仁、黑芝麻、桑叶各 30 克。

【用法】上方共捣泥为丸，每丸重 9 克。每日 2 次，每次 1 丸。

【功效】主治神经衰弱引起的头晕头痛、烦躁易怒。

妙方 14 陈茶粥

【配方】陈茶叶 5 克，大米 50～100 克。

【用法】茶叶煮汁去渣，入大米同煮为粥，上、下午各食 1 次，睡前不宜服。

【功效】主治神经衰弱。

妙方 15 百合糯米粥

【配方】糯米 50 克，百合、红糖适量。

【用法】糯米、百合共煮成粥，待要熟时加红糖调味。每日 1～2 次，可连服 7～10 日。

【功效】本方具有益气、健脾、安神之功效，主治神经衰弱。

妙方 16 百合蛋黄汤

【配方】百合 20 克，鸡蛋 1 个。

【用法】百合水浸一夜，以泉水煮取 1 碗，去渣，冲入蛋黄 1 个，每次服半碗，每日 2 次。

【功效】适于病后神经衰弱、坐卧不安，以及妇女患有歇斯底里病症者。

妙方 17 清炖鳗鱼

【配方】鳗鱼 1~2 条（约 50 克），山药、百合各 30 克。

【用法】先将鳗鱼收拾干净，与山药、百合一起放瓦盅内，加清水适量，隔水炖熟，调味服食。

【功效】本方舒肝解郁、健脾理气，主治神经衰弱，精神抑郁，善疑多虑等。

自汗、盗汗

自汗与盗汗是指人体在没有任何外来因素的情况下自行汗出的一种病理状态。凡不因劳动、穿衣、天气、药物等因素影响，白天时时汗出，动辄益甚者，为自汗；睡中汗出，醒来即止者，为盗汗。

自汗、盗汗是因为人体阴阳失调、腠理不固而引起，患者往往面黄肌瘦、疲惫不堪。现代医学中，以出汗为主要症状的疾病有甲亢、自主神经功能紊乱、结核病、低血糖等。

🌀食疗妙方

妙方 1 枣麦梅桑饮

【配方】红枣 10 枚，浮小麦 15 克，乌梅肉、桑叶各 10 克。

【用法】水煎服，每日 1 剂。

【功效】收敛止汗。主治自汗、盗汗。

妙方 2 枇杷叶红枣饮

【配方】炒枇杷叶 25 克，红枣 5 枚。

【用法】水煎，临睡前服之。

【功效】此方治无兼证之盗汗。

【说明】枇杷叶必炒才有效，红枣以体硕肉厚者为上选。

妙方 3 麻黄根茶

【配方】绿茶 1 克，麻黄根 2 克。

【用法】茶叶预先放入茶杯。麻黄根洗净滤干，在小锅内用冷水半碗，中火烧开后立即将麻黄根及沸水一起冲入茶杯，加盖 5 分钟后可饮，头汁饮之将尽，可复泡续饮，至味淡为止。

【功效】主治自汗、盗汗。

妙方 4 豆豉酒

【配方】豆豉 250 克（炒香），米酒 1000 毫升。

【用法】豆豉在酒中浸 3 天，每次饮 2 匙，每日 2 次。

【功效】主治盗汗，心烦气躁。

妙方 5 浮小麦汤

【配方】浮小麦适量。

【用法】将浮小麦用火炒为末，每服 7.5 克，米汤送下，每日 3 次，也可煎汤代茶。

【功效】主治自汗、盗汗。

妙方 6 牡蛎蚬肉汤

【配方】干牡蛎、蚬肉各 60 克，韭菜根 30 克。

【用法】上物全部入锅，加水煮，熟后食用。

【功效】主治盗汗。

【说明】牡蛎、蚬均有滋阴作用，是治疗盗汗的良药，韭菜根则能帮助恢复体力。

妙方 7 米酒炖猪肉

【配方】猪肉 250 克，米酒 500 毫升，白糖、盐各适量。

【用法】猪肉与米酒同炖熟，加白糖适量，盐调味，1 天内吃完，连食

2 天。

【功效】主治盗汗。

【注意】湿热痰饮者慎食。

妙方 8 米酒炖泥鳅

【配方】泥鳅 250 克，米酒适量。

【用法】泥鳅洗净，加米酒炖服。

【功效】主治盗汗。

附：外敷外用方

妙方 9 药膏敷贴方

【配方】五倍子、郁金各等份，蜂蜜适量。

【用法】前 2 味混合研为末，加入蜂蜜调和成膏，取适量药膏分别敷贴于涌泉、灵墟、神阙穴，盖以纱布，胶布固定，每日换药 1 次，7~10 日为 1 个疗程。

【功效】主治自汗。

【说明】涌泉位于足心稍前，神阙即肚脐，灵墟位于第三肋间隙中，前正中线旁开 2 寸处。

水 肿

水肿是指水液泛滥于肌肤，引起眼睑、头面、四肢、腹背甚则全身浮肿的病证。《黄帝内经》称为"水"，《金匮要略》称为"水气"。根据临床表现可分为阳水、阴水两类。阳水发病较急，多从头面部先肿，肿势以腰部以上为著。阴水发病缓慢，多从足跗先肿，肿势以腰部以下为剧。

本病相当于现代医学的急、慢性肾炎，充血性心力衰竭，肝硬化，内分泌失调及营养障碍等疾病所出现的水肿。

水肿初期，应吃无盐饮食，肿势渐退后，可进少盐饮食，待病情好转后逐渐增加。水肿患者还应禁食辛辣、醋、虾、蟹及生冷食物，并应忌酒。注意摄生，起居有时，预防感冒，不宜过度疲劳，尤应节制房事。

🌀食疗妙方

妙方 1　萝卜玉米须茶

【配方】萝卜 500 克，玉米须 100 克，白毛茶 100 克。

【用法】前 2 味共煎，然后下白毛茶，取汤代茶常饮。

【功效】主治水肿。

妙方 2　茯苓蜜茶

【配方】绿茶 2 克，茯苓 10 克，蜂蜜 25 克。

【用法】茯苓研粉，加水 500 毫升，边煮边搅拌，待沸后加入茶叶、蜂蜜，分 2 次服，日服 1 剂。

【功效】主治水肿。

妙方 3　薏苡仁酒

【配方】薏苡仁 60 克，白酒 500 毫升。

【用法】薏苡仁洗净布包，浸酒中制成药酒，酌量服用。

【功效】主治下肢浮肿。

妙方 4　黄柑酒

【配方】黄柑 2 个，酒酿 1000 毫升。

【用法】黄柑放在酒酿中熬煮，连酒一起食用。

【功效】主治全身浮肿。

妙方 5 桃花蜜

【配方】蜂蜜 600 克，鲜桃花 60 克，白糖 60 克。

【用法】将鲜桃花烘干，放入大口瓶中，然后倒入蜂蜜，搅拌 10 分钟，蜜上面再盖一层白糖，密封贮于阴凉处 10 日即可。去桃花瓣，开水冲服。日服 10 克，分 1~2 次服。

【功效】本方适用于水肿、便秘、小便不利等症。

妙方 6 黑豆酒

【配方】黑豆 200 克，酒 500 毫升。

【用法】黑豆加水 1000 毫升，煎至 500 毫升，入酒，再煎至 500 毫升，分 3 次温服。

【功效】主治全身浮肿。

妙方 7 葫芦酒

【配方】葫芦、黄酒各适量。

【用法】黄酒调葫芦末服，若葫芦较大，把黄酒放入葫芦内煮 1 小时后，饮黄酒亦可。

【功效】主治全身浮肿。

妙方 8 猪胆蜜酒方

【配方】猪胆 3 个，白蜜 120 克，葱白 3 寸，黄酒 250 毫升。

【用法】猪胆取汁，蜜调，再将酒、葱共煮两三沸后冲入蜜胆汁即可，每日 2~3 次分服。

【功效】主治水肿。

妙方 9 赤小豆药汁方

【配方】赤小豆 150 克，大蒜 3 头，生姜 15 克，商陆根 30 克。

【用法】上物共煮熟，去姜、蒜及商陆根，空腹服。

【功效】主治虚证水肿。

妙方 10 花生仁梅肉方

【配方】花生仁、梅肉各 45 克，大蒜 30 克。

【用法】上述诸物煮熟食用。

【功效】主治营养不良性水肿。

妙方 11 西瓜大蒜方

【配方】西瓜 1 个，大蒜 7 头，姜适量。

【用法】瓜顶切开，捣蒜泥放入，搅匀后用姜片盖好，用水煮，服尽瓜瓤。

【功效】主治水肿。

妙方 12 酒煮鲤鱼

【配方】鲤鱼 1 条，米酒 1500 毫升。

【用法】共煮，至酒干后食用，勿加任何调料。

【功效】主治全身水肿，小便少。

妙方 13 花生仁鲤鱼汤

【配方】花生仁 100 克，鲤鱼 1 条，酒适量。

【用法】花生仁和鱼炖烂，加入酒后食用。

【功效】主治营养不良水肿，小便多，头晕气喘。

妙方 14 清炖鹌鹑

【配方】鹌鹑 2 只（去毛及内脏），酒少量。

【用法】鹌鹑用酒炖食，不加盐，每日 1 次，连用 7 日。

【功效】主治肾源性水肿。

妙方 15 酒煮老鸡

【配方】老母鸡 1 只，白酒 1000 毫升。

【用法】鸡去内脏，切成小块。酒烧热，下鸡块煮熟吃。

【功效】主治下肢浮肿。

妙方 16 茶蒸鲫鱼

【配方】上好茶叶 60 克，鲫鱼 500 克。

【用法】鲫鱼宰杀去内脏，将茶叶纳入鱼腹中，蒸熟吃。

【功效】主治全身水肿。

妙方 17 蒸柴鱼

【配方】柴鱼 1 条，葱白、冬瓜皮各适量。

【用法】上物蒸熟服之。

【功效】主治虚证水肿。

妙方 18 蒜酒煮黄鳝

【配方】黄鳝 150 克，大蒜 1 头，酒 240 毫升。

【用法】上物共煮服之。

【功效】主治腹部水肿。

妙方 19 茶叶粥

【配方】茶叶 10 克，大米 50 克，白糖适量。

【用法】用茶叶煎浓汁 100 毫升，去渣，入大米、白糖，加水 400 毫升，煮为稀粥。每日 2 次，温服。

【功效】主治心源性水肿。

妙方 20 葱麻鲤鱼

【配方】鲜鲤鱼 300 克，葱白 1 把，麻子 400 克，盐、豆豉各适量。

【用法】麻子煎取汁和鱼、葱煮熟，再加少许盐、豆豉，空腹慢食。

【功效】主治全身浮肿。

妙方 21 葱白车前粥

【配方】葱白 30 克，鲜车前草叶 60 克，大米适量。

【用法】前 2 味洗净切碎，水煎去渣，放入大米煮为稀粥，早晚各食 1 次。

【功效】主治虚证水肿。

妙方 22 甜酒煮黄豆

【配方】黄豆 250 克，甜酒适量。

【用法】黄豆加水 1000 毫升，煮至 250 毫升，加入甜酒适量，每日分 3 次服。

【功效】主治营养不良性水肿。

中 暑

中暑是发生在夏季或者高温作业下的一种急性病。正常人的体温由脑部的体温中枢来调节，并借排尿、呼吸、流汗维持体温的恒定。当所处环境温度过高，超过体温中枢的控制范围时，它就会丧失正常功能，体内产热大于散热或者散热受阻，体内过量的热积蓄，则会出现体温急剧上升、皮肤发红、头晕头痛、恶心、全身无力、烦热思冷饮等现象。如果出现猝然昏厥、高热烦躁，这就是中暑。

发生中暑后，应迅速将患者放置在通风的环境下，并采取冷敷、酒精擦浴等措施。如出现循环衰竭、脱水、昏迷等严重病情时，应及时进行抢救。

🍎食疗妙方

妙方1 藿香消暑茶

【配方】绿豆60克，鲜藿香叶30克，青蒿30克，白糖20克，茶叶10克。

【用法】将前3味药煎水冲茶叶、白糖，每次1碗，每日3次。

【功效】主治中暑烦闷不安、倦怠少食者，亦可用于预防暑热证。

妙方2 干姜陈皮方

【配方】干姜15克，陈皮10克，甘草6克。

【用法】水煎去渣，徐徐灌服。

【功效】主治中暑昏倒。

妙方3 丝瓜花绿豆汤

【配方】绿豆60克，鲜丝瓜花6～8朵。

【用法】绿豆煮熟，捞出绿豆，放入丝瓜花煮沸。一次服下。

【功效】清热解暑，主治中暑。

妙方4 葡萄酒大麦茶

【配方】红葡萄酒、大麦茶各适量。

【用法】红葡萄酒掺入水，制成冰块，放入大麦茶中饮用。

【功效】解暑降温，主治中暑。

妙方5 山楂决明茶

【配方】山楂50克，决明子30克（炒熟研碎），茶叶10克，白糖15克。

【用法】上药加水1000毫升，煎煮20分钟后加白糖，冷后饮用。

【功效】主治中暑头痛眩晕。

妙方 6 黄瓜蜜条

【配方】黄瓜 1500 克，蜂蜜 100 克。

【用法】黄瓜洗净切条，放砂锅内加水少许，煮沸后去掉多余的水，趁热加蜜调匀，煮沸，随意食用。

【功效】主治中暑。

妙方 7 枇杷叶饮

【配方】枇杷叶若干。

【用法】取枇杷叶 10 克，加水煎汁，一日分 3 次饮服。

【功效】本方可作为中暑者就医前采取的急救措施。

妙方 8 百合蜂蜜膏

【配方】干百合 100 克，蜂蜜 150 克。

【用法】2 物同入大碗内蒸 1 小时，趁热调匀，待冷装瓶备用，可适量常服。

【功效】主治中暑。

妙方 9 荷叶蜂蜜饮

【配方】鲜荷叶、蜂蜜各 100 克。

【用法】水煎服，每日 1 剂，连服数日。

【功效】主治中暑。

眩 晕

眩晕是一种症状，病人可感觉头晕眼花，严重时就好像坐在船上或车中摇晃不已，站立不稳，有时感觉房屋在旋转，眼前物体模糊不清，有的甚至不能睁开眼睛，否则会感觉天昏地暗并伴有恶心呕吐、出冷汗。

眩晕一症可见于许多疾病：耳源性眩晕多见于美尼尔氏综合征、中耳炎等；眼源性眩晕多见于屈光不正、眼肌瘫痪；颈源性眩晕多见于颈肌痉挛、颈椎病；神经源性眩晕可见于神经炎、癫痫、脑肿瘤等。脑动脉供血不足也能产生眩晕，其中以椎—基底动脉供血不足为多见，常见于 50 岁以上患有高血压、动脉硬化、糖尿病、高脂血症的人群。有些全身性疾病也可有眩晕症状，如心脏病、血管硬化、高血压、低血压、更年期综合征、维生素缺乏、严重贫血等。

🌀食疗妙方

妙方 1 玉米须煎

【配方】玉米须 30 克。

【用法】玉米须加水两盅煎成 1 盅，空腹服下。连服 3 ~ 6 次。

【功效】本方主治头晕眼花、胸脘痞闷、少食多寐等。

妙方 2 枸杞酒

【配方】枸杞子 60 克，白酒 500 毫升。

【用法】枸杞子密封浸泡在白酒中 7 天以上。每次 1 小杯，睡前服。

【功效】主治肝肾阴亏引起的眩晕。

妙方 3 芝麻蜂蜜蛋清方

【配方】黑芝麻 30 克（炒黄研细），米醋 30 毫升，蜂蜜 30 克，鸡蛋清 1 个。

【用法】上 4 味混合调匀，分作 6 份。每次服 1 份，开水冲服，每日 3 次。

【功效】主治肝肾不足所致的眩晕。

妙方 4 杭菊花茶

【配方】杭菊花 30 克。

【用法】杭菊花置于杯中，将煮沸的白开水冲入，搅匀，将杯盖盖好，泡 10 分钟，饮服。可再泡再饮。

【功效】本方具有清热明目、平肝潜阳之功效，适用于肝阳上亢引起的头晕眼花、面颊潮红、心烦易怒、口渴口苦者。

妙方 5 山药酒

【配方】山药 150 克，白酒 500 毫升。

【用法】将山药切碎，入酒中浸泡。每服 30~40 毫升，每日 2 次。

【功效】主治各型眩晕。

妙方 6 菊花汤

【配方】菊花、山楂、乌梅、白糖各 15 克。

【用法】前 3 味水煎，入白糖于药液中服用。

【功效】主治各型眩晕，一般服 2~3 剂即见效。

妙方 7 香蕉绿茶饮

【配方】香蕉肉 200 克，绿茶 1 克，蜂蜜 25 克，盐适量。

【用法】上述诸物共置大碗中，搅拌后加开水 300 毫升，泡 5 分钟后服，每日服 1 剂。

【功效】主治眩晕。

妙方 8 竹笋饮

【配方】鲜竹笋 500 克，白糖适量。

【用法】将鲜竹笋洗净，切碎，挤汁，加白糖浓缩成膏状。口服，每次 1 匙。

【功效】本方通脉补虚，适用于用脑过度、眩晕失眠之症，胖人以及冠心病、高血压、糖尿病患者常服特别有益。

妙方 9 杨梅酒

【配方】熟透鲜杨梅、米酒各适量。

【用法】用干净纱布绞取鲜杨梅汁液，加入等量米酒，拌匀即成。成人每次服 30～60 毫升，早晚各 1 次。

【功效】主治劳累过度引起的眩晕。

妙方 10 五味子酒

【配方】五味子 50 克，白酒 500 毫升。

【用法】五味子洗净装入瓶中，加白酒密封，每日振摇 1 次。半月后开始饮用，每日 3 次，每次 3 毫升，饭后服用，也可佐餐。

【功效】主治眩晕。

妙方 11 花生粥

【配方】花生 45 克，大米 60 克，冰糖适量。

【用法】将花生连衣捣碎，和洗净的大米一起放于锅内，加入适量水和冰糖，煮成粥即可。每日早晨空腹温热食之。

【功效】本方活血化瘀，主治眩晕。

妙方 12 山楂粥

【配方】山楂 15 克，大米 50 克。

【用法】山楂浸泡，加水适量，煎煮 15 分钟，取汁浓缩成 150 毫升。再加水 400 毫升，将洗净的大米放进汁水内，煮成粥。早晚各服 1 次。

【功效】本方祛瘀血、扩血管，用于治疗眩晕症。

妙方 13 黄芪猪肝汤

【配方】猪肝 500 克，黄芪 60 克，盐适量。

【用法】将猪肝洗净，切成薄片，黄芪切片后用纱布包好，一同放于锅内，加水煨汤。熟后去黄芪，稍加盐调味，吃肝饮汤。

【功效】本方益气养血，适用于妇女产后气虚血少之眩晕。

第二节　外科疾病食疗妙方

疔　疮

疔疮发病迅速，初起如粟，坚硬根深，继则焮红发热，肿势渐增，疼痛剧烈，脓溃疔根出，则肿消痛止而愈。常见的疔疮有以下几种：

①蛇头疔，指疔毒发于手指末端，肿胀形如蛇头者。

②鱼脐疔，感染疫毒而发，又称疫疔，初起皮肤发痒，出现小红丘疹，后迅速增大，化脓，破溃，腐肉色黑或暗红，周围有灰绿色水疱，中间呈黑色凹陷，伴有发热，见于现代医学的皮肤炭疽。

③眼疔，长于眼珠中白黑边缘上，由于眼珠与眼皮时常摩擦，眼睛往往疼痛且泪流不止，尤其是睡醒后，眼屎结满眼圈，要用手将眼皮分开才能睁眼。

④锁口疔，长于嘴角，初起时不痛不痒，只是肿胀，张口不便。

疔疮如治疗得当，三天内即可拔除脓头（疔脚）。疔疮初起切不可挤压，以免走黄，危及性命。疔疮发作时忌食鸡、鸭、鱼、虾之类的鲜食。

🐢食疗妙方

妙方1 核桃槐花饮

【配方】槐花（微炒）、核桃仁各60克，酒100毫升。

【用法】上3味加水适量煎服，每日2次。

【功效】主治疔疮肿毒及一切痈疽发背。

妙方 2 荔枝海带饮

【配方】海带 15 克，荔枝干果 5 枚，黄酒适量。

【用法】上 3 味加水适量煎服，每日 1 剂。

【功效】主治疔毒。

妙方 3 苦瓜叶酒

【配方】苦瓜叶、黄酒各适量。

【用法】苦瓜叶晒干研末，黄酒送服，每次 10 克。

【功效】主治疔毒痛不可忍。

妙方 4 冬菊酒

【配方】小朵菊花（又名冬菊，叶、根亦可），白酒适量。

【用法】酒入砂锅，煮菊花，饮至尽醉，渣敷患处。

【功效】主治一切恶疔初起。

妙方 5 南瓜蒂散

【配方】南瓜蒂、黄酒适量。

【用法】南瓜蒂焙焦存性，研末，每次 2.5 克，以黄酒冲服，每日 2 次，另加醋调外敷。

【功效】主治疔疮、疖肿。

附：外敷外用方

妙方 6 大蒜敷贴方

【配方】独头蒜 2 个，香油适量。

【用法】独头蒜磨碎，以香油搅匀，厚厚贴在患处，干了再贴，至愈为度。

【功效】主治蛇头疔。

妙方 7 荞麦面除疗方

【配方】荞麦面 500 克。

【用法】将面揉好，患者脱掉上衣坐好，以揉好的面在其前胸后背用力揉搓，面上掺有丝状的细线毛，细长如羊毛，这便是羊毛疗。此时再换 1 块荞麦面继续揉搓，约揉过 10 块后，让患者安睡，一觉而愈。

【功效】主治羊毛疗。

妙方 8 葱白猪胆方

【配方】葱白、猪胆（风干）各适量。

【用法】上 2 味共捣烂如膏状，敷于患处，盖以纱布，胶布固定，每日换药 1 次。

【功效】主治疗疮。

妙方 9 葱蜜敷贴方

【配方】葱、蜜、醋各适量。

【用法】刺破疗疮，挤去败血，葱、蜜共捣，敷于患处，2 小时后用微温醋汤洗去。

【功效】主治疗疮恶肿。

【注意】颜面部禁用。

妙方 10 芋艿外敷方

【配方】生芋艿头、盐各适量。

【用法】将生芋艿头加盐少许，捣烂敷于患处，1 日 2 次。

【功效】主治蛇头疗。

【注意】如有皮肤过敏者，以生姜捣汁，轻轻擦拭可解。

妙方 11 菊叶敷贴方

【配方】菊花叶、黑糖各适量。

【用法】菊花叶与等量黑糖同捣成泥状，贴于患部，至多 3 ~ 5 次。

【功效】主治膝盖毒疗。

痈 疮

痈是指多个相邻毛囊及皮脂腺的化脓性感染，有时由一个疖或多个疖发展而成，常发生于较粗厚的皮肤处，如颈后部、腰背部等。临床表现为局部炎症发展迅速，中央坏死、溃烂或出现多个脓头，周围红肿范围较大，无明显界限，局部呈大片酱红色，高出体表，坚硬，有时可大于手掌，形成很多脓栓，久久不能脱落，病变中心凹陷，有带脓血的分泌物，伴有发热、恶寒、头痛等全身症状。

本病相当于现代医学的蜂窝组织炎、急性脓肿等病。

🍲食疗妙方

妙方 1 银花茶

【配方】茶叶 2 克，干金银花 1 克。

【用法】上 2 味用沸水冲泡 6 分钟后饮用。饭后饮 1 杯。

【功效】排毒消肿。主治脓熟破溃，伴头痛、心烦口渴、便秘等症。

妙方 2 萝卜盐水茶

【配方】白萝卜 100 克，茶叶 5 克，盐适量。

【用法】白萝卜洗净切片，加盐煮烂，掺入茶叶，每日服 2 次。

【功效】主治痈疮、疖肿等。

妙方 3 螃蟹浸酒

【配方】螃蟹数只，白酒适量。

【用法】螃蟹洗净捣烂，加白酒浸 1 小时，然后加热内服。

【功效】主治痈疽疔疮。

妙方 4　忍冬酒

【配方】忍冬草嫩苗一把，甘草 24 克，酒 1500 毫升。

【用法】前 2 药同研，入酒煎煮去滓，温服，再以滓敷肿毒上。

【功效】本方有清热解毒之功，适用于痈疮初起者。

妙方 5　槐花酒

【配方】槐花 120 克，黄酒 500 毫升。

【用法】将槐花微炒黄，乘热入酒，煎 10 余沸，去渣。取汁热服。

【功效】适用于痈疮初起。

妙方 6　金银花酒

【配方】金银花 50 克，甘草 10 克，酒适量。

【用法】上药用水 2 碗，煎取半碗，再入酒半碗，略煎。分 3 份，早、午、晚各服 1 份，重者 1 日 2 剂。

【功效】本方清热解毒，适用于痈疮溃脓初期。

妙方 7　三豆排脓粥

【配方】赤小豆 20 克，绿豆、黑豆各 10 克，甘草 5 克。

【用法】上药共放砂锅内，加水煎煮。待豆烂熟后，吃豆喝汤。

【功效】清热解毒，排毒消肿。主治痈疮溃脓伴有头痛、心烦口渴、便秘者。

妙方 8　攒鸡儿

【配方】肥鸡 1 只，面条 100 克（亦可用龙须面），葱、姜各适量。

【用法】先用水把鸡炖熟，再用鸡汤煮面条，放入姜、葱等调料，另切鸡肉丝放入面中食之。

【功效】培补气血。适用于痈疮收口期。

妙方9 蒲公英银花粥

【配方】蒲公英50克（或鲜品全草80克），金银花100克，大米100克。

【用法】将蒲公英洗净切碎，同金银花煎取药汁，去渣，入大米同煎成稀粥。1日分2次温服，3～5日为1个疗程。

【功效】主治痈疮初起伴恶寒发热、头痛、饮食减少者。

附：外敷外用方

妙方10 鲜百合敷贴方

【配方】鲜百合、盐各适量。

【用法】鲜百合洗净，加盐少许，捣烂如糊状，敷于患处，每日更换2次，至痈疮消退为止。

【功效】用于痈疮未溃者。

妙方11 干姜米醋方

【配方】干姜、米醋各适量。

【用法】将干姜炒紫，研为细末，用米醋调如泥状，敷于四周，留头，药干则换。

【功效】主治外痈初起。

妙方12 猪脂敷贴方

【配方】猪脂（又称猪板油）1块。

【用法】猪脂投入冷水中，约3小时后去膜，切片敷患处，热则换。

【功效】主治痈疮，一般数日后即可消除。

妙方 13 红花蛋清膏

【配方】红花 10 克，鸡蛋 1 个。

【用法】红花研末，用蛋清合调成膏。外敷患处，每日 2 次。

【功效】清热解毒，活血祛瘀。主治痈疮初起。

丹　毒

丹毒是由乙型溶血性链球菌引起的皮肤黏膜网状淋巴管炎，又称急性淋巴管炎。因患处皮肤红赤，如丹涂脂染，故名丹毒。

丹毒好发于面部和下肢，发于头面的，中医称其为"抱头火丹"或"大头瘟"，生于小腿的叫"流火"。丹毒起病急，初起时呈片状红晕，患处肿痛，以后游走蔓延，红肿向四周扩大，疼痛加剧，红晕之上出现黄水疱，溃破流水，痒痛并作，同时伴寒战、高热、头痛、骨节痛等全身症状。

🌐 食疗妙方

妙方 1 蒲公英茶

【配方】鲜蒲公英 30 克（干品 20 克）。

【用法】蒲公英洗净，加水适量，煎汤代茶。

【功效】清血热，祛风毒。主治抱头火丹，伴恶寒发热、头痛、口渴咽干者。

妙方 2 荔枝海带酒

【配方】海带 15 克，荔枝干果 5 枚，黄酒适量。

【用法】前 2 味以黄酒和水适量煎服。

【功效】清热利湿。适用于小腿丹毒发作初期。

妙方 3 马齿苋茶

【配方】鲜马齿苋 30 克（干品 20 克）。

【用法】马齿苋洗净，加水适量，煎汤代茶饮。

【功效】主治抱头火丹。

妙方 4 丝瓜粥

【配方】嫩丝瓜 1 条，大米 50 克，白糖适量。

【用法】如常法煮米做粥，半熟时放入洗净切成粗段的丝瓜，待粥熟去丝瓜，加糖，顿服。

【功效】本方清热解毒，主治抱头火丹。

附：外敷外用方

妙方 5 姜蜜外敷方

【配方】干姜、蜂蜜各适量。

【用法】干姜研为细末，蜜调如泥敷患处，盖以纱布，每日换药 1 次。

【功效】主治丹毒。

妙方 6 槐花茶调散

【配方】绿豆粉、槐花各等份，细茶 30 克。

【用法】将绿豆粉与槐花同炒，如象牙色为度，研末备用；另将细茶加水适量，煎汤汁 1 碗，露一夜，备用。每次以槐花与绿豆粉末 9 克，用露夜茶汁调敷患处，每日 1 次。

【功效】主治小腿丹毒，症见头痛骨痛、小腿肿痛、皮肤发亮等。

妙方 7 油菜方

【配方】油菜适量。

【用法】将油菜捣烂，用洁净纱布绞汁 1 小杯（约 30 毫升）。饮用，每日 3 次，连服 3~5 日。并用油菜叶捣烂敷患处。每日更换 2 次，连敷 4~5 日。

【功效】本方具有清热解毒之功，主治头面部丹毒。

妙方 8　茶叶散

【配方】茶叶 5 克。

【用法】茶叶用开水冲泡后，捣烂或嚼烂即可。外敷患处，每日换药 1 次。

【功效】本方清热利湿，适用于小腿丹毒初起。

妙方 9　赤豆蛋清糊

【配方】赤小豆 30 克，鸡蛋清 2 个。

【用法】赤小豆研细末，以鸡蛋清调和如糊状，涂敷患处，以愈为度。

【功效】本方清热利湿，主治小腿丹毒初起，症见恶寒发热、小腿或足部红肿热痛等。

关节扭伤

踝关节负重较大，故受伤机会较多。由于高处落足点不当，下楼梯时，地面不平或者地不稳，都可造成踝关节突然跖屈，过度内翻或外翻，造成踝关节周围软组织损伤，临床上以外踝部韧带损伤多见。急性损伤会立即出现疼痛、肿胀、活动受限、行走困难等症状。日久劳损或外伤后遗症可致患部经常发生疼痛，偶有行走不便。

关节扭伤后应及时处理，原则是制动和消肿散瘀，使损伤的组织得到良好的修复。如关节积血较多，应在无菌条件下及时抽出，以免造成关节内粘连。

🌀食疗妙方

妙方 1 甜瓜子酒

【配方】甜瓜子 9 克，黄酒适量。

【用法】甜瓜子研细末，用黄酒 1 盅送服，每日 2 次。

【功效】主治踝关节扭伤。

附：外敷外用方

妙方 2 糯稻秆敷贴方

【配方】糯稻秆灰、酒精（75%）各适量。

【用法】将糯稻秆灰用 75% 的酒精调成膏药状，敷于患处。

【功效】主治踝关节扭伤。

妙方 3 韭菜敷贴方

【配方】鲜韭菜 250 克，盐 3 克，白酒 30 毫升。

【用法】将韭菜切碎，加盐拌匀，捣成菜泥，外敷于损伤表面，以清洁纱布包住并固定，再将酒分次倒在纱布上，保持纱布湿润。敷 3~4 小时后去掉韭菜泥和纱布，第 2 日再敷 1 次。

【功效】主治足踝部软组织损伤。

腰扭伤

急性腰扭伤是指腰部肌肉、韧带、关节囊、筋膜等部位的急性损伤，俗称"闪腰岔气"。常表现为腰部强直疼痛，前后俯仰及转动受限，行走困难，咳嗽时疼痛加重，腰肌紧张，压痛点明显。

急性腰扭伤多为突然遭受间接外力所致，如搬运重物、用力过度或体位不正。扭伤急性期应卧床休息，压痛点明显者可做痛点封闭治疗，并辅以物理疗法。也可局部敷贴具有活血、散瘀、止痛功能的药膏。症状减轻后，可逐渐开始腰背肌锻炼。

食疗妙方

妙方 1 赤豆金针饮

【配方】赤小豆 30 克,金针菜鲜根 10 克,黄酒适量。

【用法】前 2 味水煎,去渣,冲入黄酒,适量温服。

【功效】主治腰扭伤,瘀肿疼痛。

妙方 2 韭菜根饮

【配方】韭菜根 30 克,黄酒 100 毫升。

【用法】韭菜根切细,用黄酒煮熟,过滤取汁,趁热饮,每日 1~2 次。

【功效】主治急性腰扭伤。

妙方 3 老丝瓜方

【配方】老丝瓜 1 个,白酒适量。

【用法】将老丝瓜切片晒干,于铁锅内用文火焙炒成棕黄色,研末,用白酒冲服。每服 3 克,每日 2 次,连用 3 日。

【功效】活血止痛,治疗腰扭伤。

妙方 4 赤小豆酒

【配方】赤小豆 50 克,白酒适量。

【用法】赤小豆炒热,加酒拌匀,日服 2 次,每次 1 剂,服时把豆嚼碎,连酒一起咽下。

【功效】主治急性腰扭伤。

妙方 5 葡萄干汤

【配方】葡萄干、酒各适量。

【用法】葡萄干用酒煎成汤剂,饮服,每日 1 剂,连用 2~3 剂。

【功效】主治急性腰扭伤。

妙方6 冬瓜皮酒

【配方】冬瓜皮30克，白酒适量。

【用法】将冬瓜皮煅炭存性，研末，白酒送服，每日1次，3~5日为1个疗程。

【功效】本方理气、活血、止痛，主治腰扭伤。

妙方7 菠菜汁酒

【配方】菠菜500克，黄酒适量。

【用法】菠菜去根洗净，捣烂，用纱布绞汁100毫升，用黄酒冲服，每日2次。

【功效】主治急性腰扭伤。

妙方8 酒煮核桃仁

【配方】核桃仁60克，红糖30克，黄酒30毫升。

【用法】核桃仁与黄酒一起煮熟，加入红糖。睡前服用。

【功效】主治急性腰扭伤。

妙方9 茶醋方

【配方】浓茶汁200毫升，米醋100毫升。

【用法】上2物共放锅内烧热，1次服完。

【功效】主治闪挫腰痛。

妙方10 红花炒鸡蛋

【配方】红花10克，鸡蛋2个。

【用法】将鸡蛋打在碗内，放入红花，搅拌均匀，用油炒熟（不加盐），每日1次。

【功效】主治急慢性腰扭伤。

妙方 11 韭菜炒虾米

【配方】韭菜 60 克，虾米 30 克，黄酒、植物油各适量，盐少许。

【用法】按常法炒韭菜、虾米，用黄酒送服，每日 1 次。

【功效】本方壮腰益肾、活血止痛，主治急性腰扭伤。

骨　折

　　骨折是指由于遭受外力的伤害，使骨骼的完整性或连续性遭到破坏。骨折的诊断除病史和症状外，应结合 X 线摄片检查确诊，以了解骨折的移位情况，为治疗提供参考。

　　一旦发生骨折，骨折部位会产生疼痛、肿胀、瘀斑和功能障碍，检查时还可听到骨断端相互摩擦的声音（即骨擦音）。若伴有血管和神经损伤，可使肢体远端产生缺血或麻木、运动障碍等现象。骨折后因剧烈疼痛，出血过多，或并发头、胸、腹部脏器损伤时可产生休克。

　　发生骨折后应注意休息与调养，不宜过早恢复工作。骨折病人由于出血及组织损伤带来的肿痛，体内组织蛋白质的分解加速，若不给患者补充营养，则会耗用自体的肌肉和脂肪，身体会明显消瘦。因此，对于骨折病人来说，除积极采用中西医疗法进行必要的复位、固定与药物治疗外，必须给予适当的饮食、药膳调理，使骨折能顺利康复。

食疗妙方

妙方 1 玫瑰花根饮

【配方】玫瑰花根 25 克，黄酒适量。

【用法】玫瑰花根洗净，用黄酒煮，每日早、晚服用。

【功效】主治骨折、跌打损伤。

妙方 2 月季花汤

【配方】开败的月季花 3 ~ 5 朵，冰糖 30 克。

【用法】月季花洗净，加水 2 杯，文火煎至 1 杯。加冰糖，候温顿服。每日 1 ~ 2 次，连服 3 ~ 4 周。

【功效】本方活血化瘀，适用于骨折初期兼气血不调者。

妙方 3 茶叶枸杞叶方

【配方】茶叶、枸杞叶各 500 克，面粉适量。

【用法】上 2 味共晒干研末，加适量面粉糊黏合，压成小方块（约 4 克），烘干即得。每服 1 块，成人每日 2 ~ 3 次，沸水冲泡饮用。

【功效】主治骨折。

妙方 4 壮骨散

【配方】麻皮、糯米、黑豆、栗子各等份，白酒适量。

【用法】前 4 味烧灰为末，白酒调服。

【功效】本方活血止痛，适用于骨折初期。

妙方 5 鸭血黄酒方

【配方】鸭血、黄酒各适量。

【用法】鲜鸭血注入热黄酒，饮服。

【功效】主治骨折、跌打损伤。

妙方 6 生地桃仁酒

【配方】桃仁（炒）、牡丹（去心）、桂枝（去粗皮）各 25 克，生地黄汁 250 毫升，黄酒 500 毫升。

【用法】前 3 味共研细末，与后 2 味同煎，去渣温饮 1 盏，不拘时，未愈再饮。

【功效】主治跌打损伤、瘀血在腹。

妙方7 羊脊羹

【配方】白羊脊骨1具，粟米500克，羊肾2个，红糖适量。

【用法】将白羊脊骨捣碎，同粟米加水适量，煮至骨熟，入羊肾，再煮熟。将羊肾取出切片放入锅中，加调料适量，再煨做羹，待温食用。可分5~6次服食，每日1~2次，连服3~4周。

【功效】补肾，强筋，壮骨。适用于骨折中、后期。

妙方8 蟹肉粥

【配方】新鲜河蟹2只，大米适量。

【用法】大米煮粥，粥成时入蟹肉，再配以适量姜、醋和酱油，即可食用。每日服1~2次，连服1~2周。

【功效】益气养血，接骨续筋。对不耐药苦，脾胃功能较弱的小儿骨折患者尤为合适。

妙方9 归参羊肉羹

【配方】羊肉500克，当归、党参、黄芪各25克，调味料适量。

【用法】先将羊肉洗净放铁锅内，另将当归、黄芪、党参装入纱布袋中，扎口，放入锅中，再放葱、姜、盐、料酒，加适量水，武火煮沸，文火慢炖至羊肉烂熟即成。吃肉喝汤，可分2~3次用，每日服1~2次，连服2~3周。

【功效】补血益气，强筋壮骨。适用于骨折恢复期肝肾亏损者。

妙方10 三七蒸鸡

【配方】鸡肉250克，三七粉15克，冰糖（捣细）适量。

【用法】将三七粉、冰糖与鸡肉片拌匀，隔水密闭蒸熟。1日内分2次食用，连服3~4周。

【功效】活血化瘀，消肿止血。适用于老年体弱之骨折初期患者。

妙方 11 归芪鸡汤

【配方】当归 20 克，黄芪 100 克，嫩母鸡 1 只。

【用法】当归、黄芪与嫩母鸡共煮成汤。每日 2 次，连服 2～3 周。

【功效】本方大补气血，适用于骨折后体质虚弱、气血两亏者。

肠梗阻

肠梗阻是指肠内容物阻于肠道不能顺利通过而导致的急腹症。其临床表现是阵发性腹部绞痛，腹胀明显，叩之可闻及咚咚的声音，病人呕吐不止，可呕出胃的内容物和胆汁，有时呕出类臭样肠内容物，排气和排便停止等。由于剧烈呕吐和毒素吸收，病人可出现脱水和休克。绞窄性肠梗阻如不及时解除，可很快导致肠坏死和穿孔，发生严重的腹膜炎和全身中毒，因此必须积极救治。

🌐食疗妙方

妙方 1 大蒜饮

【配方】大蒜 2～3 头。

【用法】将大蒜捣烂，用开水冲入，在疼痛欲发或已发时服。

【功效】行气健胃，消炎杀虫。主治蛔虫性肠梗阻。

妙方 2 姜蜜豆油方

【配方】鲜生姜 30 克，蜂蜜 60 毫升，豆油 50～100 毫升。

【用法】生姜捣碎取汁，与蜂蜜、豆油（或花生油）调匀，此为 1 剂。其中的豆油，14 岁以下用 50 毫升，14 岁以上用 100 毫升。服用量为：15 岁以下用 1/4～2/3 剂，15 岁以上用 1 剂，每日 3 次。

【功效】主治蛔虫性肠梗阻。

妙方 3 五味通肠饮

【配方】当归 15 克，乌药 9 克，桃仁、青皮、陈皮各 6 克。

【用法】上 5 味加水 500 毫升，煎取 200 毫升。口服，每日 1 剂，分 2 次服。

【功效】主治肠梗阻。

妙方 4 黄米粉合剂

【配方】生大黄粉 15 克，炒米粉 9 克，蜂蜜 60 克。

【用法】将大米炒香（勿焦）研成粉末，合大黄粉调入蜂蜜内，加适量的温开水搅匀备用。每日服 1 汤匙，分 12 次服完，服至排出蛔虫为止。若服完 1 剂未见排出，可以再服。

【功效】主治蛔虫性肠梗阻。

附：外敷外用方

妙方 5 丁香敷脐法

【配方】丁香 30 ~ 60 克，酒精（75%）适量。

【用法】将丁香研成细末，加酒精调和，将药敷于脐及脐周，直径为 6 ~ 9 厘米。外用纱布和塑料薄膜覆盖，周围用胶布固定，以减少酒精挥发。

【功效】本方温中降逆、行气宽肠，有利于肠梗阻的康复。

痔　疮

痔疮是指直肠末端黏膜下和肛管皮下的静脉丛发生扩大曲张所形成的柔软静脉团，如内痔、外痔及混合痔。症状为便血，直肠脱垂、肿痛，大便习惯改变，局部分泌物增多，甚则流脓流水。

造成痔疮的原因很多，如饮酒无度，过食辛辣刺激食物，或久坐久立，缺乏运动，房事过度，泻痢过久或长期便秘等。

痔疮患者的注意事项：久坐久站的人，要适当改变体位，积极锻炼身体；饮食要节制，多食蔬菜、水果，少吃刺激性食物；保持大便通畅，养成定时排便的习惯，不宜在排便时看书、读报或过分用力；便后用温水清洗肛门，除能使肛门清洁外，并可改善局部血液循环，患病时或手术后还可坐浴，以使肿胀消退，痛苦减轻，促进疮口愈合；如大便干燥，可使用缓泻剂。

🍲食疗妙方

妙方 1 白糖炖鱼胶

【配方】鱼胶 30 克，白糖 60 克。

【用法】鱼胶与白糖加清水放在瓦罐内，隔水炖。每日 1 次，连服数次。

【功效】主治痔疮。

妙方 2 金针菜红糖水

【配方】金针菜、红糖各 120 克。

【用法】先将金针菜用水 2 碗煎成 1 碗，加入红糖调拌，待温服下。

【功效】适用于痔疮初起。

妙方 3 丹皮饼

【配方】牡丹皮、糯米各 500 克。

【用法】上药共为细末，和匀。每日 100 克，以清水调和，捏成拇指大小饼，用菜油炸成微黄色，早晚 2 次分服，连用 10 日为 1 个疗程。若嫌硬，可稍蒸软后再吃，一般连用 1~2 个疗程。

【功效】主治痔疮。

妙方 4 蕹菜汁蜜膏

【配方】蕹菜 2000 克，蜂蜜 250 克。

【用法】蕹菜洗净，切碎捣汁。菜汁放入锅内，先以武火后以文火煎煮浓缩。较稠厚时加入蜂蜜，再煎至稠黏如蜜时，停火，待冷装瓶备用。每次服 1 汤匙，以沸水冲化饮用，每日 2 次。

【功效】本方清热止血，适用于外痔。

妙方 5 薏仁菱角茶

【配方】菱角 60 克，薏苡仁 30 克，绿茶 1 克。

【用法】前 2 味加水 600 毫升，煮沸 30 分钟，加入绿茶。分 3 次服，可复煎续服，日服 1 剂。

【功效】适用于痔疮伴眩晕耳鸣、心悸乏力者。

妙方 6 木耳芝麻茶

【配方】木耳、黑芝麻各 60 克。

【用法】上 2 味各分两份，一份炒熟，一份生用。然后生熟混合。每服 15 克，以沸水冲泡，闷 15 分钟，代茶频频饮之，每日 1～2 次。

【功效】主治内痔黏膜糜烂、下血不止。

妙方 7 木槿花茶

【配方】木槿花适量（鲜品 30～60 克，干品 6～9 克）。

【用法】木槿花去杂质，加水适量，煎汤代茶。每日 1 剂，不拘时服。

【功效】本方活血祛瘀，主治痔核初发，症见黏膜瘀血、肛门不适等。

妙方 8 茄子酒

【配方】茄子 3 个，酒 1000 毫升。

【用法】将茄子用湿纸包裹，于灰火内煨熟取出，入瓷罐内，趁热用酒沃之，以蜡纸封口，经3宿去茄子。空腹温服，随量，上药为1个疗程量。

【功效】适用于痔疮便血日久、眩晕耳鸣、心悸乏力者。

妙方9 糖酒方

【配方】白酒100毫升，红糖100克。

【用法】上2味放入铁锅内熬成褐色糖稀状。1剂分2日服，每日早、晚各1次，用温开水送服。

【功效】主治痔核初发。

妙方10 健脾益气粉

【配方】山药、薏苡仁、莲子、红枣各100克，糯米500克，白糖适量。

【用法】前5味炒熟后，共为细末。每次取50克，加适量白开水和白糖调匀后服食，每日2次。

【功效】补益气血，适用于痔疮下血。

妙方11 黄芪粥

【配方】黄芪30克，大米200克。

【用法】黄芪切细，与大米一起加水1000毫升煮粥，煎成约750克去渣，空腹食之。

【功效】本方有补血止血之功效，主治痔疮下血不止。

妙方12 无花果粥

【配方】无花果6枚，大米100克，蜂蜜50克。

【用法】先将大米煮粥，加入无花果（去皮）、蜂蜜，再煮沸5分钟即可。温热服食，每日1次，10日为1个疗程。

【功效】主治痔疮便血。

妙方 13 木耳糯米粥

【配方】木耳、糯米各 100 克。

【用法】木耳煮后取汁，与糯米煮成粥，顿服。

【功效】适用于内痔炎症期的治疗，症见肛门坠胀灼痛、便血、口干、口苦等。

妙方 14 荸荠汤

【配方】鲜荸荠 500 克，红糖 90 克。

【用法】荸荠加红糖及适量水，煮沸 1 小时，取荸荠汤分次服完，可连服 3 天。亦可每日生吃鲜荸荠 120 克，分 1～2 次服。

【功效】主治湿热引发的痔疮出血。

妙方 15 黄酒猪皮汤

【配方】猪皮 150 克，红糖 50 克，黄酒 300 毫升。

【用法】以黄酒加等量水煮猪皮，文火煮至稀烂，加红糖，吃猪皮饮汤。1 日分 2 次服完，可连服数日。

【功效】养阴清热，适用于内痔下血。

妙方 16 槐花煮猪肠

【配方】猪大肠 1 条，槐花少许，米醋适量。

【用法】猪大肠洗净阴干，槐花炒为末，填入肠内，扎紧两头，用米醋将其煮烂，去槐花食大肠。1 日之内分 2～3 次食完。

【功效】适用于湿热下注型痔疮。

妙方 17 炒蚌肉

【配方】鲜蚌肉 250 克，生姜 10 克，花生油少许。

【用法】蚌肉先用花生油炒，入切碎的生姜，加水适量，煮烂，盐调味，空腹1次食完。隔天1次，7次为1个疗程。

【功效】主治痔疮。

第三节　皮肤科疾病食疗妙方

斑　秃

斑秃是指突然发生的局限性斑片状脱发。现代医学认为可能与自身免疫或内分泌功能障碍有关。本病可归属于中医学的"油风"等范畴，其病因病机为肝肾阴虚、情志不畅、肝气郁结、气滞血瘀等。

本病患者一般都是突然发病，因无自觉症状常被他人无意中发现。患处皮损特点为脱发处呈圆形或椭圆形，界线清楚，表面无炎症现象。脱发区数目不定，大小不一。

食疗妙方

妙方1 桂圆蜜糖方

【配方】桂圆肉400克，蜜糖适量。

【用法】将桂圆肉放入锅内干蒸30分钟后取出，置阳光下晒2小时，第二天按上法再蒸再晒，如此重复5次，然后加适量水和蜂蜜，用文火炖熟后服用。

【功效】主治斑秃。

附：外敷外用方

妙方2 姜片搓头皮

【配方】新鲜老姜1块。

【用法】老姜切片搽头皮，每日2~3次。

【功效】主治斑秃，症见头发局部脱落、短时间内出现脱发斑等。

酒糟鼻

　　酒糟鼻又称酒渣鼻、玫瑰痤疮和赤鼻，是发于鼻部的一种慢性炎症性皮肤病，多发于中年人。通常表现为外鼻皮肤发红，以鼻尖最为明显，这是由血管明显扩张引起的，有时透过皮肤可看到扩张的小血管呈树枝状。由于局部皮脂腺分泌旺盛，鼻子显得又红又亮。病情进一步发展，皮肤可增厚，甚至长出皮疹或小脓疮，外观粗糙不平，像酒糟样，故名酒糟鼻。有的人鼻尖皮肤增厚特别显著，犹如长了肿瘤。

　　造成酒糟鼻的原因与毛囊螨虫感染有关，此外精神紧张、情绪激动、胃肠功能紊乱（胃酸减少，便秘）、病灶感染、酗酒、嗜食辛辣食物、冷风及高温刺激也是酒糟鼻产生的原因。

食疗妙方

妙方1 七花煎

【配方】月季花、鸡冠花、凌霄花、红花、金银花、野菊花、生槐花各10克。

【用法】每日1剂，水煎分早、中、晚3次服。

【功效】主治酒糟鼻。

妙方2 枇杷叶蜜

【配方】鲜枇杷叶5千克，蜂蜜适量。

【用法】鲜枇杷叶洗净去毛，加水40升，煎煮3小时后过滤去渣，再浓缩成膏15千克，兑入蜂蜜，混匀，贮存备用。每服10~15克，每日2次。常用有效。

【功效】主治酒糟鼻。

附：外敷外用方

妙方 3 百部酒

【配方】百部、白酒各适量。

【用法】以百部 1 克、白酒 2 毫升为比例，浸泡 5~7 日后搽用，每日 2~3 次，1 个月为 1 个疗程。

【功效】主治酒糟鼻，症见鼻部皮肤潮红、红斑、油腻光滑等。

妙方 4 大黄搽剂

【配方】大黄粉、硫黄各 15 克，蒸馏水 100 毫升。

【用法】将大黄粉、硫黄加蒸馏水拌匀密封 1 周后使用。每日早、中、晚各搽 1 次。

【功效】主治酒糟鼻。

皮　炎

皮炎是一种常见而顽固的疾病，其反复性大，有的患者十余年甚至更长时间不愈，在治疗上颇为棘手。皮炎最为常见的特征是瘙痒、流水、脱屑等。常见的皮炎有神经性皮炎、脂溢性皮炎、接触性皮炎等。

神经性皮炎是一种神经官能性皮肤病，它以皮肤苔藓样变和阵发性剧痒为特征。临床表现为局部瘙痒，因不断搔抓使局部出现扁平丘疹。有少数患者因局部搔抓出现糜烂渗液，急性期后形成局限性肥厚斑块。

脂溢性皮炎是在皮脂溢出过多的基础上发生的一种慢性渗出性皮肤炎症。其可分为湿性脂溢性皮炎和干性脂溢性皮炎两种。病因多与体质、内分泌失调或细菌感染、气候变化、刺激性食物及外伤等有关。主要发于皮脂腺较多处，皮损处有干燥或油腻的鳞屑，大小不等的略带黄色结痂的斑片，有不同程度的瘙痒。严重者可泛发全身，有糜烂、渗出液体发生。

　　接触性皮炎是因接触某一特定致病物质引起的皮肤炎症，炎症局限于某一特定部位并常有清晰、明确的边界。

🍵食疗妙方

妙方1 银花甘草煎

【配方】金银花、生甘草各10克。

【用法】上药水煎后冷却，含漱口腔。

【功效】主治剥脱性皮炎伴口腔糜烂者。

附：外敷外用方

妙方2 艾叶茶姜蒜方

【配方】陈茶叶（1年以上）、陈艾叶各25克，老姜（捣碎）50克，紫皮大蒜2头（捣碎），盐适量。

【用法】上药水煎，加盐少许，分2次外洗。

【功效】主治神经性皮炎。

妙方3 醋疗方

【配方】醋500毫升（瓶装陈醋为佳）。

【用法】将醋入锅中熬至50毫升。患部用温开水洗净，以醋搽之，每日早、晚各1次。

【功效】主治皮炎。

妙方4 韭菜糯米浆

【配方】韭菜、糯米各等份。

【用法】上药混合捣碎，局部外敷，以敷料包扎，每日1次。

【功效】主治接触性皮炎。

妙方 5 醋巴豆方

【配方】醋、巴豆各适量。

【用法】醋倒入粗土碗内，用去壳的巴豆仁磨浆。患处先用 1% 的盐水或冷开水洗净揩干，再擦药。每周 1 次。

【功效】适用于皮炎早期，皮肤上见丘疹红斑，局部瘙痒阵发。

妙方 6 小苏打浴

【配方】小苏打适量。

【用法】用小苏打溶于热水中洗浴，全身浴用小苏打 250～500 克，局部浴用 50～100 克。

【功效】主治神经性皮炎。

妙方 7 松树皮方

【配方】水浸松树皮、醋各适量。

【用法】采集水浸松树皮（去粗皮，最好用浸在水中年久的松树桩皮），研极细末，调醋搽患处。

【功效】清营凉血，消风止痒。主治血热风盛所致的顽固皮炎。

妙方 8 食醋糊剂

【配方】食醋 500 毫升，苦参 20 克，花椒 15 克。

【用法】食醋（山西瓶装老陈醋最佳）放入铁锅内煮沸，浓缩成 50 毫升，装入干净大口瓶内。将上药洗净放入瓶内，浸泡 1 周后可用（浸泡时间越长越好）。用温开水清洗患部，用消毒棉签蘸食醋糊剂涂擦病变部位，每日早、晚各 1 次。

【功效】主治皮炎。

妙方 9 丝瓜叶方

【配方】鲜丝瓜叶适量。

【用法】将丝瓜叶搓碎，在患处涂擦，以患处发红为止。每日1次，2次为1个疗程。

【功效】主治血热风盛型皮炎。

疥　疮

疥疮是一种由疥虫引起的慢性接触性皮肤病，多发于皮肤细嫩、皱褶处，奇痒难忍，传染性极强。疥疮大多是因个人卫生不良，或者因接触疥疮之人而被传染，也有因风、湿、热、虫郁于肌肤而引起的。一般都是由手指发生，渐渐蔓延到全身，只有头面不易波及，若瘙痒过度，会使皮肤破裂，流出血水，结成干痂。日久化脓，又痛又痒，难过至极。内服可吃清热、凉血、散风、解毒的食物，外治也应同时实行。

疥疮患者注意事项：

①注意个人与家庭每个人的身体卫生，以免疥虫蔓延。

②疥疮传染力极强，患者的衣服要和家人的衣服分开洗。

③疥疮治好后，要将换洗衣服用热水消毒洗过，棉被也要晒晒太阳，以免再次被传染。

🌸食疗妙方

妙方1 苦参酒

【配方】苦参50克，酒250毫升。

【用法】苦参浸酒中5~7日，每饮25毫升，每日1次，空腹大口咽下，果蔬过口。

【功效】主治疥疮。

附：外敷外用方

妙方 2 鱼藤醋洗方

【配方】鱼藤 15 克，食醋 100 毫升。

【用法】鱼藤以水 500 毫升浸 2 小时后捶烂，洗出乳白色液体，边捶边洗，反复多次，用纱布过滤去渣，再加入食醋 100 毫升，装瓶备用。嘱患者洗澡后，在患部皮肤外擦鱼藤水，每日 2~3 次，连用 3~4 日为 1 个疗程。

【功效】主治干疥。

【注意】糜烂渗液较多、脓液结痂较严重者应禁用。

妙方 3 治疥油

【配方】硫黄末 50 克，花椒末 20 克，桐油 90 克。

【用法】先将桐油煎沸，再加硫黄末、花椒末入油内，再煎 10 分钟，待温贮瓶备用。用时先将药油煎热，用鸡毛擦涂患处，待疮愈再更换内衣。衣用开水烫洗杀虫。1 剂可用 10 人次。

【功效】此方治疗疥疮，一般擦 1 次即见效。

妙方 4 花椒大蒜方

【配方】花椒、去皮大蒜各 15 克，熟猪油 75 克。

【用法】上 3 味混合均匀，制成油膏状，每日涂患处 2 次。

【功效】主治疥疮。

妙方 5 青蒿参矾洗剂

【配方】青蒿、苦参各 30 克，明矾 20 克。

【用法】上药水煎 2 次，用第 2 次煎液洗擦身体后，再用棉签蘸第 1 次煎液擦疥疮局部，每日 3~4 次。

【功效】主治疥疮。

妙方 6 海带水洗浴方

【配方】海带 50 ~ 100 克。

【用法】先洗去海带上的盐和杂质，用温开水泡 3 小时，捞去海带，加温水洗浴。

【功效】主治疥疮。

妙方 7 吴茱萸泥膏

【配方】吴茱萸适量。

【用法】将吴茱萸风干粉碎过筛，配成 10% ~ 15% 的泥膏备用。用时洗净患部皮肤，搽以药膏。

【功效】主治疥疮。

妙方 8 红椒外涂方

【配方】鲜红椒 10 克，白酒（或 75% 的酒精）100 毫升。

【用法】鲜红椒洗净去子切碎，泡在白酒或酒精中，1 周后取出涂擦患处。

【功效】主治疥疮。

皮肤瘙痒

皮肤瘙痒症是指无原发皮疹、自觉瘙痒的一种皮肤病。本病临床可分为全身性瘙痒和局限性瘙痒症，好发于老年及青壮年，冬季多发。全身性瘙痒症最初瘙痒仅限于一处，进而逐渐扩展至身体大部或全身，瘙痒时发时止，以夜间为甚。局限性瘙痒症多局限在肛门和外阴部，中医学有"绣球风""肾囊风""谷道痒""肛门痒""阴痒"等不同病名。

瘙痒症患者应注意减少洗澡次数，洗澡时不过度搓洗，不用碱性肥皂。内衣以棉织品为宜，应宽松舒适，避免摩擦。戒烟酒、浓茶、咖啡及一切辛辣刺激性食物，并适度补充脂肪。

❀食疗妙方

妙方 1 红枣姜桂饮

【配方】红枣 10 枚，干姜 9 克，桂枝 6 克。

【用法】将上 3 味共煎汤服，每日 1 剂，1 周为 1 个疗程。

【功效】本方疏风散寒，主治风寒袭表型皮肤瘙痒，此症以冬季发病为多，部位多见于大腿内侧、小腿屈侧及关节周围等。

妙方 2 苦菜煮大肠

【配方】猪大肠、绿豆、苦菜干（即败酱草干）、盐各适量。

【用法】绿豆先煮 20 分钟，然后装入洗净的猪大肠内，两端用线扎牢，同苦菜干一起煮熟，盐调味，分顿食用，隔 1~2 日服 1 剂。

【功效】主治风热所致的皮肤瘙痒。

妙方 3 绿豆炖白鸽

【配方】幼白鸽 1 只，绿豆 150 克，酒适量。

【用法】将白鸽除去毛及内脏，加绿豆和酒少许炖熟吃。

【功效】清热利湿。主治湿热所致皮肤瘙痒，此症多发生在女阴、阴囊、肛门等处。

附：外敷外用方

妙方 4 油醋涂擦方

【配方】酱油、醋各等量。

【用法】将上 2 味混合，涂擦患处。

【功效】清热祛风。主治风热外袭所致皮肤瘙痒，症见瘙痒剧烈、热后更甚、抓后呈条状血痂等。

妙方 5 花椒明矾汤

【配方】花椒 30 克，明矾 15 克。

【用法】将上 2 味同煎汤，待稍凉后，洗患部，每日 1～2 次。

【功效】本方疏风散寒，主治风寒袭表型皮肤瘙痒。

湿 疹

　　湿疹是一种特殊类型的变态反应性皮肤疾患，临床表现为集簇性的丘疱疹，且皮损处糜烂流水。古代称之为"浸淫疮"。这种病很常见，发病率约占皮肤科各类疾病的 10%。湿疹可以发生在身体的任何部位，但在头面、耳郭、乳房、会阴、四肢的屈侧更为常见。一般分为急性、慢性、亚急性三种情况。急性湿疹经过治疗，一般在 1～2 周可以痊愈，若治疗不当，就会转为亚急性或慢性，也有些一开始就是慢性的。

　　急性湿疹发病突然，皮损形态多样，如弥漫性的红斑、集簇的丘疹或丘疱疹、水疱、脓包、渗水、糜烂、结痂等，边界不清，范围有大有小，分布有一定的对称性，瘙痒剧烈，反复发作。慢性湿疹的皮肤损害比较局限，病情发展缓慢，皮损处皮肤肥厚，有时有皲裂及色素沉着，边界清楚。亚急性湿疹介于急性湿疹和慢性湿疹之间。

　　得了湿疹，对患病部位要加以保护，不要搔抓，忌用肥皂洗、热水。忌食葱、韭菜、茴香、无鳞鱼、羊肉、鸡蛋、螃蟹等发物。要注意寻找各种可能引起湿疹的原因，对各种慢性病灶，如慢性扁桃体炎、鼻窦炎、龋齿、下肢静脉曲张等要及时治疗，分析食物、药物、用具以及接触的动植物、化学品中可能的致敏物质，并加以清除。避免精神过度紧张。

食疗妙方

妙方 1 绿豆鱼腥草汤

【配方】绿豆 30 克，海带 20 克，鱼腥草 15 克，白糖适量。

【用法】将海带、鱼腥草洗净，同绿豆一起煮熟。喝汤，吃海带和绿豆，每日1剂，连服6～7日。

【功效】适用于急性湿疹，症见皮损潮红，瘙痒剧烈，伴胸闷、食欲差。

妙方2 双汁饮

【配方】冬瓜、西瓜各500克。

【用法】冬瓜去皮、瓤，切条，以水3碗煮至1碗，去渣待凉。再将西瓜去皮、子，将瓜肉包裹绞汁，加入冬瓜汁内冷饮之。每日1剂，连服1周。

【功效】本方清热除湿，主治湿疹。

妙方3 土豆汁

【配方】鲜土豆1000克。

【用法】将鲜土豆洗净榨汁，饭前服2汤匙。

【功效】本方健脾和胃，适用于湿阻型皮肤湿疹。

妙方4 马齿苋汁

【配方】鲜马齿苋250～500克。

【用法】将鲜马齿苋洗净切碎，煎汤服食。每日1剂，连服5～7剂。

【功效】适用于急性湿疹。

妙方5 木棉花饮

【配方】木棉花50克，白糖适量。

【用法】木棉花加清水2碗半，加白糖，煎至1碗，去渣饮用。

【功效】清热利湿。适用于湿疹。

妙方6 桑葚百合枣果汤

【配方】桑葚30克，百合30克，红枣10枚，青果9克。

【用法】水煎服，每日1剂，连服10~15剂。

【功效】本方养血祛风，主治慢性湿疹。

妙方7 蜜酒

【配方】蜂蜜120克，糯米饭120克，干曲150克，开水15升。

【用法】将蜂蜜同糯米饭、干曲、开水共入瓶内，封7日成酒，去渣即可饮用。每次食前温服1盅，每日3次。

【功效】本方健脾除湿，主治脾虚湿盛型湿疹。

妙方8 玉米须莲子羹

【配方】去芯莲子50克，玉米须10克，冰糖15克。

【用法】先煮玉米须20分钟后捞出，纳入莲子、冰糖后，微火炖成羹即可。

【功效】本方清热除湿健脾，适用于皮损色暗、滋水浸淫之湿疹。

妙方9 茅根薏仁粥

【配方】薏苡仁300克，鲜白茅根30克。

【用法】先煮白茅根，20分钟后，去渣留汁，纳入薏苡仁煮成粥。

【功效】本方清热凉血、除湿利尿，适用于湿热型湿疹。

妙方10 鲤鱼赤豆汤

【配方】鲤鱼1条（约500克），赤小豆30克，调料适量。

【用法】先煮赤小豆20分钟，加入洗净的鲤鱼同煮。待鱼熟豆烂后，纳调料即可。

【功效】健脾除湿，滋阴润燥。适用于湿疹。

妙方 11 山药茯苓糕

【配方】生山药 200 克（去皮），茯苓 100 克，红枣 100 克，蜂蜜 30 克。

【用法】山药蒸熟，捣烂。红枣煮熟，去皮核留肉。茯苓研细粉，与枣肉、山药拌匀，上锅同蒸成糕，熟后淋上蜂蜜即可。

【功效】主治皮损色暗，水疱不多但滋水浸淫之湿疹。

妙方 12 陈皮蒸鲫鱼

【配方】鲫鱼 1 条（约重 300 克），陈皮、生姜各 10 克，调料适量。

【用法】鲫鱼去肠杂，收拾干净；陈皮、生姜切丝，放入鲫鱼肚内，加调料、清汤，同蒸至熟烂即可。

【功效】健脾除湿。适用于湿疹。

妙方 13 甘蔗粥

【配方】甘蔗 500 克，大米适量。

【用法】甘蔗切成小段，劈开，加大米及清水煮粥食用。

【功效】主治湿疹。

妙方 14 冬瓜莲子羹

【配方】冬瓜 300 克（去皮、瓤），莲子 200 克（去皮、心），调料适量。

【用法】先将莲子泡软，与冬瓜同煮成羹。待熟后加调料。每日 1 剂，连服 1 周。

【功效】本方清热利尿，主治湿疹。

妙方 15 牡蛎烧慈姑

【配方】牡蛎肉 100 克（切片），鲜慈姑 200 克（切片），调料适量。

【用法】将牡蛎肉煸炒至半熟，加入鲜慈姑后同煸，纳调料，加清汤，武火烧开，文火焖透，烧至汤汁稠浓即可。

【功效】清热凉血，除湿解毒。适用于湿热型湿疹。

妙方16 三仁饼

【配方】小麦粉200克，核桃仁15克（研碎），松子仁15克（研碎），花生20克（去皮、研碎），茯苓粉100克，发酵粉适量。

【用法】先将小麦粉、茯苓粉和匀，加水调成糊状。再入发酵粉，拌匀后将核桃仁、松子仁、花生仁撒于面团内，制成饼。

【功效】本方养血润燥、滋阴除湿，适用于血燥型湿疹。

附：外敷外用方

妙方17 黄连蛋清方

【配方】黄连12克，鸡蛋清适量。

【用法】黄连研细末，调鸡蛋清，敷患处。

【功效】本方清热利湿，主治急性湿疹，症见红斑水疱、瘙痒难忍，伴口苦、便结等。

妙方18 仙鹤草洗剂

【配方】鲜仙鹤草250克（干品50~100克）。

【用法】上药加水适量，用砂锅煎煮（勿用金属器皿），用毛巾或软布条浸药液烫洗患处，每日早、晚各1次，每次20分钟。每剂药可用2~3日。

【功效】主治渗出型湿疹。

【注意】每次烫洗必须重新煮沸，烫洗后应保持患处干燥，勿接触碱性水液。

妙方19 明矾茶外用方

【配方】茶叶、明矾各60克。

【用法】上 2 味入 500 毫升水中浸泡 30 分钟，然后煎煮 30 分钟即可。外用，每次用此茶水浸泡 10 分钟，不用布擦，使其自然干燥。

【功效】清热利湿。主治急性湿疹，痒痛兼作，伴口苦、尿短、便结等。

妙方 20 绿豆香油膏

【配方】绿豆粉、香油各适量。

【用法】将绿豆粉炒至色黄，凉凉，用香油调匀涂患处，每日 1 次。

【功效】本方健脾除湿，主治脾虚湿盛引起的急性湿疹，症见皮损暗红不鲜，表面水疱渗液，面、足浮肿等。

妙方 21 胆汁黄柏敷贴方

【配方】猪胆汁、黄柏各适量。

【用法】上药晒干，研末，外敷患处。

【功效】适用于湿疹，症见皮损潮红、水疱、糜烂等。

妙方 22 甘蔗皮汤

【配方】甘蔗皮、甘草各适量。

【用法】煎汤洗患处，每日 2 次。

【功效】主治慢性湿疹。

妙方 23 野菊花洗剂

【配方】野菊花全草 250 克，陈石灰粉适量。

【用法】野菊花全草切碎置铝锅中，加水 2000 毫升，文火煎至 800 毫升，过滤，趁热熏洗患处 15 分钟后，立即用洁净的陈石灰粉扑之，每日 2 次。

【功效】主治湿疹。

荨麻疹

　　荨麻疹俗称"风疹块""风疙瘩"，是一种常见的过敏性皮肤病，在接触变应原的时候，会在身体不特定的部位冒出一块块形状、大小不一的红色斑块，这些产生斑块的部位，会出现发痒的情形。荨麻疹可以分为急性和慢性两种。急性荨麻疹为暂时性的过敏反应，只要遵照医师指示治疗，大多可在数日内痊愈。而慢性荨麻疹则可持续反复发作数月至数年。

　　本病可因外界冷热刺激，或因食物、药物、生物制品、病灶感染、肠寄生虫或精神刺激等因素而诱发。中医学认为，本病是由于风寒、风热、风湿之邪侵犯人体肌肤而成。

　　荨麻疹患者应留意引起疾病的变应原，避免基础致敏源，忌食辛辣等刺激性食物，注意保持大便通畅。

🌀食疗妙方

妙方 1 三黑汁

【配方】黑芝麻 9 克，黑枣 9 克，黑豆 30 克。

【用法】水煎服，每日 1 剂。

【功效】补益肝肾。适用于妇女冲任不调型风疹块。

妙方 2 菊花冬瓜茶

【配方】冬瓜皮（经霜）20 克，黄菊花 15 克，赤芍 12 克，蜜蜂少许。

【用法】水煎代茶饮，每日 1 剂，连服 7~8 剂。

【功效】主治风疹。

妙方 3 玉米须酒酿

【配方】玉米须 15 克，发酵好的酒酿 100 克。

【用法】玉米须放入锅内，加水适量，煮 20 分钟后捞出玉米须，再加酒酿，煮沸食用。

【功效】适用于风湿型风疹块。

妙方 4 参枣五味汤

【配方】红枣 15 克，党参 9 克，五味子 6 克。

【用法】上 3 味水煎，饮汤吃枣，每日 1 剂。

【功效】主治脾胃虚弱型风疹，症见形寒怕冷、胸脘胀闷、神疲乏力等。

妙方 5 糯米汤

【配方】连壳糯米 60 克。

【用法】将糯米放铁锅中，文火烤至开花，然后加清水适量，放瓦盅内隔水炖服（可加盐少许）。每日 1 次，连服 3~5 日。

【功效】补脾暖胃。适用于慢性荨麻疹。

妙方 6 槐叶酒

【配方】槐叶 60 克，白酒适量。

【用法】槐叶入白酒中浸泡 15~30 日。成人每次 10 毫升，小孩每次 1~2 毫升，日服 3 次，饭后服。也可在患处擦抹，每日数次。

【功效】清热利湿，活血消疹。适用于湿热型荨麻疹。

妙方 7 姜醋木瓜方

【配方】鲜木瓜 60 克，生姜 12 克，米醋 100 毫升。

【用法】上药共入砂锅煎煮，醋干时，取出木瓜、生姜，早、晚 2 次服完，每日 1 剂，以愈为度。

【功效】疏风，解表，止痒。主治荨麻疹遇冷加剧者。

妙方 8 荸荠清凉饮

【配方】荸荠 200 克，鲜薄荷叶 10 克，白糖 10 克。

【用法】荸荠洗净去皮，切碎捣汁。鲜薄荷叶加白糖捣烂，放入荸荠汁中，加水 500 毫升煎至 200 毫升，频饮。

【功效】祛风清热。适用于风热型风疹，症见风疹色红，遇热则剧，得冷则减。

妙方 9 松叶酒

【配方】松叶 90 克，黄酒 600 毫升。

【用法】松叶切细，入黄酒中，文火煮沸，候温去渣，分 3 次温服，饮后处温室中注意避风，覆被取汗，未愈再服。

【功效】主治风疹经年不愈。

妙方 10 黑芝麻糖酒方

【配方】黑芝麻、黄酒、白糖各适量。

【用法】黑芝麻微炒，研末备用。每次用黑芝麻与黄酒各 3 汤匙，调匀，放入碗中隔水炖，水开 15 分钟后，加白糖适量即可。晨起空腹或饭后 2 小时服下，每日 2 次。

【功效】本方补益肝肾，适用于妇女冲任不调型风疹块，该型风疹块常在月经前 2～3 日发作，月经后逐渐减轻或消失。

妙方 11 艾叶酒

【配方】生艾叶 10 克，白酒 100 毫升。

【用法】上 2 味共煎至剩 50 毫升左右，顿服，每日 1 次，连服 3 日。

【功效】主治荨麻疹。

妙方 12 椒盐桃仁

【配方】桃仁 300 克，花椒盐少许。

【用法】桃仁洗净，晾干，去皮尖，油炸后，放入花椒盐拌匀。适量服食。

【功效】活血化瘀。适用于风疹。

妙方 13 枸橘酒

【配方】枸橘 60 克，麦麸适量，酒 500 毫升。

【用法】枸橘细切，麦麸炒黄为末，每取 6 克，酒浸少时，饮酒，每次 50 毫升，每日 1 次。

【功效】主治风疹遍身瘙痒。

妙方 14 珍珠粉莲子汤

【配方】莲子 18 克，珍珠粉 2 克，红糖适量。

【用法】莲子去心，加红糖适量煮熟，食莲子，汤冲珍珠粉 2 克口服。每日 1 剂，连服 7~8 剂。

【功效】适用于风疹，伴恶心呕吐、腹胀腹痛、神疲乏力等。

妙方 15 胡萝卜炒笋丝

【配方】胡萝卜、竹笋各 50 克，黄花菜 15 克，鲜金银花 10 克。

【用法】竹笋、胡萝卜洗净切丝，与黄花菜同炒。待起锅后，拌入鲜金银花即可。佐餐食用。

【功效】本方有清热凉血之功，适用于荨麻疹，症见风疹色红，遇热则剧，得冷则减，或兼咽喉肿痛等。

妙方 16 韭菜粥

【配方】韭菜 80 克，大米 100 克。

【用法】大米煮粥，加入韭菜（切碎）、油、盐、姜丝再煮片刻。趁热服食，每日服 1 次，3 日为 1 个疗程。

【功效】本方温中活血，适用于风寒型荨麻疹。

妙方 17 黄芪栗子鸡

【配方】栗子 100 克，黄芪 50 克，老母鸡 1 只，葱白 20 克，姜 10 克。

【用法】母鸡开膛洗净去内脏，栗子去皮洗净，葱白切段，与黄芪同炖。

【功效】祛风固表。适用于风寒型荨麻疹。

妙方 18 糖醋拌银耳

【配方】银耳 12 克，白糖、食醋适量。

【用法】银耳泡发，再用开水冲洗，掰成小块，放在盘内，加白糖和醋拌匀后食用。

【功效】本方凉血消炎，适用于荨麻疹。

妙方 19 芋头猪排汤

【配方】芋头茎（干茎）30 ~ 60 克，猪排骨适量。

【用法】将芋头茎洗净，加适量猪排骨炖熟食用。每日服 1 次。

【功效】本方疏风、清热、解表，主治风热型荨麻疹，伴发热、恶寒、咽喉红痛等症。

冻 疮

冻疮是冬季极为常见的皮肤病，它是由于冬季气候寒冷，外露皮肤长时间受到寒冷刺激，皮下小动脉发生痉挛收缩，血液瘀滞，使局部组织缺氧，组织细胞损害所致。此外，还与患者体质较差不耐寒冷及少动久坐、过度劳累等因素有关。

冻疮好发于手、脚、耳郭等部位，一般只有红、肿、痛等症状，个别严重者可能起水疱，甚至出现局部坏死。

预防冻疮的办法是：在室外锻炼或劳动时，要注意做好身体裸露部分的保暖工作,可在皮肤上涂些油脂,以减少皮肤的散热。若是站岗值勤或野外作业,应适当增加手脚的活动,以促进血液循环。穿鞋子不要过紧,因为过紧会影响局部血液循环,从而易发冻疮。平时若能做到用冷水洗手、洗脚和洗脸,则能提升身体的抗寒能力,不易得冻疮。

🍵食疗妙方

妙方 1 茄芫液

【配方】干茄子梗茎 100 克(切碎),芫花、当归、川椒、生姜各 15 克,冰片 5 克,75% 酒精 1000 毫升。

【用法】前 6 物置于酒精中浸泡 1 周,用纱布过滤,取药液贮瓶备用。使用前将患部洗净拭干,用药棉蘸药液涂擦局部(未溃烂者),每日 4～5 次。

【功效】治疗冻疮。

妙方 2 当归红花酊

【配方】当归、红花、王不留行各 50 克,干姜、桂枝、干辣椒各 30 克,细辛、冰片、樟脑各 10 克,95% 酒精 750 毫升。

【用法】前 9 物浸泡于酒精中,1 周后以纱布过滤,贮瓶备用。使用前将局部洗净拭干,用药棉蘸药液涂擦患处,每日 3～5 次。

【功效】本方适用于冻疮初起未溃破者。

妙方 3 橘皮生姜方

【配方】鲜橘皮 3～4 个,生姜 30 克。

【用法】上 2 物加水约 2000 毫升,煎煮 30 分钟,连渣取出,待温度能耐受时浸泡并用药渣敷患处,每晚 1 次,每次 30 分钟。如果冻疮发生在耳轮或鼻尖时,可用毛巾浸药热敷患处。

【功效】主治冻疮。

妙方 4 辣椒酒涂搽方

【配方】辣椒 6 克，白酒 30 毫升。

【用法】辣椒在酒中浸 10 日，去渣，频搽患处，每日 3～5 次。

【功效】主治冻疮初起，局部红肿发痒。

妙方 5 茄梗辣椒梗方

【配方】茄梗、辣椒梗、荆芥各 60～80 克。

【用法】上药加水 2000～3000 毫升，煮沸后趁热洗患处，每日 1 次。

【功效】治疗冻疮。

妙方 6 凡士林蜂蜜软膏

【配方】熟蜂蜜、凡士林等量。

【用法】上 2 味调和成软膏，薄涂于无菌纱布上，敷盖于疮面，每次敷 2～3 层，敷前先将疮面清洗干净，敷药后用纱布包扎固定。

【功效】主治冻疮。

妙方 7 蒜椒猪油膏

【配方】大蒜、花椒各 15 克，猪油 70 克。

【用法】将大蒜去皮捣烂，花椒研末，放入炼好的猪油中搅匀，制成膏剂，敷于受冻未破处，每日 1 次，用纱布包好。

【功效】防治冻疮。

妙方 8 河蚌散

【配方】河蚌壳适量。

【用法】将河蚌壳煅后研末，敷患处，每日 1 次。

【功效】治疗冻疮溃烂。

妙方9 生姜涂搽方

【配方】生姜1块。

【用法】生姜在热灰中煨热，切开搽患处。

【功效】适用于冻疮未溃者。

妙方10 云南白药方

【配方】云南白药、白酒各适量。

【用法】将云南白药和白酒调成糊状，外敷于冻伤部位。破溃者可用云南白药干粉直接外敷，并用消毒纱布包扎。

【功效】主治冻疮。

妙方11 山楂细辛膏

【配方】山楂适量，细辛2克。

【用法】取成熟的北山楂若干枚（据冻疮面积大小而定），用灰火烧焦存性，捣如泥状；细辛研细末，和于山楂泥中。上药摊布于敷料上，贴于患处，每日换药1次。

【功效】治疗冻疮。

妙方12 丁香酒热敷方

【配方】丁香15克，酒150毫升。

【用法】丁香用酒煎，热敷患处，每日早、晚各1次。

【功效】适用于冻疮久治不愈者。

妙方13 紫草根方

【配方】紫草根15克，橄榄油90克。

【用法】紫草根切薄片，先将橄榄油加热至沸，再将切片之紫草根投入油内，随即离火，乘热过滤去渣，将滤油装入瓶内，待冷却后即可。外用，涂于患部，每日1~3次。

【功效】主治冻疮。

妙方 14 猪油蛋清方

【配方】猪油、蛋清各适量。

【用法】以猪油和蛋清按 1∶2 的量混合，轻轻地擦抹患部 10～20 分钟，每晚睡前擦 1 次。

【功效】主治冻疮。

牛皮癣

牛皮癣是一种常见的慢性皮肤病。通常表现为红色或棕红色斑丘疹或斑块，表面覆盖着银白色鳞屑，边界清楚，故又称"银屑病"。牛皮癣多发生于头皮、四肢。鳞屑刮去后可见透明薄膜，除掉此膜，有点状出血现象，并有不同程度的瘙痒。皮疹数目、大小不定。患者指（趾）甲可变厚，失去光泽，表面有点状小凹陷。发于头部者，毛发可呈束状，且不断脱落。

牛皮癣病程较长，反复发作，而且冬季重于夏季。但是，久病之后则无明显季节性。其病因与病毒或链球菌感染、创伤、遗传、代谢或免疫功能障碍、内分泌失调等因素有关，环境寒冷潮湿、季节变换、情绪变化亦可诱发本病。

🍵食疗妙方

妙方 1 土茯苓煎

【配方】土茯苓 60 克。

【用法】土茯苓研粗末，包煎，每日 1 剂，分早、晚 2 次服，15 日为 1 个疗程。

【功效】清热利湿，解毒消炎。主治牛皮癣。

妙方 2 老茶树根方

【配方】老茶树根 30 ~ 60 克。

【用法】茶树根切片，加水浓煎。每日 2 ~ 3 次，空腹服。

【功效】本方清热凉血，适用于牛皮癣进行期。

妙方 3 车前蚕沙粥

【配方】薏苡仁 30 克，车前子 15 克（布包），蚕沙 9 克（布包），白糖适量。

【用法】把车前子与蚕沙加水 5 碗煎成 3 碗，再加入薏苡仁煮成稀粥，用白糖调服。每日 1 剂，连服 8 ~ 10 剂。

【功效】本方清热凉血，主治血热型牛皮癣。

附：外敷外用方

妙方 4 木鳖子蛋黄油

【配方】木鳖子 5 枚，蛋黄油适量，陈醋少许。

【用法】将木鳖子去皮，兑入陈醋研磨成汁。用时洗净患处，先擦上蛋黄油，再敷木鳖子汁。

【功效】本方清热凉血，主治血热引发的牛皮癣。

妙方 5 葱蒜敷涂方

【配方】葱白 7 根，紫皮蒜（略焙）20 克，蓖麻子仁 15 克，白糖 15 克，冰片 15 克。

【用法】上药共捣如泥，涂患处，每日早、晚各 1 次。

【功效】主治牛皮癣。

妙方 6 鸡蛋黄去癣方

【配方】鸡蛋 5 个，硫黄、花椒各 50 克，香油适量。

【用法】将鸡蛋去清留黄，硫黄、花椒混放鸡蛋内，焙干后同蛋一同研末，加香油调成糊状，外贴患处。

【功效】主治牛皮癣。

妙方 7 大蒜韭菜泥

【配方】大蒜、韭菜各 50 克。

【用法】将韭菜与去皮的大蒜共捣如泥，放火上烘热，涂擦患处，每日 1~2 次，连用数日。

【功效】本方具有清热凉血之功效，适用于牛皮癣进行期。

妙方 8 荸荠醋泥

【配方】鲜荸荠 10 枚，陈醋 75 毫升。

【用法】荸荠去皮，切片浸醋中，与醋一起放锅内，文火煎 10 余分钟，待醋干后，将荸荠捣成泥状。取少许涂患处，再用纱布摩擦，当局部发红时，再敷药泥，贴以净纸，包扎好。每日 1 次，至愈为止。

【功效】主治牛皮癣。

妙方 9 醋蛋涂搽方

【配方】鸡蛋 2 个，米醋适量。

【用法】将鸡蛋浸泡于米醋中 7 日，密封勿漏气。取出后用鸡蛋搽涂患处，1~3 分钟后再涂 1 次。每日涂 2~3 次，不可间断，以愈为度。

【功效】本方养血润肤、活血通络，适用于牛皮癣静止期，癣呈暗红色斑块、有明显浸润者。

妙方 10 白及五倍子方

【配方】五倍子 60 克，白及 30 克，老陈醋适量。

【用法】将白及、五倍子分别捣细末，先将五倍子粉与陈醋混匀，呈稀汤状，置锅内文火煎熬，待稍稠后入白及粉，熬成糊状即可。用时将药糊涂敷患处。

【功效】主治牛皮癣，有皮损者禁用。

第四节　五官科疾病食疗妙方

结膜炎

　　结膜炎是结膜组织因外界和机体自身因素的作用而发生的炎性反应的统称，它是一种眼科常见病。由于结膜大部分与外界直接接触，因此容易受到周围环境中感染性（如细菌、病毒及衣原体等）和非感染性因素（外伤、化学物质及物理因素等）的刺激，而且结膜的血管和淋巴丰富，容易发炎、过敏。虽然结膜炎本身对视力影响并不大，但是当炎症波及角膜或引起其他并发症时，可导致视力的损害。

　　急性结膜炎发病急，易互相传染，甚至会引起广泛流行。本病类似于中医的"天行赤眼"和"暴风客热"等。

🌐食疗妙方

妙方 1 两根汤

【配方】板蓝根、白茅根各 60 克（小儿药量减半）。

【用法】每日 1 剂，水煎，早、晚饭后服。小儿则少量频服。禁忌辛辣。

【功效】主治结膜炎。

附：外敷外用方

妙方 2 槐菊洗剂

【配方】槐花 10 克，菊花 6 克。

【用法】上药煎汤，熏洗双眼。

【功效】主治流行性结膜炎。

鼻　炎

鼻炎是鼻腔黏膜和黏膜下层的急慢性炎症。主要表现为鼻塞，鼻流浊涕，嗅觉减退，并伴有发热、喷嚏、头痛、头胀、咽部不适等症。

鼻炎有急性鼻炎、慢性鼻炎、萎缩性鼻炎、过敏性鼻炎之分。急性鼻炎即通常讲的"伤风"。慢性鼻炎大多由急性鼻炎反复发作、迁延不愈引起。萎缩性鼻炎是鼻腔黏膜、鼻甲萎缩导致的疾病。过敏性鼻炎是因身体对花粉、药物等过敏而引起的鼻部异常反应。

鼻炎患者平素应加强身体锻炼，以提高机体抵抗力，改善心、肺功能，促进鼻黏膜的血液循环，对预防和治疗鼻炎都有帮助。

🌸食疗妙方

妙方 1 姜枣红糖茶

【配方】生姜、红枣各 10 克，红糖 60 克。

【用法】前 2 味煮沸加红糖，当茶饮。

【功效】主治急性鼻炎，流清涕。

妙方 2 芥菜粥

【配方】芥菜头适量，大米 50 克。

【用法】将芥菜头洗净，切成小片，同大米煮粥。作早餐食。

【功效】本方健脾开胃、通鼻利窍，主治急、慢性鼻炎。

妙方 3 辛夷花乌鱼汤

【配方】辛夷花 3 朵，鲜乌鱼 1 尾（约 500 克），豌豆苗 50 克，鸡汤适量，盐、味精、葱、姜、酒等调味品各适量。

【用法】将辛夷花切成丝。洗净的乌鱼两侧各剁直刀，放入沸水中煮沸，去皮，再入油锅略煸，加入鸡汤，入调味品煮熟，再撒上辛夷花，淋上鸡油即可。吃鱼喝汤。

【功效】健脾补虚，通鼻窍，主治慢性鼻炎。

附：外敷外用方

妙方4 玉米须烟

【配方】玉米须（干品）6克，当归尾3克。

【用法】上2物共焙干切碎，混合装入烟斗，点燃吸烟，让烟从鼻腔出。每日5~7次，每次1~2烟斗。

【功效】本方活血通窍，主治慢性鼻炎，鼻塞流涕，语言带鼻音，咳嗽多痰。

妙方5 蜂蜜涂鼻腔

【配方】蜂蜜适量。

【用法】先用温水洗去鼻腔内的结痂和分泌物，充分暴露鼻黏膜后，再用棉签蘸蜂蜜涂患处，每日早晚各涂1次。至鼻腔无痛痒、无分泌物、无结痂、嗅觉恢复为止。

【功效】本方养血润燥消炎，主治萎缩性鼻炎。

妙方6 香油滴鼻腔

【配方】香油适量。

【用法】将油置锅内以文火煮沸15分钟，待冷后迅速装入消毒瓶中。初次每侧鼻内滴2~3滴，习惯后渐增至5~6滴，每日3次。滴药后宜稍等几分钟让药液流遍鼻腔。一般治疗2周后显效。

【功效】本方清热、润燥、消肿，主治鼻炎。

妙方 7 桃树叶塞鼻法

【配方】嫩桃树叶 1～2 片。

【用法】将桃叶片揉成棉球状，塞入患鼻 10～20 分钟，待鼻内分泌大量清涕不能忍受时取出，每日 4 次，连用 1 周。

【功效】主治萎缩性鼻炎。

妙方 8 辛夷花吹鼻法

【配方】辛夷花 30 克。

【用法】将辛夷花研末，瓶贮备用。用时取药适量吹鼻，每日 3～5 次，3 日为 1 个疗程。

【功效】主治急性鼻炎。

鼻出血

鼻出血又称鼻衄，是一种常见的症状。轻者鼻涕中带血，严重者可出血不止，甚至引起失血性休克，反复出血者还会造成贫血。

引起鼻出血的原因很多，有鼻腔本身的原因，也可以是全身性疾病。鼻中隔前下部血管丰富且表浅，黏膜又比较薄，与下面的骨和软骨紧密贴着，外伤时没有缓冲的余地，很容易出血。鼻腔内的某些病变，比如炎症、肿瘤等也会引起鼻出血。这些都是鼻腔局部的原因。容易引起鼻出血的全身性疾病有血小板减少等凝血功能障碍性疾病。这些病人的血管稍有破损，就会出血不止。中老年人的动脉趋于硬化，血管脆性增加，比年轻人更容易出血，特别是血压较高的人，一旦出血更不容易止住。

鼻出血的时候，应先用外治法止血，再依据不同情况辨证施治。

🍵 食疗妙方

妙方 1 葫芦子酒

【配方】葫芦子（捣碎）30克，白酒150毫升。

【用法】将葫芦子置于净瓶中，用白酒浸之，经7日后开口，去渣备用。用时，取少量纳鼻中，每日3~4次。

【功效】清胃泻热，凉血止血。主治血热引起的鼻出血。

妙方 2 青蒿茶

【配方】青蒿30克。

【用法】捣汁，以温开水冲之，代茶饮。

【功效】清肝泻火，宁络止血。主治鼻出血。

妙方 3 荷叶冰糖煎

【配方】鲜荷叶1张，冰糖30~50克。

【用法】荷叶加冰糖，以水3碗煎至2碗。每次服1碗，早、晚各服1次，连服3日为1个疗程。以后每年夏秋季节各服1个疗程，以巩固疗效。

【功效】本方凉血止血，主治血热引起的鼻出血。

妙方 4 丝瓜茶

【配方】鲜丝瓜200克，绿茶1克。

【用法】丝瓜去皮切片，加水450毫升，煮沸3分钟，加入绿茶，分3次服，每日1剂。

【功效】主治鼻出血、咯血、尿血。

妙方 5 白萝卜酒

【配方】白萝卜30克，酒100毫升。

【用法】将白萝卜切细，酒煮沸后下白萝卜，再煎一二沸，稍温去渣顿服。

【功效】主治肺热引起的鼻出血。

妙方 6 桑叶菊花方

【配方】桑叶 9 克，菊花 6 克，白茅根 15 克，白糖适量。

【用法】水煎服，每日 1 剂，连服数剂。

【功效】本方清泻肺热、宁络止血，主治鼻出血。

妙方 7 荸荠莲藕饮

【配方】白萝卜、荸荠、莲藕各 500 克。

【用法】上 3 味分别洗净切片，水煎服，每日 1 剂，连服 3～4 剂。

【功效】本方清泻肺热，宁络止血，主治肺热引起的鼻出血。

妙方 8 旱莲草猪肝汤

【配方】旱莲草 60 克，猪肝 250 克。

【用法】水煎服。每日 1 剂，连服数剂。

【功效】本方滋补肾阴、清热止血，主治鼻出血，兼见头晕耳鸣、鼻中干燥灼热、腰膝酸软等症。

妙方 9 蕹菜饮

【配方】蕹菜 250 克，白糖适量。

【用法】将蕹菜洗净，和糖捣烂，冲入沸水饮用。

【功效】本方清肝泻火、宁络止血，适用于鼻出血属肝火上扰者。

妙方 10 猪蹄黑枣汤

【配方】猪蹄 1 只，黑枣 500 克，白糖 250 克。

【用法】猪蹄洗净，入黑枣同煮，加糖。分数天食完，连服 2～3 剂。

【功效】健脾益气，养胃止血。

妙方 11 木槿花豆腐方

【配方】豆腐 250 克，白木槿花 10 克，生石膏 30 克，白糖 30 克。

【用法】先煎生石膏，再入木槿花、豆腐，文火煎至豆腐有小孔状即入白糖。每日服 1 剂，喝汤吃豆腐，宜冷服。

【功效】清热滋阴，凉血止血。主治鼻出血。

妙方 12 白萝卜饮

【配方】白萝卜数个，白糖少许。

【用法】将萝卜洗净、切碎、绞汁，白糖调服。每次 50 毫升，每日 3 次，连服数剂。

【功效】本方清胃泻热、凉血止血，主治胃热上蒸引起的鼻出血、鼻燥、口臭、口渴等。

妙方 13 荠菜鲜藕汤

【配方】荠菜（带花）60 克，藕 100 克。

【用法】荠菜、藕洗净同煮。喝汤吃藕，每日 2 次。

【功效】主治血热引起的鼻腔出血。

妙方 14 荠菜蜜枣饮

【配方】鲜荠菜 90 克，蜜枣 5~6 枚。

【用法】鲜荠菜洗净，加入蜜枣，加水 1500 毫升，文火煎至 500 毫升。去渣饮汤。

【功效】本方清热凉血，主治鼻出血，兼见鼻干口燥、面红目赤等症。

妙方 15 黄花菜饮

【配方】黄花菜 60 克。

【用法】黄花菜洗净，加水煎服。每日 2 次。

【功效】本方凉血止血，主治鼻出血属血热证者。

妙方 16 鲜藕汁

【配方】鲜藕 500 克。

【用法】鲜藕洗净，绞汁 200 毫升，顿服。

【功效】主治血热引起的鼻腔出血。

附：外敷外用方

妙方 17 姜塞鼻孔方

【配方】干姜 1 块。

【用法】将干姜削尖，用湿纸包裹后放火边煨，然后塞入鼻孔。

【功效】主治鼻孔出血不止。

妙方 18 葱泥敷剂

【配方】带须大葱 4 根。

【用法】大葱捣如泥，敷于出血鼻孔之对侧足心，如双侧鼻出血则敷双侧足心，一般 10 分钟即可止血。

【功效】主治鼻出血。

牙 痛

牙痛是多种口腔疾病常见的症状之一，轻者不影响正常生活，严重者可导致不能咀嚼，更有甚者可见局部面颊肿胀，影响说话，其疼痛连及目、耳及脑，使人感到痛苦万状，故在民间有"牙痛小毛病，痛起来要人命"之说。

牙痛可由多种原因引起，其中龋齿是牙痛的主要病因，其他如牙龈炎、牙龈脓肿、牙外伤等牙周病变也可引起牙痛；部分脏腑病变，亦可通过经络的络属关系而导致牙痛。临床上治疗牙痛的方法很多，食疗是其中不可忽视的一个重要方面。饮食疗法应遵循"热者寒之，寒者热之"的原则，首先应控制饮食的温度，不宜太烫或过冷，以免诱发或加重疼痛；其次饮食宜松软而易消化，必要时可服流质饮食，伴有牙龈红肿及颜面肿胀者，不宜食用鱼、虾等发散动风的食物，以免加重病情。每次吃饭后均应立即漱口、刷牙，以保持口腔清洁卫生，这样有助于控制病情。

🍚食疗妙方

妙方1 漱口茶

【配方】生姜、连须葱白、艾叶、盐各18克，花椒15克，黑豆30克。

【用法】上药水煎去渣，漱口。

【功效】主治虚火牙痛，牙龈红肿。

妙方2 西瓜嫩皮饮

【配方】西瓜嫩皮适量。

【用法】水煎服，每日1~3次。

【功效】清热生津。适用于胃火内炽引起的牙痛。

妙方3 枸杞麦冬饮

【配方】枸杞子15克，麦冬10克。

【用法】将枸杞子和麦冬用水煮沸15分钟，取汁频频饮用。

【功效】滋补肾阴，清热生津。适用于肾阴虚损之牙根宣露、咀嚼无力、牙齿疼痛等症。

妙方4 双花茶

【配方】金银花、野菊花各30克。

【用法】将金银花、野菊花混合，加水煮沸5分钟后饮用，或用沸水冲泡，代茶饮。

【功效】清热解毒。适用于热毒炽盛之牙龈红肿疼痛、溢脓。

妙方5 皮蛋叉烧粥

【配方】皮蛋2个，叉烧100克，大米100克。

【用法】将上述3物共同放在锅内，加水煮粥吃。

【功效】本方有滋阴补虚之功效，用于睡眠不足、过于劳累等引起的虚火牙痛。

妙方6 山栀根煲猪肉

【配方】山栀根15～20克，猪瘦肉60克，调料适量。

【用法】用山栀根、猪瘦肉加清水适量煲汤，调味后饮汤吃肉。每日1次，连服3～4次。

【功效】清热泻火，活血止痛。适用于牙痛、牙痛。

妙方7 白芷粥

【配方】白芷10克，大米50克。

【用法】将白芷研成极细末。大米煮熟后调入白芷末，再煮至粥稠。趁热服用。

【功效】本方散风、解表、止痛，适用于寒凝牙痛、恶风怕冷、牙痛牵连半侧头痛等症。

妙方8 柳根煲猪肉

【配方】柳根30克，猪瘦肉100克，盐少许。

【用法】用柳根、猪瘦肉加清水适量煲汤，以盐少许调味。饮汤食肉。

【功效】祛风清热，消肿止痛。适用于胃热风火牙痛、虚火牙痛等疾患。

妙方9 炒马齿苋

【配方】马齿苋（鲜品）250克。

【用法】马齿苋切段，武火炒，加入调料后作为佐餐菜肴。

【功效】本方清热解毒消痈，主治胃火上炎之牙龈宣肿、牙痈、牙痛等症。

附：外敷外用方

妙方 10 大蒜地黄方

【配方】大蒜 1 头，生地黄 6 克。

【用法】大蒜煨熟，与生地黄共捣烂，布裹置于痛处，咬之，勿咽汁，汁出吐之。

【功效】主治虚火牙痛，症见牙龈红肿、牙齿浮动，伴头晕眼花、腰酸腿痛等。

妙方 11 芦根滴耳液

【配方】鲜芦根 40 克。

【用法】将鲜芦根洗净，捣如泥，取汁滴患侧耳中。

【功效】主治风火牙痛。

妙方 12 大蒜揩牙方

【配方】大蒜适量。

【用法】大蒜烧热揩牙，每日 2 次。

【功效】主治胃火及虫牙肿痛。

妙方 13 竹叶生姜涂搽方

【配方】竹叶 300 克，生姜 120 克，盐 180 克。

【用法】先将竹叶煎出浓汁，再将生姜捣烂取汁同熬滤渣，入盐再熬干，贮瓶备用，同时取药末搽于痛处。

【功效】主治胃火牙痛、牙龈红肿。

妙方 14 巴豆大蒜膏

【配方】巴豆 1 粒，大蒜 1 头。

【用法】上药同捣为膏。取少许，以适量棉花裹塞于耳中，左牙痛塞右耳，右牙痛塞左耳，8 小时换 1 次。

【功效】主治牙痛。

妙方 15 牙痛漱口剂

【配方】露蜂房 20 克。

【用法】上药煎浓汁含漱，每日数次。

【功效】主治风火牙痛。

牙周炎

　　牙周炎是指发生在牙龈、牙周韧带、牙骨质和牙槽骨部位的慢性炎症，多数病例由长期存在的牙龈炎发展而来。由于病程缓慢，早期症状不造成明显痛苦，患者常不及时就医，使支持组织的破坏逐渐加重，最终导致牙齿的丧失。

　　牙周炎常表现为牙龈出血、口臭、溢脓、严重者牙齿松动、咬合无力和持续性钝痛。保持良好的口腔卫生，掌握正确的刷牙方法，有利于预防牙周炎的发生。

食疗妙方

妙方 1 辛甘绿茶方

【配方】绿茶 1 克，细辛 4 克，炙甘草 10 克。

【用法】后 2 味加水 400 毫升，煮沸 5 分钟，加入茶叶即可，分 3 次饭后服，每日 1 剂。

【功效】主治牙周炎、龋齿。

附：外敷外用方

妙方 2 牙疳散

【配方】五谷虫 20 个，冰片 0.3 克。

【用法】将五谷虫以油炙脆，与冰片共研细末，装瓶备用。温水漱口，药棉拭干，将药末撒于齿龈腐烂处，每日 5～6 次。

【功效】主治牙周炎。

妙方 3 月黄散

【配方】老月黄 10 克，雄黄 5 克。

【用法】上药共研细末，装瓶备用。在患处搽少许即可，勿口服。

【功效】主治牙周炎。

【说明】月黄即藤黄，据《中国医学大辞典》记载，月黄"味酸、涩、寒，有毒，功用止血化毒、杀虫，治虫牙齿黄"。

口 疮

口疮又称口疡，其特点是口舌浅表溃烂，形如黄豆，多见于唇、舌、颊黏膜、齿龈、硬腭等部位，有明显的痛感。相当于现代医学的复发性口腔溃疡。

本病以冬春季为好发季节，其发病不受年龄限制，但以青壮年为多，女性略多于男性。本病有随着病史的延长，复发周期逐渐缩短，症状逐渐加重的趋势。

🍎食疗妙方

妙方 1 佛手茶

【配方】佛手柑 200 克。

【用法】佛手柑轧碎成粗末，每次 10 克，泡水代茶饮。

【功效】疏肝理气解郁。适用于肝郁气滞之口疮。

妙方 2 橘叶薄荷茶

【配方】橘叶 30 克，薄荷 30 克。

【用法】将上 2 药洗净切碎，开水冲泡代茶饮。宜凉凉后饮用，避免热饮刺激口疮疼痛。

【功效】舒肝解郁，辛散止痛。适用于肝气不舒而致的口舌糜烂生疮。

妙方 3 金橘饼

【配方】金橘若干，糖适量。

【用法】金橘用糖腌制后，口含咽津，每日数次。

【功效】舒肝解郁生津。用于肝郁气滞之口疮，久用有效。

妙方 4 竹叶粥

【配方】鲜竹叶 30 克（干品 15 克），生石膏 45 克，大米 50 克，白糖适量。

【用法】生石膏先煎 20 分钟，再放入竹叶同煎 7～8 分钟，取汁加入大米煮成粥。加糖搅匀，放凉后食用。

【功效】本方清热泻火，主治心胃火盛型口疮。

妙方 5 枣泥红糖包

【配方】红枣 500 克，红糖 150 克，面粉适量。

【用法】红枣煮熟去皮、核，加入红糖调匀。用放好碱的发面包，蒸熟后食用。

【功效】温中和胃。用于脾胃虚寒型口疮。

妙方 6 菱粉粥

【配方】菱粉 100 克，白糖 50 克。

【用法】用少量水调匀菱粉，倒入沸水中，煮为稠粥，加入白糖即可。可作早晚餐服，每日服 1 次，常食有益。

【功效】清热解毒，健脾益胃。主治口腔溃疡。

妙方 7 甘草粥

【配方】炙甘草 10 克，糯米 50 克。

【用法】将炙甘草水煎沸 10 分钟，取汁加糯米煮粥。

【功效】本方健脾和中，适合于脾胃虚寒、口疮经久不愈者。

妙方 8 雪梨蜂蜜羹

【配方】核桃仁 50 克，雪梨 2 只，蜂蜜 50 克。

【用法】将雪梨去皮，切片，和核桃仁共煮数沸。至梨熟，调入蜂蜜即成。趁热服，每日服 1 次，3 日为 1 个疗程。

【功效】清热润肺，止咳化痰，发汗解表。用于复发性口疮、咽痛咳嗽、食欲缺乏等症。

妙方 9 绿豆橄榄粥

【配方】绿豆 100 克，橄榄 5 只，白糖 50 克。

【用法】将绿豆、橄榄同煮为粥，加入白糖拌匀即可。吃绿豆喝汤，日服 1 次，5 次为 1 个疗程。

【功效】清肺利咽，消暑止渴。用于胃热口疮、咽喉肿痛、暑热烦渴、酒醉不适等症。

妙方 10 荸荠豆浆

【配方】豆浆 1000 毫升，荸荠 150 克，白糖 60 克。

【用法】先将荸荠去皮，压取汁与豆浆混合，加入白糖，煮数沸即成，趁温热服用，分 2 次服，7 日为 1 个疗程。

【功效】本方清热解毒、生津润燥，用于暑热烦渴、口舌生疮、醉酒不适等症。

妙方 11　川椒拌面

【配方】川椒 5 克，挂面 100 克，植物油、酱油各适量。

【用法】将川椒用温火煸干，研成细末。将油烧热，加入川椒末和少许酱油，拌面食用。

【功效】温中健脾。适用于脾胃虚寒型口疮。

妙方 12　葫芦汤

【配方】葫芦 500 克，冰糖适量。

【用法】葫芦洗净，连皮切块，加水适量煲汤，用冰糖调味。饮汤，葫芦可吃可不吃。

【功效】清热利尿，除烦止渴。对口疮有良好的辅助治疗作用。

附：外敷外用方

妙方 13　乌梅桔梗汤

【配方】乌梅、桔梗各 15 克。

【用法】上药加水浓煎，用消毒棉签蘸药液轻轻擦拭患处，每日 1～2 次。

【功效】主治鹅口疮。

咽　炎

咽炎是一种常见的上呼吸道炎症，可分为急性和慢性两种，它多与过度使用声带，吸入烟尘及有害气体，过度吸烟、饮酒等因素有关。主要表现为咽干、发痒、灼热，甚者有咽痛、声音嘶哑、咳嗽、发热等症状。

急性咽炎常因感染病毒、细菌或受烟尘、气体刺激所致。起病急，初起咽部干燥、灼热，继而疼痛，可伴发热、头痛、声音嘶哑、咳嗽等表现。慢性咽炎常常因急性咽炎未彻底治愈而成。慢性咽炎虽然是一种局限于咽部的慢性疾病，不伴有明显的全身症状，但是患者咽部会长期干痛、不适、有异物感，重者还容易引起恶心呕吐，给生活、工作带来诸多不利。加之病程很长，不容易痊愈，是一种颇令人烦恼的疾病。

🐾 食疗妙方

妙方 1 罗汉果速溶饮

【配方】罗汉果 250 克，白糖 100 克。

【用法】罗汉果洗净，打碎，加水适量，煎煮。每 30 分钟取煎液 1次，加水再煎，共煎 3 次，最后去渣，合并煎液，再继续以文火煎煮浓缩到稍稠将要干锅时，停火，待冷后，拌入白糖把药液吸净，混匀，晒干，压碎，装瓶备用。每次 10 克，以沸水冲化饮用，次数不限。

【功效】疏风清热。主治急性咽炎。

妙方 2 榄海蜜茶

【配方】绿茶、橄榄各 3 克，胖大海 3 枚，蜂蜜 1 匙。

【用法】先将橄榄放入清水中煎沸片刻，然后冲泡绿茶及胖大海，闷盖片刻，入蜂蜜调匀，徐徐饮汁。

【功效】主治慢性咽炎。

妙方 3 半夏蛋清方

【配方】半夏 14 枚，鸡蛋 1 个，米醋适量。

【用法】将半夏洗净，破如枣核大，鸡蛋打一小孔，去黄留白，放入半夏，注入米醋，以壳满为度。再把鸡蛋放置在铁丝架上，在火上烤，三沸后，去渣，取汁少许含咽之。

【功效】主治风热外袭引起的急性咽炎。

妙方 4 牙皂蛋清方

【配方】鸡蛋清 1 个，猪牙皂角 1.5 克。

【用法】将皂角研为细末，与鸡蛋清调匀，噙口内使口水流出为度。

【功效】本方疏风清热，主治风热引起的急性咽炎。

【说明】猪牙皂角又名小皂荚，为植物皂荚树因受外伤等影响而结出的畸形小荚果，呈圆柱形而略扁曲，个体较小，多作药用。

妙方 5 青果酒

【配方】白酒 1000 毫升，干青果 50 克，青黛 5 克。

【用法】将干青果洗净，晾干水气，逐个拍破，同青黛入白酒，浸泡 15 日，每隔 5 日摇动 1 次。适量饮服。

【功效】清肺养阴，化痰散结。主治肺热伤阴型慢性咽炎。

妙方 6 甘桔饮

【配方】桔梗 6 克，生甘草 3 克。

【用法】桔梗、甘草碾为粗末，共置杯中，以沸水浸泡，温浸片刻。代茶频饮，每日 2 次。

【功效】清肺生津，利咽。主治慢性咽炎。

妙方 7 芝麻叶方

【配方】鲜芝麻叶 6 片。

【用法】鲜芝麻叶洗净，嚼烂慢慢吞咽。每日 3 次，连服 3 日有效。

【功效】滋阴生津，润咽消炎。主治急慢性咽炎。

妙方 8 消炎茶

【配方】蒲公英 400 克，金银花 400 克，薄荷 200 克，甘草 100 克，胖大海 50 克，淀粉 30 克。

【用法】先取薄荷、金银花、蒲公英各 200 克，与甘草、胖大海共研为细末，过筛，再将剩下的蒲公英、金银花加水煎 2 次，合并药液过滤，浓缩成糖浆状，与淀粉浆（淀粉加适量水制成）混合在一起，煮成糊状。再与上述备用药粉和匀，使之成块，过筛制成粒，烘干。每次 10 克，每日 3 次，开水泡饮。

【功效】主治风热所致急性咽炎。

妙方 9 生地螃蟹汤

【配方】生地黄 50 克，鲜蟹 1 只。

【用法】上 2 味加清水适量，煎成 1 碗，去药渣，除蟹壳，饮汤，顿服，连用 3 日。

【功效】疏风清热。主治急性咽喉炎，症见恶寒发热、咽部红肿、口干灼热等。

妙方 10 蜂蜜蛋花饮

【配方】鸡蛋 1 个，生蜂蜜 20 克，香油数滴。

【用法】将鸡蛋打入碗内，搅匀，以极沸水冲熟，滴入香油及蜂蜜，调匀，顿服。每日 2 次，早晚空腹服食。

【功效】清肺养阴，化痰散结。主治肺热伤阴型慢性咽炎。

【注意】忌烟酒及辛辣。

妙方 11 荸荠汁

【配方】生荸荠适量。

【用法】荸荠洗净切碎，用纱布绞取汁。不定量服用。

【功效】养阴生津，利咽。主治咽喉炎。

妙方12 海带白糖方

【配方】水发海带 500 克，白糖 250 克。

【用法】将海带洗净、切丝，放锅内加水，煮熟后捞出，拌入白糖，腌渍 1 日后食用，每服 50 克，每日 2 次。

【功效】软坚散结，利咽。主治慢性咽炎。

失音、声音嘶哑

喉是人发出声音的主要器官，声音嘶哑是喉部病变的特有症状。病变轻时，声音失去清亮、圆润的音质，变低，变粗。严重时声音嘶哑，甚至只能像耳语一样，或者完全失音。引起声音嘶哑的主要疾病有急性或慢性喉炎、声带结节、声带或喉息肉、喉良性肿瘤、喉神经麻痹等。

声音嘶哑患者注意事项：

①睡觉时，侧卧为宜，勿张口。

②治疗期间，禁绝烟、酒。

③忌食辛辣、油腻的食物。

🍵食疗妙方

妙方1 罗汉果汤

【配方】罗汉果 1 个。

【用法】罗汉果切片，加水煎约 20 分钟，待凉频服。

【功效】宣肺化痰，利咽喉。主治声音嘶哑。

妙方2 青蒿煎剂

【配方】青蒿干品 60 克（鲜者 120 克）。

【用法】上药加清水 1000 毫升，武火急煎，或用开水冲泡代茶饮，每日 1 剂，分 2~3 次服。

【功效】主治失音（音哑）。

妙方 3 咸橄榄芦根茶

【配方】咸橄榄 4 枚，干芦根 30 克（鲜品 60 克）。

【用法】芦根切碎，咸橄榄去核，加清水 2 碗半，煎至 1 碗。每日 1
次，代茶饮。

【功效】清热生津，利咽喉。主治声音嘶哑、喉部有异物感，伴神疲
体倦等。

妙方 4 胖大海橄榄茶

【配方】胖大海 3 枚，橄榄 6 克，绿茶 6 克，蜂蜜 1 匙。

【用法】橄榄打碎，水煎片刻，冲泡绿茶、胖大海。闷盖片刻，调入
蜂蜜，徐徐饮汁。

【功效】本方养阴生津，主治声音嘶哑、失音经久不愈。

妙方 5 金针叶蜜汁

【配方】金针叶 30 克，蜂蜜 15 克。

【用法】金针叶加水 1 杯，煮好后在汁液中加蜂蜜 15 克服用，1 日
内分 3～4 次喝完。

【功效】解热、润喉、止咳，治疗声音沙哑。

妙方 6 芥菜干汤

【配方】腌陈芥菜干 15～30 克。

【用法】将腌陈芥菜干用开水冲汤，略浸待凉后含漱或内服。每日
1 剂，频服。

【功效】通肺开胃，利气豁痰。主治失音，伴恶寒、发热、头痛
等症。

妙方 7 胖大海饮

【配方】胖大海 3 枚，白糖适量。

【用法】开水冲泡胖大海，饮时加入白糖少许。频饮。

【功效】开肺清气利喉，治声音嘶哑、头痛等症。

妙方 8 荷花汁酒

【配方】鲜荷花、黄酒各适量。

【用法】鲜荷花捣汁，和入黄酒，频频含漱，每日数次。

【功效】主治烟酒过度、咽喉炎引起的声音嘶哑。

妙方 9 止咳清音合剂

【配方】鲜苍耳根茎 250 克，盐适量。

【用法】将鲜苍耳根茎洗净，加水 1000 毫升，煎煮 20 分钟即可，加盐调味，每日 1 剂，代茶频饮。

【功效】主治咳嗽失音。

妙方 10 枇杷果酱

【配方】枇杷果肉 1000 克，冰糖 1200 克。

【用法】冰糖捶碎，加清水适量熬，加入枇杷果肉熬稠，冷却装瓶。每日食 2 汤匙。

【功效】润肺、止咳、护嗓，主治声音嘶哑，失音。

妙方 11 金嗓子方

【配方】皮蛋 2 个，冰糖 30 克。

【用法】2 物同煎 1 大碗汤，早、晚各服 1 次。

【功效】防治声音沙哑。

妙方 12 萝卜生姜饮

【配方】白萝卜 500 克，生姜 80 克，白糖 50 克。

【用法】前 2 物分别捣烂取汁，两汁混合，加白糖和适量水，煮沸后频服。每日 1 剂。

【功效】本方祛风散瘀，主治咽喉疼痛、声音嘶哑等症。

妙方 13 白萝卜蘸糖方

【配方】白萝卜 1 个，白糖适量。

【用法】白萝卜去皮，切成约一食指的长度，蘸白糖食用。

【功效】防治声音沙哑。

妙方 14 冰糖鸡蛋

【配方】鸡蛋 2 个，冰糖适量。

【用法】冰糖做成糖汁，煮沸后，冲泡鸡蛋，每日傍晚服用 1 次。

【功效】防治声音沙哑。

妙方 15 萝卜皂角汤

【配方】白萝卜 1 个，皂角 3 克。

【用法】上 2 物水煎，吃萝卜喝汤，每日 2 次。

【功效】本方散瘀解毒、利咽喉，治声音嘶哑有良效。

妙方 16 葡萄甘蔗汁

【配方】葡萄 350 克，甘蔗 500 克。

【用法】2 物绞汁，混匀，用温开水送服。1 日量，分 3 次服。

【功效】本方生津润肺，主治咽喉干痛、声音嘶哑等。